ernst reinhardt verlag logo: reinhardt

Reinhardts Gerontologische Reihe
Band 47

Monika Paillon

Kultursensible Altenpflege

Ideensammlung mit Fokus Demenz

Mit 21 Abbildungen

Ernst Reinhardt Verlag München Basel

Monika Paillon, Düren, arbeitet in der psychosozialen Einzel- und Gruppenbetreuung von (demenzkranken) Menschen und deren Angehörigen in einer Seniorenresidenz und ist in der Erwachsenenbildung zum Thema „Demenz in häuslicher Umgebung“ tätig. Von der Autorin außerdem im Ernst Reinhardt Verlag lieferbar: „Mit Sprache erinnern. Kommunikative Spiele mit dementen Menschen“.

Bibliografische Information der Deutschen Nationalbibliothek

Die Deutsche Nationalbibliothek verzeichnet diese Publikation in der Deutschen Nationalbibliografie; detaillierte bibliografische Daten sind im Internet über <http://dnb.d-nb.de> abrufbar.

ISBN 978-3-497-02172-7
ISSN 0939-558X

Printed in Germany
Reihenkonzeption Umschlag: Oliver Linke, Augsburg
Covermotiv: © Hannes Hepp/Corbis
Satz: niemeyers satz, Tübingen

Ernst Reinhardt Verlag, Kemnatenstr. 46, D-80639 München
Net: www.reinhardt-verlag.de E-Mail: info@reinhardt-verlag.de

Inhalt

Vorwort

Niemals zuvor wurde so viel über Demenz und auch über Migration gesprochen wie in unseren Tagen. Politik und Gesellschaft erkennen die große Herausforderung im Gesundheitswesen der kommenden Jahrzehnte. Deutschlandweit werden Projekte ins Leben gerufen, Kongresse besucht, Fachartikel verfasst, Bevölkerungszahlen hochgerechnet. Die demografische Entwicklung der Bundesrepublik zeigt, dass viele Migranten und Migrantinnen der ersten Generation bereits das siebzigste Lebensjahr erreicht haben. Aufgrund dieser Entwicklung und aufgrund der Kenntnis, dass die Wahrscheinlichkeit, an Demenz zu erkranken, mit zunehmendem Alter wächst, ist in den kommenden Jahren mit einem starken Anstieg demenzerkrankter Menschen mit Zuwanderungsgeschichte zu rechnen. Auf diese Situation sind wir jedoch in den Institutionen der Altenhilfe und des Gesundheitswesens nicht genügend vorbereitet.

Rein theoretisch könnten wir Expertenstandards abwarten und diese als fundierte Hilfestellungen nutzen – eines Tages. Und bis dahin? Sind wir nicht verpflichtet, alle unsere PatientInnen individuell und ihrem persönlichen, gesundheitlichen, aber auch ihrem kulturellen und religiösen Hintergrund entsprechend bestmöglich zu versorgen? Gibt es, außer den Darstellungen des Handlungsbedarfs, auch Lösungsvarianten?

Ich habe sehr lange darüber nachgedacht und intensive Recherchen betrieben, nachdem mich zwei Schlüsselerlebnisse in meinem Berufsalltag nicht mehr losgelassen haben:

> Frau A., Anfang achtzig, zog zur Verhinderungspflege (nach SGB XI § 39) nach einer Schenkelhalsfraktur direkt aus der Klinik in unsere Seniorenresidenz. Ein beinahe alltägliches Geschehen, welches die Routine einer Heimaufnahme im Pflegealltag nicht sonderlich tangiert. Alles ging seinen, im internen Qualitätsmanagement streng vordefinierten und erfolgserprobten Weg. Dass sich kein Biografiebogen bei den Unterlagen befand, die jeweils zur Weiterleitung an den Sozial-Kulturellen-Dienst unserer Einrichtung bestimmt sind, war auch nicht außergewöhnlich. Nur sehr wenige neue BewohnerInnen bringen diesen beim Umzug ins Heim mit. Schließ-

lich gehört eine vollstationäre Pflegeeinrichtung, ob sie sich nun „Altenheim" oder „Residenz" nennt, nicht zu den bevorzugten Wohnformen, die wir für unsere Zukunft und als Altersruhesitz planen; und so sind wir natürlich nicht darauf vorbereitet. Allenfalls verfügen wir über Nachtwäsche, die dem allgemein gängigen Standard entspricht (– in einem Fach ganz oben im Kleiderschrank, da wir die hübschen, fein gebügelten Baumwollnachthemden schon aus wäschepflegerischen Gründen in unseren eigenen vier Wänden niemals tragen würden).

Seit Jahren nehme ich mir vor, meinen persönlichen Biografiebogen zu erstellen. Wer kann mehr über unsere Vergangenheit bis zur frühen Jugend, über das Verhältnis zu Eltern und Geschwistern, über unsere Vorlieben und Abneigungen, über unsere Wünsche „für den Ernstfall" etc. berichten als wir selbst? Unsere Kinder wissen in der Regel nicht einmal, welche Kaffeesorte wir bevorzugen, ebenso wenig, dass wir seit fünfzehn Jahren unser „Lieblingsparfum" nicht einmal mehr als Mottenschutz einsetzen – und das spiegelt sich in den alljährlichen freundlichen Gaben zum Muttertag wider.

Also machte ich mich auf den Weg, um Frau A., die am Morgen ein sehr freundliches und helles Doppelzimmer mit Ausblick auf den Weiher bezogen hatte, zu begrüßen und näher kennenzulernen; aber auch, um die Betreuungs- und Aktivierungsmaßnahmen für die nächsten vier Wochen zu planen. Die ersten Informationen erhielt ich aus der Pflegeplanung im Stationszimmer: den Vor- und Familiennamen, Anatolien als „Heimatort" und die Auskunft, dass Frau A. sich, laut ärztlicher Diagnosen, nicht verbal äußern kann. Angehörige: Keine. Punkt. Kurzes Innehalten, tiefes Ausatmen und auf in ein ganz neues Abenteuer, eine Herausforderung, die mich seitdem fasziniert und beschäftigt.

Ich habe Frau A. als eine sehr positive, lebensbejahende, aufgeschlossene Dame kennengelernt. Jeden Morgen holte ich sie nach dem Frühstück im Speiseraum mit dem Rollstuhl ab. Schon am dritten Tag schien sie auf mich zu warten, strahlte mich an und drückte meine Hände sehr herzlich. „Frau A. nimmt an allen Aktivitäten des Hauses teil, bevorzugt Sitzgymnastik und die Singrunde, genießt offensichtlich die Rundgänge im Park und reagiert sehr positiv auf unsere Haustiere", stand nach vier Wochen in der Betreuungsdokumentation. Weitere Einträge: „Mit ihren Mitbewohnern verständigt sie sich mit Händen und Füßen", „mit Frau X., die über türkische Sprachkenntnisse aus früheren Urlaubsreisen verfügt, verbringt sie bevorzugt ihre Zeit". Aus einigen Einträgen der Nachtschwester konnte ich ersehen, dass Frau A. manchmal nachts weinte.

Auch über mein zweites Schlüsselerlebnis möchte ich kurz erzählen: über Frau B., deutsche Staatsbürgerin spanischer Herkunft, Ende siebzig. Geplant war ebenfalls nur ein kurzer Aufenthalt nach SGB XI § 42 (Kurzzeitpflege). Frau B. (mit der ärztlichen Diagnose „Demenz") bewohnte auf Wunsch ihrer Kinder ein Einzelzimmer. Sie sollte, nach Rücksprache mit den sonst pflegenden Angehörigen, nicht am täglichen „Kurzaktivierungsprogramm für bettlägerige Bewohner" teilnehmen, sie sei immer eine „Einzelgängerin" gewesen. Trotzdem sei zu erwarten, dass die Patientin regelmäßig Besuch aus dem Familienkreis bekomme, die Kinder hätten die „Urlaubsvertretung" besprochen. Frau B. könne sich sehr gut in deutscher Sprache unterhalten und bevorzuge „normale Kost". Einen Biografiebogen müsse man für diese kurze Zeit nicht ausfüllen, erklärte ihre mit einer Vorsorgevollmacht ausgestattete Tochter; sie entschwand, nachdem sie eine Telefonnummer hinterließ, für drei Wochen in den Urlaub.

Frau B. aber rief, weinte und schrie auf Spanisch so lange, bis man ihre Zimmertüre so weit öffnete, dass sie Tag und Nacht am Geschehen der Wohngruppe teilhaben konnte. An den ersten beiden Tagen bekam sie keinen Besuch und verweigerte die Mahlzeiten bis auf ein Minimum. Später kam einer ihrer Söhne alle zwei Tage für fünfzehn Minuten und brachte ihr Süßigkeiten und Cremespeisen mit. Die stellte er, für seine Mutter unerreichbar, auf den Nachttisch ab. Die einzige Zeit der sichtbaren Entspannung erfuhr Frau B., meines Erachtens, bei der Grundpflege einschließlich basaler Stimulation und in den Zeiten, als ich an ihrem Bett saß, ihre Hand hielt und sang.

Meine KollegInnen halten es nicht für möglich, dass man sich entspannt, wenn ich singe, aber das sei einmal dahingestellt. Schönheit liegt im Auge des Betrachters und Wohlklang im Ohr des Zuhörers; mag sein, dass es auch einfach nur an der Gesellschaft und an der Zuwendung lag, die sie von mir bekam. In den Pausen sah sie mich an und sagte: „Danke", das einzige deutsche Wort in drei Wochen.

Wollen wir, anhand dieser beiden Erlebnisse, bei all unseren Vorurteilen beginnen? Oder wollen wir uns bewusst machen, wie wenig wir als pflegerische, soziale, pädagogische oder auch hauswirtschaftliche MitarbeiterInnen über unsere beruflichen Anforderungen der Zukunft nachdenken? Haben wir nicht schon einige Male in der Presse, in sozialen Netzwerken, bei Fortbildungen etc. von „kultursensibler Altenhilfe" gehört oder gelesen und es weit von uns geschoben? Vertreten nicht viele von uns immer noch das Vorurteil, dass so genannte „Ausländer" nicht ins Altenheim kommen, sie wohnen in Großfamilien und sind dort integriert, werden dort gepflegt und betreut? Ist es uns aufgefallen, dass man, wenn man vom weltweiten Globalisierungsprozess und der zunehmenden Verflechtung in den Bereichen Umwelt, Wirtschaft, Kultur, Politik, Kommunikation etc. spricht, die Altenpflege selten erwähnt? Betrifft uns diese Verflechtung in unserem Berufsstand nicht? Haben Sie bemerkt, dass bei sämtlichen Bemühungen rund um den Integrationsprozess die alten Menschen oft vergessen werden?

Ich habe mich lange Zeit mit dem Thema Integration beschäftigt, mit der Annäherung, der gegenseitigen Auseinandersetzung, dem Finden von Gemeinsamkeiten, mit dem Herausarbeiten von Unterschieden, der Übernahme gemeinschaftlicher Verantwortung und mit der Kommunikation. In vielen Sprachkursen werden Frauen gefördert, Kinder ebenfalls. Was ist mit alten Menschen? Integration beschreibt einen dynamischen, eventuell lange andauernden und sehr differenzierten Prozess des Zusammenfügens und Zusammenwachsens.

Menschen, die einzeln oder in Gruppen ihren angestammten Wohnort verlassen, um sich an einem anderen Ort für längere Zeit oder dauerhaft niederzulassen, werden als „Migranten“ bezeichnet. Wie oft stand ich der Aussage gegenüber: „Wer hier leben will, soll sich auch den Gegebenheiten anpassen.“ Integration bedeutet aber nicht das Aufgeben der eigenen kulturellen Identität.

Schon 1966 hielt Madeleine Leininger als Professorin für Krankenpflege und Anthropologie an der Universität von Colorado die erste Vorlesung über transkulturelle Krankenpflege. Sie definiert Pflege als eine humanistische Kunst und Wissenschaft, die sich auf persönliches Pflegeverhalten konzentriert. Leininger untersuchte mindestens zwölf wichtige Kulturen gründlich und führte ethnografische und ethnopflegerische Untersuchungen durch. Berichte von Doktoranden und Kollegen aus fast sechzig verschiedenen Kulturen flossen in die Entwicklung ihrer Theorie ein. Laut Leininger bezieht sich Kultur unter anderem auf erlernte, gemeinsam überlieferte Werte, Überzeugungen, Meinungen, Normen und Lebensweisen einer bestimmten Gruppe, die das Denken, Entscheidungen und Handlungen in strukturierte Wege leiten. Einen weiteren Fokus richtet sie auf die Fürsorge im Sinne helfender, unterstützender und fördernder Verhaltensweisen zugunsten anderer Menschen, die einer Verbesserung der Lebensbedingungen bedürfen. Die Fürsorge sollte den Bedürfnissen der PatientInnen entsprechen und dazu führen, gesunde Lebensbedingungen zu erhalten, schädliche Lebensweisen zu verbessern und mit Krankheit, Behinderung oder mit dem Sterben besser umzugehen – sowohl im Sinne der PatientInnen als auch für die Pflege- und Betreuungskräfte.

Diese Fürsorge bezeichnet Leininger als humanistische Fürsorge, die auch darin besteht, den Bedürfnissen der PatientInnen uneingeschränkt Aufmerksamkeit entgegenzubringen und ihre ethischen, moralischen und spirituell-religiösen Vorstellungen sowie ihre psychophysischen Bedürfnisse zu berücksichtigen.

In Amerika hat Leininger bereits 1995 transkulturelle Pflege folgendermaßen definiert:

> „Ein ausgewiesener Bereich des Studiums und der Praxis, der sich auf eine vergleichende, ganzheitliche Sicht der Kultur-, Pflege-, Gesundheits- und Krankheitsmuster von Menschen konzentriert; der Unterschiede und Ähnlichkeiten in ihren kulturellen Wertvorstellungen, Glaubenssätzen und Praktiken berücksichtigt; der das Ziel hat, Menschen verschiedensten kulturellen Hintergrunds kulturell kongruente, sensible und kompetente Krankenpflege angedeihen zu lassen." (Leininger zit. nach Sitzmann/ Wright Eichelberger 2010, 102)

Das Ziel Leiningers war es, in allen Kulturen das Kulturspezifische zu erfassen; für dessen Erforschung begründete sie die Methode der Ethnopflege.

Nach heutigen Gesichtspunkten wird das Hauptaugenmerk kultursensibel eher auf den Patienten als Individuum gerichtet, da eine kollektive Zuordnung kultureller Hintergründe nicht vorgenommen werden kann. Leiningers Studien sind aber durchaus sehr dienlich, um sich allgemeines interkulturelles Hintergrundwissen anzueignen, welches jedoch im konkreten Fall genau nachzufragen ist. Individuell müssen unter Umständen auch Hypothesen wieder verworfen werden.

Kranksein in einem anderen Kulturkreis bedeutet oft nicht nur ein Ausgeliefertsein an fremde Bezugspersonen, sondern auch an fremde Behandlungsformen und an fremde Medizin. Diese Faktoren beeinflussen den Heilungs- und Genesungsprozess, aber auch den Sterbeprozess im positiven wie auch im negativen Sinn. Pflegende benötigen daher eine Fülle an Informationen bezüglich der die Pflege betreffenden Kulturspezifika. Jede Kultur prägt die menschliche Vorstellung von Körper und Geist, Krankheit und Gesundheit, Krankheitsdiagnose, Therapie und Krankheitsverarbeitung anders.

Der kulturellen Prägung ist ein Kind bereits ab seiner Geburt ausgesetzt. Das selbstverständliche Übernehmen von zentralen Werten der Kultur verhilft dem Menschen zur Einbindung in die Gemeinschaft und gibt ihm Zugehörigkeitsgefühl und Selbstwert. Wenn wir annehmen, dass Fürsorge eine wichtige Voraussetzung für Wohlbefinden, Gesundung, eventuell auch für Heilung oder für die Auseinandersetzung mit dem Tod ist, stoßen wir bei unseren Recherchen auf zweierlei Arten von Fürsorge, die es zu unterscheiden gilt: professionelles Pflegewissen und volkstümliche Methoden und Überzeugungen (z.B. Heiler und Medizinmänner), die manchmal im Gegensatz zueinander stehen. Zum besseren Miteinander zwischen Pflegenden und PatientInnen, aber auch mit den Angehörigen, die oft einen nicht unwichtigen Teil im Pflegeprozess darstellen, sollten wir also kulturkongruente professionelle Pflegemaßnahmen entwickeln und einsetzen. Das bedeutet im Einzelnen auch, dass eine Pflegestruktur „nach altem Glauben und fremder

Sitte“ mit der Zeit in eine professionelle Form übergehen (und nach näherem Kennenlernen und kritischer Überprüfung) in der Praxis auf Verständnis und Respekt stoßen kann – und vielleicht in das Konzept professionell Pflegender einfließt.

Dies erinnert mich an „Miswak“, an eine Zahnbürste, über die ich aus Kairo Informationen erhielt: Miswak oder Siwak bezeichnet einen Zweig oder ein Wurzelstück des Zahnbürstenbaumes (Salvadora persica), welches zur Reinigung der Zähne verwendet wird. Der Miswak ist somit eine traditionelle arabische Form der Zahnbürste. Der Zahnbürstenbaum wächst in den Wüsten Arabiens, Ostafrikas und Vorderasiens und vereinigt die Eigenschaften von Zahnbürste und Zahnpasta. Er enthält von Natur aus zahnschützende und -reinigende Stoffe. Es wird für die Zahnreinigung mit dem Miswak kein Wasser und keine Zahnpasta benötigt. Ein Zweig wird abgeschnitten und anschließend solange gekaut, bis ein Ende so ausgefranst ist, dass es an eine Bürste erinnert. Anschließend werden damit die Zähne geputzt, wobei die abbrechenden Holzstücke ausgespuckt werden. Diese Zahnhölzer dienen zum Reinigen der Zähne, als Zungenschaber und zur Massage des Zahnfleisches. Der Miswak besitzt einen relativ hohen Fluoridgehalt und wird schon seit dem Altertum zur Zahnreinigung verwendet. Die Verwendung faserig gekauter Zweige wurde schon im altindischen Gesetzbuch von Manu (600 v. Chr.) erwähnt und in der berühmten altindischen Sammlung medizinischen Wissens Sushruta (etwa 400 n. Chr.) empfohlen.

Auch in der islamischen Welt spielt der Miswak eine große Rolle, wird doch die Benutzung durch Mohammed überliefert. Die in Deutschland erhältlichen Muster werden meist aus Pakistan importiert. Sollten Sie also ein solches „ausgefranstes Stöckchen“ im Gepäck eines neuen Patienten/einer Patientin finden, so erübrigt sich mit dieser Information der Gedanke: „Der arme Mensch hat nicht einmal eine Zahnbürste.“ Man wird sich freuen, dass Sie Miswak und den Einsatz kennen und ihn nicht sofort durch eine neue Kunststoffzahnbürste ersetzen. Nachschub bei eventuellem Bedarf erhalten Sie in verschiedenen Online-Shops zu relativ günstigen Preisen.

Kultursensible Altenhilfe ist, wenn auch noch sehr zurückhaltend, als Fachbegriff in unseren beruflichen Alltag eingeflossen; der Begriff ist seit einigen Jahren auch ein wichtiger und ernst zu nehmender Ausbildungspunkt in der Gesundheits- und Krankenpflege. Man hat erkannt, dass es nicht ausreicht, diesen Punkt nur als Lehrfach in den Stundenplan aufzunehmen und arbeitet daran, in Arbeitsgruppen und durch Eigenreflektion Handlungskompetenzen und Beziehungsfähigkeiten zu entdecken, zu entwickeln, zu schulen und ethniespezifische Unterrichtsinhalte zu integrieren. Fortbildungen und Fernlehrgänge zu interkultureller Kompetenz werden angeboten.

Die Altenhilfe hat begonnen, sich auf die gesellschaftliche Realität einzustellen und leistet damit einen notwendigen Beitrag zu einer sozial- und politisch verantwortlichen Gestaltung unserer Einwanderungsgesellschaft. Schon vor Jahren entdeckten Trägergesellschaften Migrantinnen und Migranten als potentiellen neuen Kundenkreis. Doch erst im Nachhinein entwickelt sich die interkulturelle Pflege- und Betreuungskompetenz der MitarbeiterInnen hinter den Hochglanzprospekten, die man in verschiedene Sprachen übersetzen ließ. Kultursensible Altenpflege tangiert nicht allein das Pflege- und Betreuungspersonal; die gesamte Organisationsentwicklung ist zu hinterfragen, ein transparentes Konzept ist zu entwickeln, welches alle Bereiche (angefangen vom Küchenpersonal über die Hauswirtschaft bis hin zur Verwaltung) integriert und informiert. Ein professionelles Team weiß um die individuellen Kompetenzen, Grenzen und Potenziale der Einzelnen, nutzt diese und wird so zum interkulturell kompetent arbeitenden Team.

Natürlich sind, wie in jedem hochsensiblen zwischenmenschlichen Bereich, Einstellungen und Persönlichkeitsmerkmale wichtig. Vorrangig ist in diesem Fall eine positive Einstellung zu fremden Kulturen und Interesse daran sowie die Fähigkeit, kulturelle Unterschiede unvoreingenommen zu akzeptieren. Migrantinnen und Migranten dürfen dabei nicht auf eine vorgeblich homogene Herkunftskultur reduziert werden. Kenntnisse über Eigenheiten ihrer Kultur (Werte, Normen, Konventionen) sowie die Kenntnis der jeweiligen Kommunikations- und Interaktionsregeln sind zu erwerben. Ebenfalls müssen Strategien zur Vermeidung und Klärung von Missverständnissen sowie die Fähigkeit des Aushandelns von für beide Seiten akzeptablen Identitäten intensiv geschult und überprüft werden, was dem Aufgabenbereich einer Pflegedienstleitung zuzuordnen ist. Voraussetzung dafür ist natürlich, dass die interkulturelle Öffnung vom Management gewollt und unterstützt wird, Fort- und Weiterbildungen angeboten und Möglichkeiten für eine notwendige interne Kommunikation (auch zeitlich) geschaffen werden.

Gefördert durch die Beauftragte der Bundesregierung für Migration, Flüchtlinge und Integration haben sich im Arbeitskreis „Charta für eine kultursensible Altenpflege“ verschiedene Institutionen, Verbände und Einzelpersonen zusammengeschlossen, die sich mit Migrations- und Integrationsfragen sowie mit Fragen der Altenpflege befassen. Sie haben für die Zukunftsaufgabe der interkulturellen Öffnung der Altenhilfe verbands- und projektübergreifend eine gemeinsame Arbeitsgrundlage erarbeitet. Ein „Memorandum für eine kultursensible Altenhilfe“ fasst deren markante Positionen zusammen. Die Initiatorinnen und Initiatoren wollen mit der Veröffentlichung dazu beitragen, den Prozess der interkulturellen Öffnung auf gesamtgesellschaftlicher Ebene langfristig zu sichern (siehe Forum für eine Kultursensible Altenhilfe in Kooperation mit dem „Kuratorium Deutsche Altershilfe“, Köln).

Hiermit erst einmal genug zum Thema „kultursensible Altenhilfe“. Vielleicht ist Ihnen aus früheren meiner Veröffentlichungen bekannt, dass ich mich im sozial-kulturellen Dienst einer großen Seniorenresidenz vornehmlich der liebevollen Betreuung, der fördernden Aktivierung sowie dem würdevollen Umgang mit dementen Menschen verschrieben habe. Reden wir also nicht nur von kultursensibler Altenhilfe, sondern in einem Atemzug gleich auch noch von kultursensibler Altenhilfe für demente Menschen.

Erst jetzt erkläre ich Ihnen schließlich meine vorhin erwähnten Schlüsselerlebnisse, die Art und Weise wie dieses Buch daraus entstand und wie viele freiwillige „RedakteurInnen“ weltweit daran gearbeitet haben. Keine Frage, sowohl Frau A. als auch Frau B. haben nach der geplanten Zeit unsere Seniorenresidenz wieder verlassen, Frau B. zurück in den vertrauten Familienkreis ihrer spanischen Angehörigen, Frau A. – mit einem Taschentuch winkend, mit Tränen in den Augen und nach einer herzlichen Umarmung mit mir unbekanntem Ziel. Meine Gedanken begleiten sie bis zum heutigen Tag. Nach ärztlicher Diagnose und nach meinen Beobachtungen war sie nicht demenzkrank. Aber was wäre, wenn …?

So beschloss ich, aufgrund meiner Erfahrungen im täglichen Umgang mit meinen BewohnerInnen, Informationen und Tipps zu sammeln, die es uns ermöglichen, vielerlei multikulturelle Kontakte zu knüpfen, Erfahrungen zu machen, ein Netzwerk aufzubauen und kulturelle Sensibilität zu wecken; ebenso Betreuungshilfen für demente Menschen zu entwickeln und bereits vorhandene Hilfen aufzuspüren, die ihrem fremden sozialen und kulturellen Hintergrund entsprechen. Mein Anliegen war es, Möglichkeiten zu schaffen, unsere Einrichtung sowohl konzeptionell als auch organisatorisch zu einem Ort des Wohlfühlens zu machen – ein letztes Zuhause, fern der eigentlichen Heimat. Meine Erfahrungen bei der Recherche waren gespalten: Ich stieß z.T. auch auf Unverständnis, manchmal auch auf Ablehnung, welche ich auf kommunikative Missverständnisse zurückführe oder auf das Unwohlsein, sich unter Umständen mit Sterbebegleitung und dem Tod in der eigenen Familie auseinanderzusetzen.

Gespräche mit der älteren Generation gestalteten sich schwierig, viele Menschen wollten sich nicht öffnen, um über private Dinge, alte Sitten und Gebräuche oder Rituale zu sprechen. Schließlich passen diese, für deutsche Verhältnisse zum Teil sehr fremde Gewohnheiten nicht in das Bild, welches sie manchmal in jahrelanger Arbeit für Außenstehende mühselig erarbeitet und aufgebaut haben (weil es hier anscheinend so gewünscht und nur so geduldet oder akzeptiert wird). Das war für mich eine weitere Motivation, danach zu suchen, denn wenn Menschen die Vergangenheit im Herzen bewahren, ist die Wahrscheinlichkeit hoch, dass sie beim Krankheitsbild einer Demenz wieder zum Vorschein kommt.

Für Menschen mit Demenz ist Erinnerungspflege, die über alle Sinne wahrgenommen wird, oft ein letzter Halt im Strom des Vergessens. Aus emotional positivem Erleben schöpfen sie Lebensenergie und Selbstbewusstsein. Kenntnisse der alten Lebensgewohnheiten, der Sprache, der Sitten und Gebräuche, der kulturellen Gegebenheiten sind für Betreuungskräfte dementer Menschen also ausgesprochen wichtig. Sind es doch manchmal nur Kleinigkeiten und vermeidbare Fehler aus Unkenntnis, die das Wohlbefinden eines Alzheimer-Patienten sehr beeinträchtigen. So beschloss ich, die Wurzeln dort zu suchen, wo sie auch liegen – in fremden Böden.

Hervorragende und besonders zu erwähnende Unterstützung erfuhr ich hierbei vom Goethe-Institut München. Die Unabhängigkeit des Goethe-Instituts, die Kompetenz der Mitarbeiterinnen und Mitarbeiter sichert weltweit eine hohe Glaubwürdigkeit. So war es nach Absprache mit Herrn Professor Dr. Lehmann, dem Präsidenten, möglich, mit Bildungseinrichtungen der Gastländer in Kontakt zu treten und „vor Ort" freiwillige „RedakteurInnen" zu finden. Den jeweiligen Institutsleitern kann ich gar nicht genug für die Unterstützung dieses Projektes und für die Vermittlung adäquater AnsprechpartnerInnen und vieler freiwilliger HelferInnen danken. JournalistInnen und (Kultur)RedakteurInnen vieler Länder meldeten sich freiwillig, um nach dem so wichtigen Aspekt der Demenzarbeit in der Altenhilfe zu recherchieren; die Zusammenarbeit mit einigen Alzheimer-Gesellschaften war sehr aufschlussreich. PhysiotherapeutInnen gehörten genauso zum „Informationsteam" wie MitarbeiterInnen fremder Altersresidenzen, MitarbeiterInnen der „Australian-German Welfare Society Inc." (AGWS), die evangelische Gemeinde deutscher Sprachen, katholische Priester, ÄrztInnen, die „Diakonische Gesellschaft Bethezda", MitarbeiterInnen eines Auswärtigen Amtes und sehr viele „Ehrenamtliche", die hier nicht genannt werden möchten. Die Leitlinien der japanischen Demenzpolitik liegen mir (leider nur) in japanischer Sprache vor und eine Lehrerin für Deutsch und Russisch machte mein Anliegen zum Projekt ihrer Sprachstudenten.

Natürlich handelt es sich bei den so entstandenen „Orientierungshilfen zum Umgang mit dementen Menschen mit Zuwanderungsgeschichte" nicht um ein groß angelegtes und offiziell anerkanntes

Forschungsprojekt. Es hat mir dennoch gezeigt, wie aufgeschlossen, verständnisvoll und hilfsbereit sehr viele Menschen dieser Thematik gegenüberstehen, den Hintergrund erkennen und gutheißen, den dringenden Handlungsbedarf einschätzen und HANDELN. Für diese „Gemeinschaftsproduktion“ kann ich mich nur von ganzem Herzen bedanken. Eines Tages wird es sicher allgemein anerkannte (Experten-) Pflege- und Betreuungsstandards zu all diesen Themen geben, bis dahin können wir nur auf konstruktive Information, die sich nach kritischer Überprüfung mit unseren professionellen Pflege- und Betreuungskonzepten vereinbaren lassen, zurückgreifen. In jeder Kultur gibt es Gesetze, Regeln, Gepflogenheiten, Bräuche, Rituale etc.

Genauso wenig wie alle Menschen eines Kulturkreises, eines Landes, einer Religion, ja nicht einmal einer Familie eine homogene Einheit bilden, kann man diese Arbeitshilfen verallgemeinern. Ich wünsche mir, dass sie erste allgemeine Informationen zu verschiedenen Themen vermitteln, Denkanstöße geben, um weiter zu forschen, Gelegenheit schaffen, um miteinander ins Gespräch zu kommen, und uns ein wenig von der Unsicherheit nehmen, die uns vielleicht im Berufsalltag bei neuen, unbekannten Situationen ergreifen mag; ich wünsche mir, dass sie uns kongruentes Handeln ermöglichen, welches uns dazu verhilft, unseren BewohnerInnen als Person, als Mensch zu begegnen und uns nicht hinter einer professionellen Maske zu verstecken. Dazu müssen die Rahmenbedingungen der jeweiligen Situation klar und für alle Beteiligten durchschaubar sein.

Vertrauen wir doch unserem Gefühl, abschätzen zu können, wann es im Rahmen unserer Aufgabe sinnvoll ist, unsere Gefühle mitzuteilen, und wann nicht. Und vertrauen wir unserer empathischen Kompetenz und unserem Verantwortungsbewusstsein, mithilfe der Orientierungshilfen wertschätzend mit den alten Menschen, mit ihren Erinnerungen und Erfahrungen, Erlebnissen, Sitten und Gebräuchen umzugehen. Lassen wir uns wertfrei und offen auf neue Erfahrungen ein.

So hoffe ich, dass ich auch Sie als LeserIn für diese sehr (kultur-) sensible Aufgabe begeistern kann und Sie zahlreiche Hilfestellungen finden, die Sie in Ihrer großen und neuen Aufgabe unterstützen. Nein – erwarten Sie keine konkreten Arbeitsanweisungen. Für den persönlichen Umgang mit Menschen gibt es kein Rezept. Was Sie allerdings erwarten dürfen, sind Hintergrundinformationen, Anhaltspunkte, Orientierungshilfen, die es Ihnen sicherlich erleichtern, vielleicht fremdes Verhalten besser zu verstehen, Stimmungen aufzunehmen und zu deuten, vorausschauend zu agieren und verständnisvoll zu reagieren.

Mit den entsprechenden Leitfäden zu den Kapiteln sollte es Ihnen leichtfallen, das Pflege- und Betreuungskonzept Ihrer Einrichtung kultursensibel zu ergänzen, mit relevanten, schon erfahrenen Organisationen und Institutionen zusammenzuarbeiten und ein wichtiges Rad im Getriebe eines großen Ganzen zu werden.

Mit der Entwicklung zur kultursensibel orientierten Pflege und Betreuung stehen wir nicht alleine da – ein guter und auch beruhigender Gedanke. Trotzdem bleibt genügend Raum, auf der Basis von fundiertem Wissen auch einmal kreativ und mutig Neues auszuprobieren und so ein individuelles und dennoch unserem hauseigenen Pflegeleitbild angepasstes sowie durchführbares Konzept zu entwickeln.

> „Unsere Wünsche sind Vorgefühle der Fähigkeiten, die in uns liegen, Vorboten desjenigen, was wir zu leisten imstande sein werden ..."
>
> Johann Wolfgang von Goethe

Entdecken Sie, was in Ihnen steckt!

Düren, August 2010 Monika Paillon

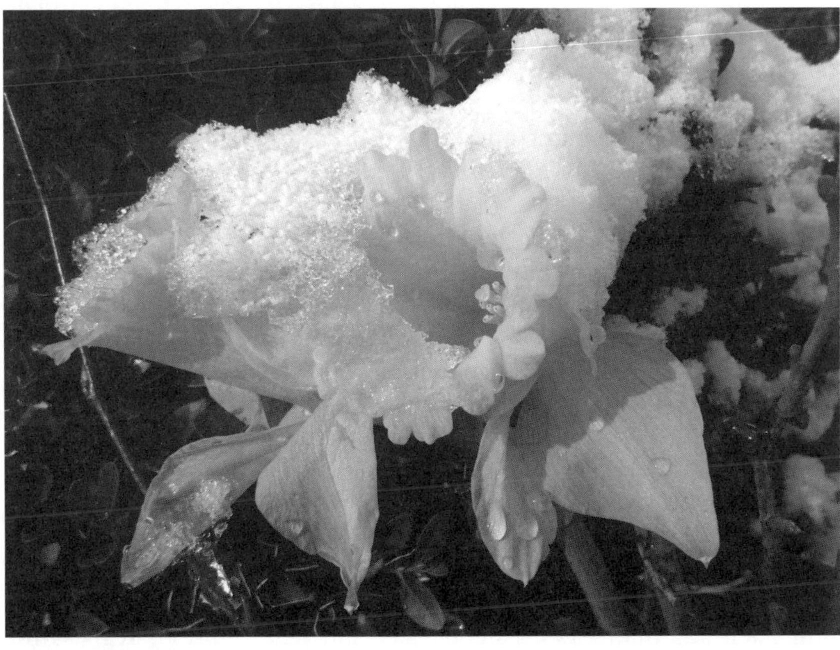

Aller Anfang ist schwer

1 Handlungsbedarf

Würde es sich hier um eine wissenschaftliche Dokumentation oder ein Ergebnis langer Forschungen handeln, müsste ich spätestens in diesem Kapitel Tabellen einfügen; nachvollziehbare Zahlen nach aktuellen Erkenntnissen, sicherlich bemerkenswert, aufschlussreich und sehr interessant. Allerdings nicht unbedingt wichtig, wenn wir in unserem Arbeitsalltag alte, zum Teil demente Menschen pflegen und betreuen müssen bzw. dürfen. Deshalb beziehe ich mich nur im groben Überblick auf aktuelle Zahlen des Bundesamtes für Migration und Flüchtlinge (BAMF).

Die in Deutschland immer noch verbreitete (dabei aber nicht richtige) Gleichsetzung des Begriffs „Ausländer“ (der im rechtlichen Sinn nur nichtdeutsche Staatsangehörige einschließt) mit „Migrant“ ist eher irreführend, weil nicht alle in Deutschland lebenden Nichtdeutschen auch „Migranten“ sind. So verfügen manche AusländerInnen gar nicht über eine eigene Migrationserfahrung, wenn sie z.B. bereits in der dritten Generation hier aufwachsen und das Herkunftsland ihrer eingewanderten Großeltern gar nicht selbst kennen. Zugleich sind nicht alle MigrantInnen „AusländerInnen“ im rechtlichen Sinn: wenn sie etwa als SpätaussiedlerInnen oder als deren Familienangehörige eingewandert sind und über die deutsche Staatsbürgerschaft verfügen.

In groben Zügen gibt das BAMF an, dass über sieben Millionen Menschen mit ausländischer Staatsangehörigkeit in der Bundesrepublik Deutschland leben. Davon waren im Jahr 2008 bereits über 350.000 Mitbürgerinnen und Mitbürger mit ausländischer Staatsangehörigkeit im Rentenalter (Statistisches Bundesamt 2008). Auch Flüchtlinge, Aussiedler, Spätaussiedler und so genannte „Displaced Persons“ (ehemalige Zwangsarbeiter während des zweiten Weltkrieges) machen eine große Gruppe der Zuwanderer aus. Insgesamt sind in den letzten zwanzig Jahren über drei Millionen Spätaussiedler zugewandert, die meisten von ihnen aus den Staaten der ehemaligen Sowjetunion.

Die ersten Generationen der zugereisten Menschen, viele von ihnen kamen als so genannte „Gastarbeiter“ nach Deutschland, scheiden nach und nach aus dem Erwerbsleben aus und gehen in den Ruhestand. Dabei zeigt es sich, dass eine große Zahl der älter gewordenen und alten

MigrantInnen – entgegen früheren Absichten – nicht in ihre Herkunftsländer zurückkehren. Das mag in der besseren gesundheitlichen und sonstigen sozialen Sicherungen begründet sein oder auch daran liegen, dass man sich in der ursprünglichen Heimat entfremdet hat, obwohl man im Zuwanderungsland noch keine wirkliche Heimat fand. In vielen Fällen ist im Laufe der Zeit die Familie nachgezogen, man will mit Kindern und Enkeln zusammenleben.

Nach den Erfahrungen der Wohlfahrtsverbände werden die Selbsthilfekräfte ausländischer Familien durch die Migration allerdings geschwächt oder zerstört. Objektive Bedingungen, wie die Berufstätigkeit der Kinder oder eine eingeschränkte Wohnsituation, stehen dem subjektiven Wunsch oder dem Pflichtgefühl, für ältere Familienangehörige zu sorgen, entgegen. Außerdem ist zu berücksichtigen, dass viele MigrantInnen von vornherein isoliert gelebt haben. Diese Isolation stellt eines der zentralen Probleme der älter werdenden MigrantInnen dar, vor allem, wenn sich das soziale Umfeld bei Krankheit, Arbeitslosigkeit oder im Ruhestand immer mehr reduziert und demzufolge das Selbstwertgefühl aufgrund fehlender Aufgaben sinkt.

In Altenhilfe- oder Pflegeeinrichtungen übernehmen wir also eine sehr sensible Aufgabe mit der Pflege und Betreuung dieser Menschen. Eine Besonderheit stellt unter anderem die Freizeitgestaltung im Seniorenheim dar, denn organisierte Freizeitgestaltung hat bei vielen MigrantInnen keine Tradition, im Gegenteil (Koch-Straube 1998, 3). Es ist nicht leicht, ihnen einen positiven Zugang zu freier Zeit zu eröffnen, welche sie für sich oder für andere nutzen können, da Freizeit vielfach als „leere, unnütze Zeit“ angesehen und somit negativ bewertet wird („Wer nichts tut, der nichts kann, wer nichts kann, ist ein unnützes Mitglied der Gesellschaft“). Speziell im Hinblick auf die Stärkung des Selbstwertgefühls und der eigenen Identität sollte deshalb überlegt werden, vermehrt Alltagsaufgaben unter Berücksichtigung des traditionellen Aufgabenverständnisses zu verteilen, anstatt die PatientInnen mit Gesellschaftsspielen o.ä. zu beschäftigen. Nein, dies bedeutet nicht, dass ich ein veraltetes Rollenbild wieder aufleben lasse und unterstütze, wogegen wir uns doch lange und ausgiebig gewehrt haben. Aber wir handeln emanzipiert, was für mich auch heißt: Wir sind kompetent, Funktionen und Positionen zu definieren, zu gestalten und auch zu verändern. Wir können soziale Beziehungen aufbauen, sie pflegen und aus dem souveränen Kontakt mit unseren sozialen Partnern profitieren. Wir haben die Fähigkeit entwickelt, am kulturellen Leben einer sozialen Gemeinschaft teilzunehmen und dieses mitzugestalten.

Unter Berücksichtigung dieser kurzen Definition heißt es in Bezug auf das Rollenverständnis der alten Menschen, übrigens auch unserer deutschen Großeltern, meist noch: Frauen beschäftigen sich mit der Hausarbeit oder mit betreuenden Aufgaben (also auch generationenübergreifend und beratend), Männer im Handwerk, mit landwirtschaftlichen (gärtnerischen) Tätigkeiten oder als Vermittler (z.B. der Traditionen, Werte und Normen, wie es ihrer Rolle als Familienoberhaupt oftmals zukam). In der Zuweisung dieser Rollen sei ausdrücklich betont, dass wir hier von zugereisten Menschen der so genannten „ersten Generation" sprechen, welche heute in unseren Pflegeeinrichtungen biografiebezogen gepflegt und betreut werden dürfen; deshalb sind gesellschaftliche Veränderungen der letzten Jahre (wie der Wandel der Frauenrolle und die zunehmende Erwerbsorientierung von Frauen) nicht berücksichtigt. Man kann davon ausgehen, dass sich traditionalistische Verhaltensweisen und Wertesysteme im Alter eher festigen und – besonders in Bezug auf das Verständnis für das Verhalten demenzkranker Menschen – wieder aktualisiert werden. Dennoch ist Vorsicht bei dieser allgemeinen Einschätzung geboten, eventuell tritt in einer emotionalen Phase der Demenz auch das belastende Gefühl als außergewöhnliche Reaktion zutage, in eine ungeliebte Rolle gepresst zu

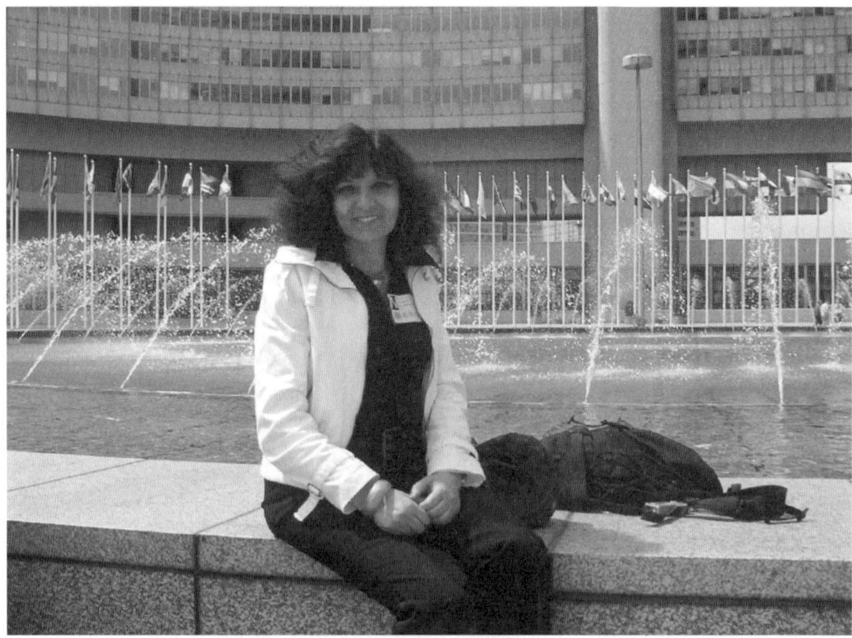

PhDr. Maria Ondriasova ernannte „Kultursensible Altenhilfe" zur Projektarbeit ihrer Studenten in Bratislava, Slowakische Republik.

werden – resultierend aus der Lebenserfahrung (z.B. als Frau eine dienende Stellung in einem Haushalt eingenommen zu haben, der von der Schwiegermutter beherrscht wurde) (Pfeiffer 1996).

Profitieren wir also von unserer Kompetenz, Positionen zu definieren und verteilen die Alltagsaufgaben. Unser Mehrwert und auch die Arbeitserleichterung – vom mit der Zeit auch harmonischeren Miteinander einmal abgesehen – steht in keinem Verhältnis zu der Zeit, in der wir ein Konzept erstellen, um unsere PatientInnen sehr persönlich, biografiebezogen, dem kulturellen und religiösen Hintergrund angepasst, sinnvoll und auch ihren momentanen Neigungen entsprechend, zu pflegen und zu betreuen.

2 Kulturgeprägt

In vielerlei Hinsicht ist jeder Mensch so wie alle anderen; in mancher Hinsicht ist er dagegen einmalig. Z.B. verbinden Geschlecht, Lebensalter, ökonomische Situation, Religion, Sprache und Bildungsgang eine Gruppe von Menschen, grenzt sie zugleich aber gegen andere Gruppen ab – und das fassen wir unter dem Begriff „Kultur“ zusammen. Diesem Begriff gehört im Folgenden unsere besondere Aufmerksamkeit.

Kultur ist keine Konstante

Mit „Kultur“ sind Vorstellungen, Wertungen und Verhaltensmuster gemeint, die dem Menschen nicht von Natur aus gegeben sind, sondern durch das gesellschaftliche Zusammenleben, durch Tradition und Beispiel ausgebildet, weitergegeben oder anerzogen werden. Doch ist Vorsicht geboten. Es geht nicht an, Kulturen als geschlossene, homogene Einheiten, gewissermaßen als Persönlichkeiten oder Organismen zu betrachten und über sie Aussagen zu machen wie über ein Ding, das über die Zeiten hinweg konstant seine Merkmale behält, sich gleich bleibt. Es ist also unzulässig zu sagen: „Die Deutschen haben diese Eigenschaften, die Türken aber jene.“ Denn bei den modernen Nationen handelt es sich um Geflechte vielfältiger, oft widersprüchlicher kultureller Strömungen, die sich in rascher Veränderung befinden und keineswegs mit politischen, sprachlichen oder religiösen Grenzen deckungsgleich sind. Eben diese innere Vielfalt, diese Offenheit gegenüber äußeren Einflüssen und die daraus folgende dynamische Bewegtheit müssen wir als wesentliche und wertvolle Eigenschaften unserer modernen Gesellschaften anerkennen.

Somit fällt den Fachkräften, die in der Pflege und Betreuung tätig sind, eine wichtige Aufgabe bei der Gestaltung der Zukunft zu, und zwar nicht nur in Hinsicht auf die einzelnen PatientInnen, sondern auch für das allgemeine Wohl der Gesellschaft (Pfeiffer 1996). Dies ist bei der Angebotsgestaltung im Hinblick auf die jeweilige Zielgruppe zu beachten. Hier stellt sich die Frage, wie ein konstruktiver Umgang mit Minderheiten aussehen müsste: Es bedarf der Bereitschaft, den anderen kennenzulernen, ihm die Freiheit zu geben, anders zu sein oder sich anzunähern. Aber auch: ihn als Mitbürger (in sozialen Einrichtungen auch als Mitbewohner/Teil einer Wohngruppe) in die Pflicht zu nehmen, z.B. ihn an den Vorgängen in der Gemeinschaft zu beteiligen, etwa in der Übernahme bestimmter Aufgaben und in der persönlichen, eigenen Verantwortung dafür. Die Kultur gibt dem Menschen Regeln an die Hand, wie er sich im Alltag zu verhalten hat, auch wie er ungewöhnliche und schwierige Situationen bewältigen kann. Nicht minder gibt die Kultur Hinweise für den Umgang mit psychischen und somatischen Störungen, etwa mit Schmerz, mit Ängsten, mit Trauer, Verlust und anderen überwältigenden Emotionen oder sie lehrt, mit dem Krankheitserleben umzugehen.

Krankheit braucht einen Namen

In der bürgerlichen Kultur der europäischen Industriestaaten ist für die Kranken das gut ausgebaute Medizinsystem zuständig. Dies sieht die PatientInnen vor allem als einzelne Individuen und erwartet von ihnen, dass sie sachlich Auskunft geben, wenig Emotion zeigen und beim Therapieprozess aktiv und zuverlässig mitwirken. Wer von dieser Instanz als „krank“ anerkannt ist (mittels „Krankschreibung“), hat es nicht nötig, sein krank sein weiter unter Beweis zu stellen (Eser 1985).

Anders verhält es sich z.B. in landwirtschaftlichen Gebieten des Mittelmeerraumes. Sofern das öffentliche Gesundheitswesen noch wenig ausgebaut ist, sieht sich der Kranke ganz auf die Unterstützung seiner Familie angewiesen. Er muss deshalb immer wieder an die Anteilnahme seiner Umgebung appellieren und ihr den Ernst seines Krankseins mit deutlicher Emotion vor Augen führen – ein Verhalten, das bei uns auf Unverständnis und ironische Ablehnung trifft („Mamma-mia-Syndrom“, „Morbus Bosporus“), das in seiner Welt aber angemessen ist und richtig verstanden wird (Habermann 1992, 34–40).

Krankheitsbild und Therapie werden entscheidend dadurch bestimmt, wie die vorliegende Störung durch den Patienten selbst und auch durch seine Umgebung gedeutet wird, das heißt auch: was sie für eine Bezeichnung erhält. Denn durch den Vorgang des Benennens wird die Störung aus der Ebene individuellen Unglücks in die umfassende Ordnung des jeweiligen medizinischen Systems eingefügt, was erst einen planmäßigen Umgang ermöglicht. Potentiell könnte jeder Mensch Gefühle, auch Schmerzempfinden auf dieselbe Weise erleben und äußern. Doch wir können feststellen, dass wir durch die jeweilige Gesellschaft und durch die entsprechende Zeit geprägt sind. Besonders in Bezug auf Krankheit, Schmerzen, Katastrophen, Tod und Trauer – Gefühle, die Menschen im jeweiligen Kollektiv erleben – sind Unterschiede erkennbar. Die Benennung einer Krankheit ist also entscheidend mit deren Bewertung verbunden und entscheidet demgemäß über den Umgang mit dem betroffenen Menschen. Das kann man gut am Beispiel von Demenzkranken erkennen.

Demenzkranke MigrantInnen

Das AWO-Projekt: „Fachstelle für an Demenz erkrankte Migrantinnen und Migranten und deren Familienangehörige" (Kurztitel: „Demenz und Migration") befasst sich seit einiger Zeit mit dem Phänomen „Demenz" bei – insbesondere türkischen – MigrantInnen.

Vielfach gelten dementiell erkrankte Menschen in anderen Kulturen als verrückt, man nimmt an, die Krankheit sei ansteckend oder vererblich und man müsse diese Menschen verstecken und sich für sie schämen. Einige Hodschas, die Islamgelehrten in den Moscheen, erklärten sogar, Demenz sei eine ansteckende und vererbliche Krankheit und somit eine Strafe ihres Gottes. Wie auch bei Deutschen kann aber davon ausgegangen werden, dass Alzheimer und Demenz bei MigrantInnen – wenn auch noch nicht öffentlich in größerem Umfang wahrnehmbar – in der gleichen Häufigkeit vertreten ist. Man kann auch davon ausgehen, dass dementielle Erkrankungen, wie auch andere Krankheiten und Beeinträchtigungen bei diesen Menschen, aufgrund ihrer Migrationsbiografie in der Regel früher, also bereits in jüngeren Jahren als bei Deutschen auftreten (AWO 2004). Fuat Bultan, der sich bereits Anfang der 90er Jahre mit diesem Thema auseinandersetzte, erklärt dies nachvollziehbar mit der Tatsache, dass die damaligen „Arbeitsmigranten" ihre physischen Kräfte nicht ökonomisch einsetzten und sich meist völlig verausgabten (Bultan 1992, 386ff) – dies mit dem Hintergrund der auf ein Provisorium ausgerichteten Arbeitssituation, um die Existenzsicherung in der Heimat möglichst schnell zu erreichen. Genaue Zahlen und Forschungsergebnisse gibt es allerdings zur Häufigkeit und zum Einsetzen von dementiellen Erkrankungen bei Menschen mit Migrationshintergrund noch nicht.

Aufgrund der Kenntnis, dass die Wahrscheinlichkeit, an Demenz zu erkranken mit zunehmendem Alter wächst, ist in den kommenden Jahren auch mit einem starken Anstieg demenzerkrankter MigrantInnen zu rechnen. Auf diese Situation sind jedoch weder die Institutionen der Altenhilfe oder des Gesundheitswesens noch die Migrantenfamilien, in denen ein Großteil der Pflege geleistet wird, genügend vorbereitet.

Auch Forschung und Lehre haben diese Gruppe bisher wenig in ihrem Fokus.

Zu Beginn der AWO-Projektarbeit haben sich wertvolle Kontakte in die Türkei ergeben. Zum einen handelt es sich dabei um eine Abteilung des türkischen Gesundheitsministeriums in Ankara, um das Direktorat für soziale Dienstleistungen, zum andern um die Alzheimer-Gesellschaft, ebenfalls in Ankara. Die bisherigen Kooperationen haben sich als für beide Seiten wichtig erwiesen. Ein durch das Gesundheitsministerium entwickelter Ratgeber für alte Menschen „Yaslilik El Kitabi" konnte auf hiesige Verhältnisse übertragen werden. Die Broschüre in türkischer Sprache informiert über das Altwerden, über Krankheit, Pflege und Versorgung durch die Familie, über Leistungsansprüche usw. Die Alzheimer-Gesellschaft in Ankara hat zum Welt-Alzheimer-Tag im türkischen Fernsehen Zuschauer mit kurzen Spots über die Krankheit und die Belastungen für die Familien informiert und aufgeklärt. Der Film „Yalniz Degilsiniz – Du bist nicht allein" ist mittlerweile mit deutschen Untertiteln versehen und wird bei hiesigen Veranstaltungen für Familien und Angehörige eingesetzt. Ein zweiter Teil des Films mit weiteren Informationen zur Demenz und den damit zusammenhängenden Symptomen richtet sich eher an Fachleute oder an besonders interessierte Laien. Die Filme beschreiben zwar Situationen in der Türkei, lassen sich aber sehr gut auf unsere Verhältnisse übertragen. Außerdem werden sehr eingängige und schöne Bilder von erkrankten Menschen und helfenden Angehörigen gezeigt, die auch Mut machen, sich diesem tabubelegten Thema zu stellen (AWO 2004).

Für eine geglückte Integration der MigrantInnen bedarf es beider Pole: der Entwicklung der Individualität (damit auch der Abgrenzung und der Eigenständigkeit) und zugleich der Entwicklung der Beziehungsfähigkeit (gegenüber den Mitmenschen, gegenüber dem Umfeld). Es scheint, dass MigrantInnen aus dem Mittelmeerraum in Mitteleuropa einiges hinsichtlich der Individuierung (der aktiven Auseinandersetzung mit gesellschaftlichen Erwartungen und Forderungen) erlernen können und müssen (aber umgekehrt können wir Mitteleuropäer von den mediterranen Menschen wieder stärker die Werte mitmenschlicher Verbundenheit erfahren – und das meint auch das Offensein für den anderen und die Fähigkeit zum emotionalen „Mitschwingen"). Nur wenn wir beide Pole, Individuation und mitmenschliche Bezogenheit in Einklang bringen und hieraus das Miteinander entwickeln, können wir den Anforderungen unserer Zeit entsprechen – wie es sich aus Migration und technischer Revolution ergeben (etwa der Informationsflut und der Relativierung der Werte).

Da aber Menschen so unterschiedlicher Herkunft wie z.B. Türken und Deutsche durch den enormen Bevölkerungsaustausch zu einer bleibenden Schicksalsgemeinschaft geworden sind, ist es gerade im sozialen, pflegerischen und psychiatrischen Dienst erforderlich, sich um das Verstehen der Parteien zu bemühen. Dies setzt die Beschäftigung mit der Kultur voraus, der sie entstammen, also auch dem Auseinandersetzen mit unserer eigenen Kultur. Unser Ziel ist es, das Verständnis für MigrantInnen im Allgemeinen und im Pflege- und Betreuungsbereich im Besonderen auszubauen bzw. eine Gemeinschaft zu entwickeln. Wichtiger sind sicher noch der Weg dorthin und dessen Entwicklung.

Das ist eine spannende Herausforderung und eine enorme Erweiterung unserer mentalen Orientierung, denn Informationen und Wahrnehmung bauen eine Bewusstheit der Orientierung zur Identität, zu Raum und Zeit auf und aktualisieren diese.

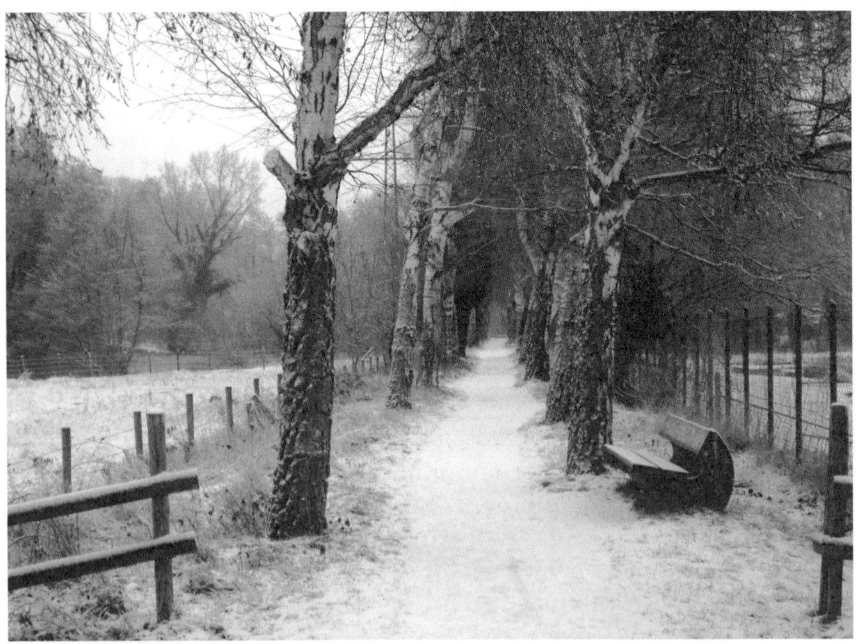

Wir sind auf dem richtigen Weg …

3 Pflegeeinrichtungen

Ob SeniorInnen mit Migrationshintergrund sich in unserer sozialen Einrichtung und mit der Pflege- und Betreuungssituation wohlfühlen, ob im Alter noch eine bessere Integration erreicht werden kann, ist auch eine Frage unserer Aufnahme und Akzeptanz. Der gemeinsame Umgang erfordert auch die Bereitschaft, ihre oftmals schwierige Lebenslage zur Kenntnis zu nehmen und notwendige Hilfen bereitzustellen; nicht nur für die alten Menschen, auch für ihre Angehörigen. Wenn man bedenkt, dass selbst viele deutsche SeniorInnen vor dem Umzug in ein Seniorenheim zurückschrecken und diese Wohnform als letzte aller akzeptablen Möglichkeiten bewerten, kann man sich vorstellen, wie groß die Angst und Unsicherheit der Menschen ist, die stationäre Einrichtungen in dieser Form in ihren Herkunftsländern nicht kennen.

Seit Jahren arbeite ich in verschiedenen Fachgruppen einer Interessengemeinschaft für Seniorenarbeit aktiv mit. Bei Gruppentreffen oder auch bei Fachtagungen ist man dort regelmäßig sehr erstaunt über den Einsatz, den das Personal, neben der Pflege und der hauswirtschaftlichen Versorgung im sozialen Bereich leistet – gefordert und auch gefördert vom obersten Management, beginnend von regelmäßigen internen Schulungen bis hin zu externen Weiterbildungen. Sei es die Freizeitgestaltung betreffend, die tägliche Aktivierung auch bettlägeriger BewohnerInnen, die fachkundige Betreuung Demenzkranker, die gewünschte spirituelle Begleitung der alten Menschen in verschiedenen Lebensbereichen bis hin zu Sterbebegleitung, Tod und Trauer. Auch die Einbeziehung der Angehörigen in das Heimgeschehen und in die Pflege, Gesprächs- und Beratungsangebote, persönliche Hausbesuche vorab, Umzugs- und Einrichtungsberatung sowie seit einiger Zeit auch die interkulturelle Öffnung der Einrichtung gehören dazu.

Denkbar ist diese kultursensible Altenarbeit unter Einbeziehung verschiedener Faktoren und Konzepte. In der heutigen Zeit stellt sich nicht mehr die zentrale Frage, ob und inwieweit Angehörige verschiedener Nationalitäten und Religionszugehörigkeiten die Möglichkeit haben sollten, in einheimischen Seniorenhäusern zu leben. Entsprechende Entwicklungen gibt es bereits. Ethnisch-homogene Strukturen in bestehenden Einrichtungen oder gar ethniespezifische Altenheime müssen aber kritisch beleuchtet werden, um nicht zu einer neuen Ghetto-Bildung zu führen. Davon abgesehen sind sie auch vorläufig unökonomisch, besonders in ländlichem Umfeld sowie in Gegenden mit geringerer Bevölkerungsdichte – und damit auch mit entsprechend niedrigerem Migrantenanteil. Ich möchte diese ethniespezifischen Lösungen als Rückschritt bezeichnen, nachdem man sich doch von allen Seiten um ein globales Miteinander bemüht und vielfach, etwa politisch oder gesellschaftlich, schon gewisse Ziele erreicht hat. Auch sollte man überlegen, dass innerhalb dieser ethnischen Gruppen eventuell auch noch am Krankheitsbild einer Demenz orientierte Gruppen gebildet werden sollen, was schon aufgrund der Personalressourcen unmöglich zu leisten ist. Allerdings sind die individuellen Vorstellungen, wie man im Alter leben möchte, recht unterschiedlich. Viele Menschen möchten im Alter gerne mit Gleichgesinnten zusammenleben, es gibt Altenheime z.B. für pensionierte Bühnenkünstler, für Mönche im Ruhestand, für ehemalige Seeleute, für Ordensschwestern, Homosexuelle etc.

Im Wesentlichen muss in der Gesamtheit der alten Menschen beachtet werden, dass sie, herausgelöst aus ihren Familien, nicht noch größere soziale und emotionale Isolation und Entbehrungen erleid sollten. Man

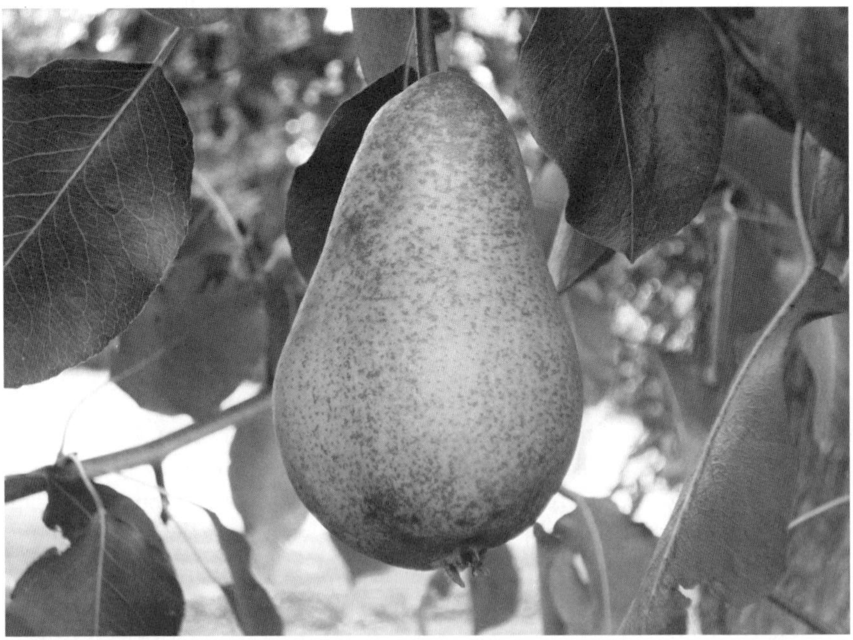

Die Zeit ist reif

liest, dass man von alten MigrantInnen, ebenso wie von alten Deutschen, keine besonderen Integrationsleistungen erwarten könne. Meinen Erfahrungen im täglichen Arbeitsablauf gemäß, kann ich diese These nicht bestätigen und halte sie demnach für nicht evident. Selbstverständlich bedarf es besonderer Anforderungen in den einzelnen Arbeitsbereichen, insgesamt kann es aber als große Chance gesehen werden, alte Verhaltensmuster und Vorurteile zu überdenken, Neues zu erfahren, zu erleben und somit auch den täglichen Pflege- und Betreuungsprozess sowohl für die BewohnerInnen als auch für das gesamte Personal zu bereichern.

4 Türen öffnen für das kultursensible Arbeiten

Soziale Netzwerke aufbauen

Wenn der Entschluss feststeht, dass in der eigenen Einrichtung in Zukunft verstärkt und bewusst kultursensibel gearbeitet wird, gibt es zwei wichtige Faktoren zu verinnerlichen: Auf die Aufgabe freuen dürfen wir uns sofort! Spontan Pläne schmieden und Ideen sammeln, ein Kompetenz-Team bilden, Fachlektüre „verschlingen" dürfen wir auch.

Allen anderen Aktivitäten sollten wir aber ein wenig Zeit geben, sie wachsen lassen. Die Türen zu kultursensibler Altenhilfe öffnen heißt nicht, dass vor der Türe begeisterte Menschen wie bei einem Sommerschlussverkauf nur darauf gewartet haben. Nach dem Entschluss wird sich zunächst einmal gar nichts ändern, obwohl Experten (wie im Juni in der Servicezeit des Westdeutschen Rundfunks berichtet) „den Pflegeheimen eine wahre Welle von pflegebedürftigen Menschen mit Migrationshintergrund voraussagen" (WDR 2009). Wir tun also gut daran, ein dem Entschluss entsprechendes soziales Netzwerk aufzubauen bzw. uns in ein bestehendes einzubinden. Es ist sehr viel Vorarbeit zu leisten und nicht damit getan, den Hausprospekt zu übersetzen und ein Wahlgericht nach Rezepten der internationalen Küche in den Speiseplan zu integrieren.

Das „DRK-Multikulturelles Seniorenzentrum Haus am Sandberg" in Duisburg wurde im Januar 1997 bezogen. Bereits im Jahre 1994 wurde ein Pilotprojekt, ESA – Ethnischer Schwerpunkt Altenhilfe – zur Konzipierung eines „internationalen Altenheims" gestartet. In Kooperation zwischen dem „DRK-Landesverband Nordrhein e.V.", Träger der Einrichtung, und dem „Rhein-Ruhr-Institut für Sozialforschung und Politikberatung" an der Gerhard-Mercator-Universität Duisburg wurde das dreijährige Projekt (gefördert durch die „Stiftung Wohlfahrtspflege") durchgeführt. Schwerpunkt war u.a. die interkulturelle Organisationsentwicklung, d.h. die Belegschaft hat sich „interkulturalisiert" und die Dienstleistungen ebenso.

Durch den langjährigen gemeinsamen Lernprozess hat sich so ein kollektiv gebildetes Sinnsystem ergeben, welches als Handlungsmuster nach außen und als Sozialisationskraft nach innen wirkt. In den vergangenen Jahren waren mehr als 250 Besuchergruppen aus aller Welt zu Besuch im „Multikulturellen Seniorenzentrum" in Duisburg. Auch dort hat sich das Konzept nur langsam entwickelt und durchgesetzt, auch, wie der Einrichtungsleiter bestätigt, gegen anfängliche Widerstände seitens der Angehörigen und selbst der Nachbarschaft (DRK 2009). Auch in einigen anderen Städten haben sich sehr vereinzelt stationäre Einrichtungen auf die Aufnahme von Menschen mit Zuwanderungsgeschichte eingestellt.

Erste Ansprechpartner für unser Anliegen, kultursensibel zu arbeiten, sind eventuell die Migrationsberatungsstellen der Städte- oder der Kreisverwaltungen. Dort haben sich meist schon Interessenvertreter aus Verwaltungen, Wohlfahrtsverbänden, Kirchen, Migrantenselbstorganisationen, Kammern, Vereinen und sozialen Diensten, aber auch Altenhilfeorganisationen zusammengeschlossen. Es ist davon auszugehen, dass man sich darüber freut, einen neuen Partner ins Netzwerk einbinden zu können, und man wird Sie mit hoher Wahrscheinlichkeit gerne beratend unterstützen. Stellen Sie Ihr Haus und den organisatorischen Ablauf sowie das Einrichtungskonzept und das Pflegeleitbild vor und lassen Sie sich als Einrichtung mit „Ansatz zur Kultursensiblen Altenhilfe" eintragen. Der Kontakt zum Seniorenbeirat, zu Mobilen Pflegediensten und zu Sozialdiensten der Krankenhäuser ist von großer Wichtigkeit, da diese ihre PatientInnen über Ihr neues Konzept beraten und Sie auch durch die Vermittlung potentieller KundInnen unterstützen können. Für die örtlichen Sozialhilfeträger und Pflegeberatungsstellen sowie für ÄrztInnen ist diese Information ebenfalls interessant.

Nehmen Sie jede Möglichkeit wahr, Kontakte zu knüpfen, Erfahrungen auszutauschen und neues Wissen zu erlangen. Mit der Zeit ergeben sich eventuell Kontakte zu einem Altenheim der Partnerstadt, so dass gegenseitige Praktika angeboten, Wissen ausgetauscht und Kontakte intensiviert werden können.

Weitere Materialien zur Hilfestellung finden Sie in den Broschüren „Interkulturelle Öffnung der Altenhilfe" und „Älter werden in Berlin", herausgegeben von dem Kooperationsprojekt der Arbeiterwohlfahrt und des Caritas-Verbandes. In diesen Broschüren finden Sie ebenfalls Checklisten für ein interkulturelles Leistungsprofil. Diese und weitere hilfreiche Adressen finden Sie im Anhang.

Ratsam ist ebenfalls, die BewohnervertreterInnen (Heimbeirat) und die Angehörigen (z.B. persönlich beim Stammtisch, aber auch durch ein freundliches Rundschreiben) über die Konzepterweiterung zu informieren und für ein persönliches Gespräch zur Verfügung zu stehen. Es kann sein, dass sich erst einmal Unsicherheit gegenüber den neuen Zielen und der geplanten Veränderungen verbreitet. Gelingt es Ihnen, die Zweifel zu zerstreuen und den Mehrwert für die Einrichtung und auch für die schon anwesenden BewohnerInnen hervorzuheben, wird man Sie in Ihrem Bestreben und durch mögliche persönliche Kontakte unterstützen (das Wer-kennt-wen-Prinzip). Natürlich werden Sie nicht überall auf Gegenliebe stoßen, ZweiflerInnen müssen also im Laufe der Zeit überzeugt werden. Nutzen Sie Ihre Kontakte zur Presse, um die Neuerung öffentlich zu machen, denn ohne Marketing und Öffentlichkeitsarbeit kommt auch die Sozialbranche heutzutage nicht mehr aus.

Seien Sie sich also bewusst, dass Kultursensible Altenhilfe Ihrer Einrichtung womöglich ein (weiteres) Alleinstellungsmerkmal in der Region beschert. Man wird es kritisch beobachten und Sie werden nicht nur die Türen, sondern auch Herz, Seele und Verstand öffnen müssen. Ein herzliches Willkommen auf dem „Markt der Möglichkeiten“.

Leitfaden

Multikulturelle Kontakte knüpfen

Herausforderung

- Ein regional orientiertes Anforderungsprofil erstellen;
- die Ziele der Einrichtung mit dem Bedarf der multikulturellen Situation des Umfeldes abstimmen;
- die Einrichtung in das Netzwerk der kultursensibel arbeitenden Gremien und Organisationen einbinden;
- die interkulturelle Qualität nach außen hin sichtbar machen.

Reflexion

- Welche Aufgaben erfüllen wir?
- Welche Ziele verfolgen wir (Differenzierung: kurz-, mittel-, langfristig)?
- Decken sich unsere Ziele mit dem Bedarf des regionalen Umfeldes (Demografie, Migrationsstatistik)?
- Beobachtung des Marktes: Haben sich Mitbewerber qualifiziert und/oder spezialisiert?
- Ist eine gezielte Zusammenarbeit, unter Nutzung der Synergieeffekte möglich und/oder notwendig (z. B. gemeinsame Nutzung externer Dienstleister oder BeraterInnen/MediatorInnen)?
- Sollen Alleinstellungsmerkmale der Einrichtung herausgearbeitet werden, um so die aktuelle Marktsituation zu ergänzen und die Bedarfsabdeckung zu optimieren?

Regelmäßige Evaluation

- Betreiben wir zielgruppenorientierte Öffentlichkeitsarbeit?
- Welche Zielgruppen nehmen unser Angebot in Anspruch, welche nicht?
- Gibt es weitere Möglichkeiten, unser neues Angebot der Zielgruppe nahezubringen (Medien, Multiplikatoren, Veranstaltungen)?

5 Heimat und über die Grenzen hinaus

„Sich auch mit der eigenen Kultur zu beschäftigen“ empfehlen die Experten. Sich selbst in einigen stillen Stunden zu beleuchten, verstehe ich darunter. Dazu muss ich ein wenig ausholen. In der Arbeit mit „meinen“ BewohnerInnen steht auch Gedächtnistraining auf dem Wochenplan. „Erinnerungspflege“ sollte man diese Zeit eher nennen, und es ist ganz individuell, wie Erinnerungen von den alten Menschen (aufgrund ihrer Biografie) zum Teil bewertet werden. Im Allgemeinen ist jedoch die Erinnerung an ihre alte Heimat immer ein Begriff, der im Gespräch viele Emotionen weckt. Zu Beginn dieses Kapitels habe ich das Gedicht eines, wenn auch umstrittenen, deutschen Schriftstellers, John Henry Mackay (2010) ausgesucht.

Heimat

Wir, die wir altern, ach, was rufen
wir nach der Heimat sehnsuchtsvoll,
Dass sie die übergrünten Stufen
der Zukunft niedersteigen soll?

Toren! – Denn wer sie nicht besessen,
die Heimat, der gewinnt sie nie!
Wer sie besaß, und sie vergessen
konnte, sieht nimmer wieder sie!

Heimat ist, wo der Wunsch Erfüllung,
und Sehnsucht ihre Lippe fand!
Nein, Heimat ist, was ohne Hüllung
einst vor dem Blick des Kindes stand.

Heimat ist ein Gefühl

In den Anfängen meiner Beschäftigung mit kultursensibler Altenhilfe war es mir möglich, einen Projekttag zum Thema „Heimat“ mit BerufsfachschülerInnen in der Ausbildung zum Sozialhelfer/zur Sozialhelferin zu initiieren. Ganz bewusst habe ich den Fachlehrer gebeten,

Auszubildende unterschiedlicher Herkunft anzusprechen. Unser multikulturelles Team bestand letztlich willkürlich aus freiwilligen Probandinnen mit familiärem Hintergrund in Kasachstan, Tschechien, Serbien, Spanien, der Türkei und Indien. Einige der jungen Damen sind in Deutschland geboren, ihre Eltern allesamt nicht. Schon nach sehr kurzer Zeit wurde herausgearbeitet, dass der Begriff „Heimat" weniger einen konkreten Ort als vielmehr eine Identifikation beschreibt: die Gesamtheit der Lebensumstände, in denen ein Mensch aufwächst und die ihn prägen. Das heißt, die Summe aller Sinneswahrnehmungen entspricht der Wahrnehmung als Ganzes, in diesem Fall als „Heimatgefühl". Besonders hervorgehoben wurde die auditive Wahrnehmung (insbesondere von Geräuschen, Tönen, Rhythmen und Klängen), die olfaktorische und gustatorische Wahrnehmung (Geruchs- und Geschmackswahrnehmungen wurden im Gedächtnis besonders stark mit Emotionen assoziiert).

Dies sind keine neuen Erkenntnisse, aber Fakten, die wir uns hin und wieder ins Gedächtnis rufen müssen. Wenn ich mir dessen bewusst bin, weiß ich, wie „Herbst" riecht, erinnere mich bei der Wahrnehmung frisch geschlagener Bäume an die Weihnachtsferien vor über vierzig Jahren in Tirol – und sofort kommt die Assoziation: Bratäpfel im Kachelofen, Wärme in der Bauernstube, Landschaft in tiefem Schnee, Harmonie. Beim Elternsprechtag und dem unverwechselbaren Geruch einer Schule denke ich an meine eigene Pennälerzeit, an das Gefühl vor- und nach den Klausuren und an verschiedene Mitschüler. Im Gegensatz dazu löst Brandgeruch immer noch Panikgefühle und Fluchtgedanken in mir aus, obwohl meine Familie vor Jahren einen Hausbrand unbeschadet überlebt hat. Wenn Ihnen dies bewusst ist, ist es leicht, Ursache und Wirkung in die Altenarbeit zu übertragen und konkret einzusetzen – auch eine wichtige Grundlage der kultursensiblen Altenarbeit.

Kultursensibel bedeutet, ein Feingefühl für Kultur zu entwickeln – doch was bezeichnen wir als „Kultur"? Der Begriff „Kultur" wurde im Laufe der Geschichte immer wieder von den unterschiedlichsten Seiten einer Bestimmung beleuchtet. Im Jahr 1960 trugen Alfred L. Kroeber und Clyde Kluckhohn (US-amerikanische Anthropologen) bereits 160 Definitionen von Kultur zusammen. Ohne allein mit der Deutung des Begriffes ein ganzes Buch füllen zu wollen, möchte ich hier dennoch eine kurze Formulierung Immanuel Kants einfügen, auf welche ich mich gerne beziehe. Als Bedingung für Kultur gilt Kant die „Idee der Moralität" (der kategorische Imperativ), d.h. in Kurzform, dass die Menschen ihre Handlungen bewusst auf an sich gute Zwecke einrichten.

Begegnungen ermöglichen

Zurück in unsere Altenpflegeeinrichtung. Ich habe erlebt, dass die Schwelle zum Kontakt mit Menschen anderer Kulturkreise ungleich niedriger ist, wenn wir die Unsicherheit, die im „Fremden", oft durch Nichtwissen (nicht kennen) begründet ist, minimieren. Dies ist nicht als zusätzliche Belastung der Ressourcen im ohnehin bis an die Grenzen ausgefüllten Arbeitsprogramm anzusehen, sondern vielmehr eine willkommene Gelegenheit, den Themenkreis unseres Betreuungs- und Aktivierungsprogramms bereichsübergreifend zu ergänzen (z.B. mit der Hauswirtschaft zusammenzuarbeiten) und die unterstützende Einbindung der Angehörigen zu fördern.

Ein guter Einstieg ist eine Bewohnergruppe, sei es beim Kaffeeklatsch, in einem Gesprächskreis oder beim Gedächtnistraining. Eventuell ist es ratsam, vor der Begegnung noch einmal in die jeweiligen Biografiebögen zu schauen, um bei Bedarf unterstützend und helfend in das Gespräch eingreifen zu können. Oft ist es uns nicht bewusst, dass viele Menschen in einem Wohnbereich miteinander leben, aber vor dem Einzug in die Senioreneinrichtung längst nicht alle im näheren Umkreis gewohnt haben. Fürchten wir uns jetzt vor unserem Sitznachbarn, weil er vielleicht im Schwarzwald geboren wurde? Ist er uns weniger sympathisch, weil er seine Kindheit in Ostfriesland verbracht hat? Grenzen wir ihn aus oder betrachten ihn argwöhnisch, weil die Großeltern in Bayern lebten? Ist es nicht interessant, sich dies alles einmal auf einer Landkarte anzuschauen? Lassen sich nicht schon aus diesen Geschichten von Menschen, die uns vielfach schon lange Zeit begleiten und mehr oder weniger vertraut sind, wunderbare Themenwochen ableiten und durchführen? Bieten nicht schon die sechzehn Länder unseres deutschen Bundesstaates reichhaltigen Gesprächsstoff? Macht es uns selbst nicht auch neugierig, Neues zu erfahren und Altes aufzuarbeiten? Hier einige Anhaltspunkte, um das Thema „Bundesländer" zu bearbeiten:

- Geografische Lage und Größe
- Hauptstadt, bekannte Städte
- Gebirge
- Flüsse, Seen
- Bodenschätze oder Besonderheiten und daraus abgeleitete Handels- oder Industriezweige (weiches Wasser/Papierindustrie, Erzvorkommen/Eisenhütten etc.)
- Bekannte Gebäude, Sehenswürdigkeiten
- Bekannte Persönlichkeiten aus der Region (Politiker, Schauspieler, Schriftsteller, Dichter, Fußballvereine etc.)

- Filme über die Region (Dokumentationen oder Kategorie „Heimatfilm")
- Volkslieder, Gedichte über die Landschaft (z. B. Rheinlieder, Heidegedichte etc.)
- Spezialitäten (z. B. Lübecker Marzipan, Aachener Printen, Frankfurter Grüne Soße, Danziger Goldwasser, Berliner Pfannkuchen, Kieler Sprotten, Spätzle, Knödel etc.)
- Landwirtschaft (z. B. Weinanbaugebiet) und Handwerk (z. B. Kuckucksuhren)
- Tiere (Heidschnucken, Friesenpferde, Hannoveraner, Münsterländer usw.)
- Rituale und Bräuche (sowohl kirchliche als auch heimatgeschichtliche)
- Mode (Trachten, traditionelle Bekleidung etc.)

Das Internet bietet reichhaltige Informationen, Fotos in freien Bilddatenbanken, Liedtexte (oft mit entsprechenden Noten) Kochrezepte. Vielleicht haben Ihre PatientInnen oder deren Angehörige sogar eigene alte Fotos. Im Übrigen ist dies wieder einmal ein Thema, um auch unsere männlichen Bewohner, die sich ja bekanntlich nicht so leicht in Gesprächsrunden einbeziehen lassen, „um Rat zu fragen". Beruflich bedingt haben sie oft viel zu erzählen, sind vielleicht noch als Handwerksburschen weit herumgekommen oder haben durch zeitlich begrenzte „Montagearbeiten" andere Gegenden kennengelernt. Mit hoher Wahrscheinlichkeit interessieren sie sich für den einen oder anderen Fußballverein oder haben ein größeres Wissen über Biere und andere (alkoholische) Getränke, die zurückzuführen sind auf „männliche" Berufsgruppen wie Winzer, Brauer etc. – oder aus „Stammtisch-Erfahrungen".

„Kultursensible Altenhilfe", in diesem kleinen Rahmen begonnen, bietet erste vielfältige Möglichkeiten. Beleuchten wir den Vorteil in Bezug auf unsere PatientInnen: Jeder Bewohner/jede Bewohnerin hat unter Berücksichtigung der eigenen Ressourcen die Gelegenheit, sich selbst vorzustellen, heimatbezogenes Wissen zu vermitteln, Erfahrungen und Fertigkeiten darzustellen und (wenn auch oft mit unserer Hilfe, indem wir sie ansprechen und Fragen stellen) „Fachmann" oder „Fachfrau" zu sein. Sie stehen, wenn sie möchten, als aktive GesprächsteilnehmerInnen im Mittelpunkt des Interesses (und gewinnen so auch neue ZuhörerInnen, denn der Familie sind die Geschichten meist ausreichend bekannt), man schenkt ihnen allein besondere Aufmerksamkeit, was zur Steigerung des Selbstwertgefühls beiträgt.

Selbst wenn wir (nachdem wir es mit jedem einzelnen abgesprochen haben) ihre Geschichte erzählen, können wir unsere PatientInnen immer wieder einbinden, indem wir sie benennen und um Bestätigung unserer Aussagen bitten. BewohnerInnen, die introvertiert erscheinen, nicht leicht neue Kontakte knüpfen oder (aufgrund z.B. einer Kommunikationsstörung oder von Demenz) weniger zum Gruppengespräch beitragen können, werden ebenfalls auf diese erzählende Weise integriert. Wir können forcieren oder es dem Zufall überlassen, dass sich neue Gesprächskreise bilden – weil man z.B. der gleichen Berufsgruppe angehörte oder aus derselben Gegend stammt. Wir als GesprächsleiterInnen können unsere persönliche Geschichte oder auch die des Pflegepersonals in Bezug dazu setzen, um Anknüpfungspunkte für weitere Gespräche oder Aktivitäten zu untermauern. Gemeinsame, vertrauensvolle und wertschätzende Erlebnisverarbeitung führt zu einem neuen und wichtigen „Wir-Gefühl" – wir als PartnerInnen und WegbegleiterInnen. Menschen, die sich einer gegenseitigen Zuwendung bewusst sind, zeigen im Allgemeinen ein zufriedeneres, ausgeglicheneres Sozialverhalten. Dieses sensible Vertrauensverhältnis kann in schwierigen Lebens- oder Endlebensphasen von großer Bedeutung sein und sich positiv auf verschiedene Prozesse auswirken.

So ist es mir z.B. möglich, eine demenzkranke Bewohnerin häufiger zur Teilnahme an Gruppenaktivitäten oder zu Spaziergängen zu aktivieren; Arm in Arm „wandern" wir beide als „Dürener Mädchen" („die ja zusammenhalten müssen") zu unseren Zielen.

Generationenübergreifend

Nun fragen Sie sich nicht, woher ich die Zeit nehme, alles Wissenswerte zu recherchieren; ja, es ist eine Leidenschaft, aber auch mein Tag hat nur 24 Stunden. Wie bereits erwähnt, ist ein Netzwerk stets von Nutzen, auch generationenübergreifend. Die Kooperation unserer Seniorenresidenz mit einem Kindergarten, aber auch mit älteren (Berufs-) SchülerInnen und PraktikantInnen ist in vielen Jahren gereift. So freuen sich unsere BewohnerInnen und sind oft hoch motiviert, ein Thema auszuarbeiten oder Material zu sammeln und eventuell vorhandenes auszutauschen. Es lassen sich abwechslungsreiche Spiele daraus entwickeln, z.B.:

- Frau Müller wohnt im Ort X und möchte ihre Freundin im Ort Y besuchen. Sie fährt mit einem Ruderboot (möchte wandern/nimmt die Bahn/hat nur 5 Stunden Zeit). Welchen Weg wählt sie aus?"
- Fotos erkennen: In welcher Stadt steht diese Kirche (Brücke/Denkmal)? Welche Fotos sind eher dem Norden (Süden) Deutschlands zuzuordnen etc.?

Durch gemeinsame Spiele bauen wir Brücken über die intellektuelle Kluft, die man oft hinter ca. 60 Lebensjahren vermutet. Das illustriert nicht nur, dass wir in der Seniorenbetreuung am aktuellen Geschehen der „Außenwelt“ teilhaben, sondern auch, dass unser Beruf vielen Komponenten Raum lässt. Das ist ein Teilaspekt, um das Interesse der nächsten Generation zu wecken, denn die Fachpersonalquote im Nachwuchs ist rückläufig; und schließlich soll uns ja auch einmal jemand pflegen und betreuen.

Sprechen Sie Angehörige auf Fotomaterial an. Oft liegt es nutzlos in privaten Archiven oder Alben herum. Man ist gerne bereit, uns zu unterstützen und hat im gleichen Zug einen Einblick in unsere sinnvolle, individuelle und biografiebezogene Aktivierung. Da die Zusammenarbeit mit Angehörigen im Rahmen der Qualitätssicherung gesetzlich vorgeschrieben ist und es auch zu unseren Aufgaben gehört, „den Kontakt des Bewohners zu den ihm nahe stehenden Personen insgesamt zu fördern“, ist dies eine weitere kleine Maßnahme im Sinne der partnerschaftlichen Unterstützung. In meinem letzten Buch habe ich alte Redewendungen gesammelt, auch hier kommen sie mir in den Sinn, wie diese von Augustinus: „In dir muss brennen, was du in anderen entzünden willst.“

Wir schaffen Verbindungen

Wir haben die Grenzen Deutschlands erreicht, gehen wir also einen Schritt weiter. Seien wir neuen Begegnungen gegenüber weiterhin so aufgeschlossen und tolerant wie bisher! Ebenso wenig wie den „typischen Deutschen“, gibt es den „typischen Migranten“. Dazu schreibt Madeleine Leininger: „Nur zu oft stören Mitarbeiter der Gesundheitsdienste mit ihren (auf fehlendem kulturbezogenem Wissen beruhenden) „Eingriffen“ das, was an kulturspezifischen Lebensweisen und Überzeugungen gegeben ist. Ein an der menschlichen Fürsorge orientierter Pflegender versucht aber im Allgemeinen, die Werte und Normen einer Kultur einzubeziehen ...“ (Leininger 1998). Und darum wollen wir uns als Personal um unsere BewohnerInnen durch liebevoll gesteuerte Hilfe bemühen.

In unseren „Vorstellungsrunden“ heißt dies erst einmal, wir erweitern nicht nur die Landkarte über die deutschen Grenzen hinaus, sondern auch unseren Horizont und machen uns klar, dass der neue Bewohner oder die neue Bewohnerin nicht fremder ist als jeder andere Bewohner auch.

Nichts ist persönlicher, als der eigene Name. Das erkennen wir auch daran, dass er selbst Demenzkranken bis zuletzt in Erinnerung bleibt, dass sie darauf reagieren – auch wenn sie ihn nicht mehr aussprechen können. Auch sehr stark Sehbehinderte können ihn, und vielleicht nichts anderes mehr, noch schreiben.

Der eigene Name ist also ein wichtiges Identitätsmerkmal. Deshalb werden wir uns als erstes bemühen, ihn richtig auszusprechen und zu schreiben (vielleicht auf ein Namensschild oder für die Gruppe auf die Tafel). Eventuell können wir, wenn bekannt, die deutsche Bedeutung hinzufügen (die wir im Internet recherchiert haben); z. B. „Abdülkadir" heißt bei uns: „jemand der alles schafft"; oder „Salome ist „die Friedliche". Wenn möglich, überlassen wir es dem Bewohner oder der Bewohnerin, sich selbst vorzustellen, können aber durch unsere Vorbereitung (persönliches Gespräch, Biografiebogen, Informationen der Familie) jederzeit helfend in das Gespräch eingreifen. Es gilt jedoch immer zu beachten, dass wir unsere PatientInnen nicht mit belastenden oder auch mit als Trauma erlebten Erinnerungen konfrontieren und sie damit überfordern.

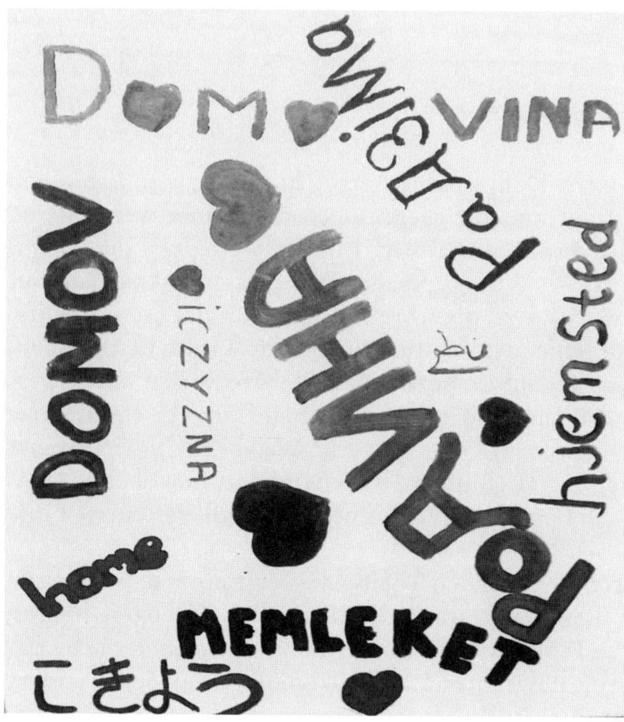

Aus der Projektarbeit mit dem Berufskolleg St.-Nikolaus Stift, Zülpich

Im weiteren Gesprächskreis erfahren wir dann, woher unser neuer Mitbewohner stammt. Kennen wir andere Menschen aus diesem Land/dieser Gegend persönlich? Haben wir z.B. schon einmal dort Urlaub gemacht oder eine Ansichtskarte von dort erhalten? Kennen wir beispielsweise die Landesflagge oder die Hauptstadt? Bemühen wir uns also darum, Unterschiede zu akzeptieren, Gemeinsamkeiten zu entdecken und Verbindungen herzustellen. In weiteren Gruppenstunden können wir, auch mithilfe unserer jüngeren Kooperationspartner, z.B. Schnittmengenbilder herstellen:

Gemeinsamkeiten werden in der Mitte gesammelt. Die grafischen Darstellungen können beliebig erweitert werden. Beispiel: Gruppe A = SeniorInnen, Gruppe B = SchülerInnen. Die Schnittmenge beinhaltet alle Personen, die aus dem gleichen Land stammen. Oder: Gruppe A = Seniorinnen, Gruppe B = Senioren, Schnittmenge = alle im Sommer Geborenen. So kann ein Gruppengefühl erwachsen, welches der Isolation der älteren Menschen entgegenwirken kann. Gemeinsamkeiten verbinden, lassen trotzdem Platz für persönlichen Freiraum.

Leitfaden

„Heimatgefühl" und Verbindungen ermöglichen

Herausforderung

- Individualität fördern;
- Aufbau und Erhalt des Selbstbewusstseins und des Selbstwertgefühls;
- neue BewohnerInnen in das soziale Umfeld der Einrichtung integrieren;
- neue Bekanntschaften ermöglichen;
- ein Gruppengefühl entwickeln;
- Gemeinsamkeiten entdecken;
- Neues kennenlernen und Fremdem durch Wissen den Schrecken nehmen;
- ergänzende Biografiearbeit.

Möglichkeiten der Durchführung

- Gesprächsrunden, gemütliches Beisammensein, Gedächtnistraining etc.;
- Vorstellen neuer BewohnerInnen (eigene Vorstellung, Bekanntmachen durch Gesprächsleitung/Gruppenleiter);
- visuelle Darstellung der alten Heimat (Landkarten, Fotos, Dias, Kurzfilm);
- auditive Darstellung (Heimatlieder, Instrumentalmusik, später auch: gemeinsames Singen);
- Einbezug der Angehörigen;
- weitere Anregungen in Kap. 5.

Regelmäßige Evaluation

- Wurden neue BewohnerInnen vorgestellt (auch Bettlägerige, damit man weiß, wer Zimmer X bewohnt)?
- Können evtl. gleich gesinnte BewohnerInnen auch anderer Wohnbereiche zusammengeführt werden?
- Finden sich „ExpertInnen", die kleinere Aufgaben übernehmen können (Recherche, handwerkliche Unterstützung etc.)?
- Werden Wünsche respektiert (mehr oder regelmäßige Kommunikation, Ansprache, Animation, aber auch Ruhephasen, Alleinsein)?

6 Sprache

Muttersprache als Identitätsmerkmal

„Unser tägliches *Brot* gib uns heute“ – und mir das:

Knerzel, Anschnitt, Timpken, Knust, Mürgel oder Mürgeli, Aheuer, Ortstückel (in Böhmen) und Bödeli oder Gupf (in der Schweiz), Bugl, Scherzl, Anscherzl oder Scherzerl (in Bayern und Österreich), Riebel, Riebele, Reiftle, Reiftchen, Gigele (in Süddeutschland, besonders Baden-Württemberg), Stützle, Gnetzla, Knorzen, Knörzla, Kipf oder auch Kipfla (in Franken), Knäppchen, Knäppele, Knüppchen, Knippchen, Knurrn (Teile Ostwestfalens), Knust, Knüstchen, Krüstchen, Knießchen, Knäuschen, Knörzchen, Ranfl (Teile Rheinhessens), Ranft, Ränftl, Knäusperle oder Kanten. Das harte Endstück des Brotes besitzt keine einzelne Bezeichnung, die im ganzen deutschen Sprachraum verbreitet ist. Alfred Lameli, Sprachforscher „Zentrum deutsche Dialektforschung“, fand heraus, dass die meisten Dialekte meiner deutschen Muttersprache erstaunlich stabil sind (Lameli 2010). Obwohl mit Verbreitung der Medien (Radio, Fernsehen) das Hochdeutsche nach und nach allgemein verbindlich wurde, leben die meisten Dialekte weiter. Wir identifizieren uns auch über unsere Muttersprache, in der Ich-Identität (mit einzigartigen Merkmalen), als Wir-Identität (mit einer Gruppe geteilte Merkmale). Wir haben ein Recht auf unsere eigene Sprache, und es ist nachvollziehbar, dass wir durch die Erhaltung eines wichtigen Identitätsmerkmals psychisch bedeutend belastbarer sind, denn man nimmt uns nichts weg von dem, was uns als Person, als Persönlichkeit, ausmacht.

Muttersprache

Muttersprache, Mutterlaut!
Wie so wonnesam, so traut!
Erstes Wort, das mir erschallet,
Süßes, erstes Liebeswort,
Erster Ton, den ich gelallet,
Klingest ewig in mir fort.

Ach, wie trüb' ist meinem Sinn,
Wenn ich in der Fremde bin,
Wann ich fremde Zungen üben,
Fremde Worte brauchen muß,
Die ich nimmermehr kann lieben,
Die nicht klingen als ein Gruß!

Sprache, schön und wunderbar,
Ach, wie klingest du so klar!
Will noch tiefer mich vertiefen
In den Reichthum, in die Pracht,
Ist mir's doch, als ob mich riefen
Väter aus des Grabes Nacht.

Klinge, klinge fort und fort!
Heldensprache, Liebeswort,
Steig empor aus tiefen Grüften,
Längst verscholl'nes, altes Lied!
Leb' auf's Neu' in heil'gen Schriften,
Daß dir jedes Herz erglüht.

Ueberall weht Gottes Hauch,
Heilig ist wohl mancher Brauch,
Aber soll ich beten, danken,
Geb` ich meine Liebe kund,
Meine seligsten Gedanken
Sprech' ich wie der Mutter Mund.

So schrieb Max von Schenkendorf (1783–1817; 1912, 84f), heute erklärt man dies mit einem Satz: „Muttersprache ist die Sprache, in der man träumt".

Als „Sprache" bezeichnet man im Allgemeinen die verbale Kommunikation des Menschen, die es uns ermöglicht, Gedanken, Idealen, Gefühlen und Wünschen Ausdruck zu verleihen. Das Bedürfnis, mit Seinesgleichen zu kommunizieren, ist so alt wie der Mensch selbst. Die Arten und Ebenen über die wir kommunizieren, sind dagegen sehr differenziert und, je nach gewählter Form, mit unterschiedlichsten Interessen und Motivationen versehen.

Neben der verbalen Kommunikation existieren weitere wesentliche Verständigungsmöglichkeiten, Gehörlose z. B. kommunizieren mithilfe der Gebärdensprache. Diese Sprache ist ein komplexes, visuelles Zeichensystem, welches durch Hände, Mimik und Körperhaltung Informationen übermittelt. Vielfach wird Sprache zur Verständigung lediglich als Mittel eingesetzt, begleitet durch Blickkontakt, Mimik und Gestik lassen sich gesprochene Worte unterstreichen oder in ihrer Qualität mindern.

Um positive Fundamente für eine gute Beziehung zu legen, ist es ebenfalls von Bedeutung, auf Reaktionen des Gegenübers zu achten und bewerten zu können. Unter dem Begriff „Mehrsprachigkeit“ wird im allgemeinen Sprachgebrauch die Fähigkeit des Menschen bezeichnet, unterschiedliche Sprachen zu erlernen und sich in ihnen ausdrücken zu können. Zurzeit lässt sich unsere Sprachenpolitik allerdings mit den Worten der amerikanischen Sprachwissenschaftlerin Nancy Hornberger als „Mehrsprachigkeitsparadox“ charakterisieren. Sie formuliert: „Unsere Gesellschaft missachtet den sprachlichen Reichtum der ethnischen und zugewanderten Minderheiten, während sie gleichzeitig die unzureichende Mehrsprachigkeit der Gesellschaft beklagt und mit teuren Programmen zu verbessern sucht.“ (Hornberger 2002).

Es wäre also falsch, die mehrsprachigen MigrantInnen durch ein lediglich einsprachiges Angebot und die völlige Vernachlässigung ihrer Herkunftssprachen in jenen monolingualen Zustand versetzen zu wollen, den wir selbst überwinden möchten. Es gibt viele Gründe, Menschen mit Migrationshintergrund nicht nur zum Erwerb der deutschen Sprache zu ermuntern, sondern ihnen auch Angebote zum Erhalt der Herkunftssprache zu ermöglichen – bzw. sie als ExpertInnen zu achten und ihnen die Möglichkeit zu bieten, Anerkennung durch ihre Sprachkompetenz zu erlangen (etwa als ÜbersetzerInnen – was im Sozial- und Gesundheitswesen z.B. dringend benötigt wird).

Toleranz der MitbewohnerInnen

Wir sollten also zu der Erkenntnis gelangen, dass Integration Anerkennung voraussetzt, auch eine Anerkennung der sprachlichen Herkunft und Identität. Im übrigen scheint es mir, als lägen die Probleme der Anerkennung mit dem Umgang der Andersartigkeit der anderen sehr tief, wir brauchen nicht nur eine Form der Akzeptanz – wir müssen es ertragen können. Eine Entwicklung, welche sich nicht von selbst ergibt.

Für unsere tägliche Arbeit mit alten Menschen bedeutet dies auch: Fördern, ohne zu überfordern – und Zutrauen haben. Alte Menschen haben im Heim nicht nur mit dem Personal zu tun. Auch deutsche MitbewohnerInnen müssen positiv beeinflusst werden, um Toleranz zu zeigen, um eine weitgehende Integration in den Heimalltag aktiv zu fördern (Bundesarbeitsgemeinschaft der freien Wohlfahrtspflege 1995). Trauen wir es ihnen zu – und trauen wir uns zu, zu vermitteln und ein harmonisches, respektvolles Miteinander zu ermöglichen.

Selbstverständlich ist es unumgänglich, im pflegerisch-medizinischen Bereich zur Klärung der Diagnosen, des weiteren Verfahrens und auch zur Klärung sämtlicher sozialrechtlicher Aspekte auf professionelle, für beide Seiten verständliche Informationen zurückzugreifen. Auch die vermehrte Anstellung ausländischer Pflegekräfte kann nicht nur dazu beitragen, Sprachprobleme zu verringern, sondern – im begrenzten Umfang – ein Stück Heimat zu vermitteln. Bei meinem Projekttag zum Thema „Heimat" erkannten die angehenden SozialhelferInnen, dass sich ihnen Arbeitsplätze mit Zukunftsperspektive eröffnen. Im späteren Einsatz in der Arbeitswelt profitieren sie von ihrem multikulturellen Hintergrund, von ihrem Wissen über Rituale und Bräuche sowie von Vielem, was eine Ausbildung zur Pflegekraft nicht vermitteln kann. Vor diesem Hintergrund haben sie sich vorgenommen, in ihren Familien zu recherchieren und manches in den Fokus ihres Interesses zu rücken, von dem sie bisher glaubten, dass man dies in Deutschland eher verdrängen sollte.

Besonders im Hinblick auf den Umgang mit dementen Menschen, deren Erinnerungsvermögen mit fortschreitender Krankheit schwindet und sich in den meisten Fällen auf Ereignisse der Kindheit und Jugend beschränkt (die sie größtenteils in ihrer alten Heimat verbrachten), ist altes Wissen, wie es oft nur innerhalb der Familien weitergegeben wird, für biografisches Arbeiten dringend erforderlich. Lernen wir uns also kennen – und lernen wir voneinander. Höchstwahrscheinlich können wir uns anfangs nur mühsam sprachlich verständigen, es wird „mit Händen und Füßen" zugehen. Aber auch Erwachsene können noch lernen, auf Mimik und Gestik anderer Menschen einzugehen und nicht nur von der Sprache als Kommunikationsmittel abhängig zu sein. Das Zuhören gesprochener Worte ist dabei genauso wichtig, wie die Interpretation der Körpersprache. Nur wenn man lernt, beides zu verbinden, kann Kommunikation wirklich stattfinden. Das harte Endstück eines Brotes vom Anfang dieses Kapitels ist ein kleines Beispiel dafür, dass wir uns dialektbedingt oft nicht einmal in unserer Muttersprache verstehen können. Worin liegt also der Unterschied, mehrsprachig zu arbeiten?

Durch unsere Aktivierungs- oder Themengruppen verfügen wir sicher über ausreichendes Bildmaterial. Machen wir uns doch einmal einen Spaß daraus, für jedes Bild so viele Ausdrücke wie möglich in den unterschiedlichen Sprachen zu finden, die wir dann jeweils auf kleinen Karten aufschreiben oder mit Klebestreifen auf der Rückseite befestigen. Schnell lernen wir, dass eine Blume im spanischen „flor" heißt, in Italien fiore etc. Die Aussprache hören wir von unseren neuen MitbewohnerInnen, genauso, wie diese beim nächsten gemeinsamen Frühstück die „Marmelade“ kennenlernen werden. Selbst generationenübergreifend, wenn uns wieder einmal unsere KooperationsschülerInnen in der Einrichtung besuchen, ist es ein spannendes und lehrreiches Spiel, wenn wir mit verdeckten Karten, nur anhand der neu erlernten Begriffe nach den Motiven suchen.

„Wer mit den Menschen sprechen will, muss es mit dem Herzen tun.“

Adalbert Ludwig Balling

Leitfaden

Sprache(n) gezielt einsetzen

Herausforderung

- Sprache als Medium des Denkens und der Weltanschauung erfassen;
- zwischenmenschliches Verständnis fördern;
- gegenseitiges Verstehen und Sinn erfassen, Orientierung ermöglichen;
- Muttersprache erhalten und muttersprachliche Kommunikation fördern (auch Kommunikation bei Demenz!);
- Anerkennung der Sprachkenntnisse als Ressource und immaterielles Gut;
- Kommunikation;
- Fremdsprache nicht als Barriere betrachten.

Möglichkeiten der Durchführung

- Zusammenführung von BewohnerInnen/Angehörigen gleicher Muttersprache;
- Namensschilder (an der Kleidung, am Essplatz, Türschild, Foto mit Namen als Kollage);
- mehrsprachige Kennzeichnung öffentlicher Räume („Speiseraum“, „WC“, aber auch „Verwaltung“, „Hausmeister“ etc.);
- muttersprachliches TV- und Radioprogramm, Presse;
- Speiseplan;
- Veranstaltungskalender;
- Informationsmaterial;

- Filmvorführung in gemischter Gruppe (evtl. mit deutschen Untertiteln und umgekehrt);
- regelmäßige Themenstunden, Gesprächsrunden und Spiele; s. Kap. 5, 6, 17;
- Einsatz der Muttersprache der Pflege- und Betreuungskräfte (auch in der Demenzarbeit).

Regelmäßige Evaluation

- Reaktion der MehrheitsbewohnerInnen: Werden PatientInnen, die nicht an der Kommunikation teilhaben können, ausgegrenzt?
- Reaktion einzelner Gruppen: Benutzen sie die eigene Sprache als „Machtinstrument", um andere oder auch sich selbst auszugrenzen?
- Vorsicht vor Überforderung durch Mehrsprachigkeit, besonders in emotionalen Phasen oder Krisensituationen.
- Wird mehrsprachiges Personal und der Einsatz der Sprachkenntnisse in der Altenhilfe genügend wertgeschätzt?
- Nutzen wir die Sprache als Ressource in der Demenzarbeit ausreichend?
- Mehrsprachigkeit und Sprachspiele sollen nicht in Stress ausarten, sondern in lockerer Atmosphäre Freude machen.

7 Angehörigenarbeit

Angehörigenarbeit ist eine von Pflege- und Betreuungskräften oft ungeliebte Notwendigkeit in einem modernen, innovativ ausgerichteten Dienstleistungsunternehmen. Beim Heimeinzug treffen zwei unterschiedlich funktionierende soziale Systeme aufeinander: das mehr oder weniger gut eingespielte Familiennetzwerk und das professionelle Pflege- und Betreuungssystem unserer Altenhilfeeinrichtung.

Angehörigenarbeit beginnt beim ersten Beratungsgespräch und ist mehr als eine zufällige Begegnung zwischen Pflegepersonal und der Familie oder den BetreuerInnen unserer BewohnerInnen. Wenn wir eine positive Einstellung zu dieser manchmal recht neuen Herausforderung gewinnen, den Begriff „Angehörigenarbeit" als Arbeit für, an und mit den Angehörigen verstehen lernen, wenn wir offen und wertschätzend miteinander umgehen, kann sich ein gutes, mit der Zeit auch eingespieltes Team entwickeln.

Besonders in der Zusammenarbeit mit Angehörigen anderer Kulturkreise sind wir sehr gut beraten, unser Wissen sowie das Wissen um die Lebensgeschichte der SeniorInnen zu ergänzen und unserer Arbeit nutzbar zu machen. Deshalb sollten wir mit dem Personenkreis der Angehörigen mit großem Einfühlungsvermögen umgehen, um eine kooperative Zusammenarbeit zu ermöglichen. Diese ist unumgänglich, um das soziale Umfeld unserer HeimbewohnerInnen zu ergründen und dieses Wissen zu deren Wohlbefinden und für ihre Integration ins Heimgeschehen einzusetzen.

Halten wir uns vor Augen, dass dem Entschluss oder der Notwendigkeit, das Familienmitglied in ein Altenheim „zu geben", stets ein schmerzlicher Prozess vorausgeht. Nicht allein die Tatsache, dass die meisten SeniorInnen in der Regel die Pflege und Betreuung „wie früher", durch Familienangehörige erwarten; auch das Eingeständnis der Kinder, denen gegenüber „versagt" zu haben, die bisher selbst nie versagt haben, wenn man schwach war, spielen eine Rolle. Hinzu kommt noch die Angst vor eventuellen gesellschaftlichen Sanktionen und die Furcht, als „undankbares" Kind dazustehen.

Ein weiterer Aspekt dieses schmerzlichen Prozesses ist die Angst der Angehörigen, das Wohl eines lieben Menschen in fremde Hände zu geben, den persönlichen Kontakt zu verlieren und keinen Einfluss auf das körperliche und seelische Wohlbefinden nehmen zu können. Die Angehörigen sind diejenigen, die alle bisherigen Lebensumstände und Gewohnheiten der neuen BewohnerInnen am besten kennen; sie besitzen sozusagen die Fachkompetenz in Familienangelegenheiten. Deshalb ist aktives Zuhören, ein wertfreies, höfliches und unvoreingenommenes Begegnen eine wichtige Grundvoraussetzung für den zukünftigen Umgang. Es kann nur zum Wohle aller Parteien sein, sich nicht als Konkurrenten zu erleben.

Der Umgang mit den BewohnerInnen und die erfolgreiche Integration sind von vielen Einflussfaktoren abhängig; Faktoren wie z. B. der Allgemeinzustand und das eventuelle Krankheitsbild selbst sowie die Bereitschaft des Patienten, sich auf eine Zusammenarbeit mit dem Pflege- und Betreuungspersonal einzulassen. Auch in der Pflegeforschung macht sich in den letzten Jahren bemerkbar, dass Angehörige als Teil des sozialen Umfeldes immer mehr in den Fokus des Interesses rücken. Jeder in Pflege und Betreuung erfahrene Mitarbeiter weiß, dass die Art der Beziehung, welche das Personal zu den BewohnerInnen und Angehörigen aufbaut, eine herausragende Rolle in der Integration und in der weiteren Entwicklung des jeweiligen Bewohners spielt. Angehörige können durchaus „Brückenbauer" zu den neuen BewohnerInnen sein, was wir uns vor allem bei sehr alten, eventuell kognitiv beeinträchtigten und dementen PatientInnen, aber auch bei Menschen mit Migrationshintergrund zu Nutze machen sollten.

Oftmals ist es für die Pflegebedürftigen, obwohl objektiv notwendig, sehr schwer zu ertragen, dass „fremde" Menschen ihnen räumlich und körperlich so nahe kommen wie selten sogar enge Angehörige. Nähe ist immer eine Sache des Vertrauens. In diesem Fall können Angehörige die Brücken in die Welt der Pflegebedürftigen bauen, indem sie dem Pflege- und Betreuungspersonal selbst ihr Vertrauen aussprechen. Es ist also unerlässlich, sich auch von vornherein um dieses Vertrauen zu bemühen, sie als Teil der Sozialanamnese einzubeziehen und auch Angehörige „zu pflegen". Eine gute Beziehung zu den Angehörigen pflegt letztlich die BewohnerInnen, da auf diese Weise auch die pflegerische Beziehung zwischen Angehörigen und PatientInnen beeinflusst wird. Lassen wir sie also teilhaben am Geschehen, sprechen wir ihnen Anerkennung für bisher erbrachte Pflege- und Betreuungsleistungen zu und machen wir ihnen Mut für eine gelingende Zukunft im Miteinander – zum Wohle der PatientInnen. Die wichtigste Grundvoraussetzung liegt in der Kommunikation. Es führt zu einem guten Ansatz in der Angehörigenarbeit, sich immer wieder sein eigenes Berufsbild bewusst zu machen, um zu unserem Wohl, aber auch zum Wohl der uns anvertrauten Menschen, die notwendige Distanz zu wahren. Sicher ist eine emotionale Bindung oft erwünscht und auch notwendig, aber immer in dem Bewusstsein, DienstleisterIn und nicht Angehörige(r) zu sein. Wir müssen der Familie nicht vor Augen halten, wie gut, wie nett wir sind, wie familiär wir mit ihren Eltern umgehen und dass wir besser zu wissen scheinen, was gut für die alten Menschen ist; wir sind Profis und haben kein Recht darauf, eigene emotionale Defizite mit der Zuneigung unserer BewohnerInnen zu kompensieren.

Die Arbeit für, mit und an unseren Angehörigen geht fließend ineinander über. Ein wichtiger Faktor ist sicherlich, ihre Kompetenz in vielerlei Hinsicht anzuerkennen, sie einzubeziehen und unsere Fachkompetenz damit zu ergänzen. Beratung und Aufklärung zählen zu den ersten Voraussetzungen, auch, um das Verständnis für die Handlungen des Pflegepersonals zu stärken und sich mit den BewohnerInnen, aber auch mit der Familie und auf jeden Fall mit den BetreuerInnen abzustimmen. Anfänglich verfügen die Angehörigen in seltenen Fällen über medizinisches und pflegerisches Fachwissen, haben vielleicht auch religiös- oder kulturell bedingt ein anderes Verständnis von Pflege oder feste Regeln, die es zu beachten gilt. So zählt deren Aufklärung zu den obersten Geboten des Pflegefachpersonals. Sowohl über die aktuelle Gesundheitssituation, über Symptome zu bestimmten Krankheiten, über den Einsatz und die Wirkweisen von Arzneimitteln als auch über gängige, empfehlenswerte und notwendige Prophylaxen. Auch als Betreuungskraft sollten wir das klärende und erklärende Gespräch mit Angehörigen nicht scheuen bzw. regelmäßig suchen, um Verständnis für durchgeführte, aber auch für unterlassene Angebote zu erreichen und ihre eventuelle Besorgnis, Vater oder Mutter sei über- oder unterfordert, zu zerstreuen. Oft sind Angehörige der Meinung, unsere PatientInnen müssten rund um die Uhr aktiviert werden und hätten an jedem Angebot teilzunehmen. Die Erklärung, dass wir uns an persönlichen, biografiebezogenen Neigungen, verbleibenden Ressourcen und auch an eventuell neu gewonnenen Interessen und Kontakten orientieren, ist wichtig für sie.

Im Übrigen werden wir die BewohnerInnen in bestehende Gruppen integrieren, ohne ihnen dabei Schaden zuzufügen.

Beispiel: Einen dementen Bewohner im fortgeschrittenen Stadium seiner Erkrankung in ein professionelles Gedächtnistraining zu integrieren, ist nicht nur für den jeweiligen Patienten unsinnig. Er wird erkennen, dass er weder durch sein verbleibendes Wissen noch in einer der Gruppe angemessenen Zeit „mithalten" kann, was der Stärkung seines Selbstwertgefühls nicht entgegenkommt. Andere Gruppenmitglieder reagieren auch oft wenig tolerant. Ebenso sind Demenzkranke auch beim Bingo oder bei anderen „normalen" Gesellschaftsspielen, aufgrund ihrer rückläufigen kognitiven Entwicklung, keine adäquaten Spielpartner in der Gruppe, wir überfordern sie. Zum gemeinsamen Singen, zu Bewegungsübungen, zur Sitzgymnastik, zum Tanz werden wir diese PatientInnen aber auf jeden Fall einladen.

Auch, dass wir Demenzkranke ganz persönlich oder in Kleingruppen aktivieren und fördern, muss den Angehörigen erklärt werden. Gerne können sie natürlich an der Planung der Betreuungsmaßnahmen teilnehmen und uns beratend zur Seite stehen.

Durch das Miteinander im täglichen Heimalltag beobachten Angehörige vielleicht auch Verhaltensauffälligkeiten, die vom früher üblichen Zustand der PatientInnen abweichen. Jede Information darüber ist von außerordentlicher Wichtigkeit. Gute Kommunikation begünstigt eine angestrebte Vertrauensbasis, vertrauensvolle Kooperation ist – verstärkt in der Demenzarbeit – von besonderer Brisanz. In Unkenntnis der Krankheit, und demzufolge der Einschränkungen und dem Hilfebedarf der BewohnerInnen, reagieren Angehörige oft mit Unverständnis, Scham oder Rückzug, was sich negativ auf die BewohnerInnen auswirkt.

Beispiel: Die Nahrungsaufnahme. Wir müssen Angehörigen erklären, dass der „gute Ton", mit Messer und Gabel zu essen, nicht von vorrangiger Bedeutung ist. Es ist weder anzuraten noch notwendig, BewohnerInnen ständig dazu anzuhalten oder ihnen die Nahrung anzureichen. Erklären wir also den Angehörigen, dass es nicht auf Zeitmangel des Personals zurückzuführen ist, dass die PatientInnen zum selbständigen Essen – und sei es mit den Fingern – so lange als möglich ermutigt werden.

Angehörigenarbeit ist auch im Zusammenhang mit kultursensibler Altenhilfe ebenfalls ganz besonders zu fördern. Eine übergeordnete Notwendigkeit ist sicher die Abdeckung eines großen Informationsbedarfs, vielleicht auch über die Inhalte der Gesundheitsreform, über Kosten, Verordnungen, Rezeptgebühren etc. Eventuell hilft eine schon bekannte Sozialarbeiterin oder ein nötiger Dolmetscher, das Procedere eines Heimeinzugs und das der ersten Integration zu vermitteln. Auf eine verstärkte Zusammenarbeit mit der Familie ist aus o.g. Gründen besonderer Wert zu legen. Wir sollten bedenken, dass sich die neuen BewohnerInnen nicht in erster Linie den deutschen Verhältnissen anpassen müssen, sondern wir als Dienstleister uns dem veränderten Klientel. Aufgrund der Heterogenität der Zielgruppe „Menschen mit Migrations- oder Zuwanderungshintergrund" sollten wir, selbst wenn wir viele Erfahrungen mit Familien aus dem jeweiligen Herkunftsland haben, bedenken, dass „die Neuen“ ganz anders sein können (z.B. nicht oder extrem religiös, sehr konservativ oder progressiv erzogen, mehr oder weniger integrationsbereit).

Es wird deutlich, dass sich die Angehörigenarbeit nicht nur aufgrund der Verständigungsprobleme, sondern auch aufgrund unterschiedlicher Vorstellungen und Erwartungen als schwierig erweisen kann. Zudem haben viele dieser Menschen, z.B. durch Behördenkontakte, Diskriminierungen erlebt und befürchten, womöglich in der offiziellen „Institution Altenpflegeeinrichtung“ ähnliche Erfahrungen zu machen. Deshalb können wir erstes unsicheres oder misstrauisches Verhalten nicht als Desinteresse oder als Ablehnung werten und sind sogar aufgefordert, mehr Zeit in den Aufbau einer tragfähigen Beziehung zu investieren, als wir das im „deutschen Normalfall“ tun würden.

Da viele MigrantInnen den Alltag in einem Pflegeheim nicht kennen, kommt beim Anmeldegespräch dem ausführlichen und informativen Rundgang durch die Einrichtung eine große Bedeutung zu. Durch einen Besuch (z.B. der Familie im Hauscafé) oder durch einen „Schnuppertag“ werden erste Eindrücke von den Abläufen und der pflegerischen und betreuenden Arbeit vermittelt. Auch Hausbesuche unsererseits können dem Kennenlernen und der Kontaktpflege zuträglich sein. Wir entwickeln ein genaueres Gefühl für die Lebenswelt der neuen BewohnerInnen und diese können sich im vertrauten Rahmen informieren, vielleicht einen kurzen Film oder eine Präsentation anschauen. Auf eine Ablehnung dieses Angebots sollten wir allerdings sehr sensibel reagieren können, manche Familien (übrigens erfahrungsgemäß auch Deutsche) schämen sich wegen ihrer Lebensverhältnisse, weil sie z.B. durch Arbeitslosigkeit einen markanten sozialen Abstieg erfahren haben, obwohl sie früher vielleicht der so genannten „oberen Mittelschicht“ angehörten.

Bei Beratungs- und Konfliktgesprächen ist der unterschiedliche kulturelle Hintergrund zu berücksichtigen, um Missverständnisse zu vermeiden. Meiner Erfahrung nach sind Absprachen hinsichtlich der Betreuung und Pflege mit deutschen Angehörigen eher „Frauensache“, da diese sich in der Vergangenheit vornehmlich mit diesen Tätigkeiten befassten. Migrantinnen hingegen sind oft nicht bereit, spontane Entscheidungen zu treffen, möchten diese erst im erweiterten Familienkreis besprechen und im sozialen Kollektiv entscheiden.

Vor dem Beratungsgespräch – und vor allem vor dem Abschluss eines Pflege- und/oder Betreuungsvertrages – ist es ratsam, abzuklären, ob die Angehörigen ausreichend Deutsch sprechen bzw. einen Dolmetscher mitbringen oder ob es unsere Aufgabe ist, uns darum zu kümmern. Hier hilft uns der schon empfohlene Kontakt zum Ausländeramt der Stadt, zu Migrationsdiensten, dem Ausländerbeirat oder zu einem Dolmetscherdienst (z.B. eines diakonischen Kirchenkreises), der oftmals sogar auf ehrenamtliche MitarbeiterInnen zurückgreifen kann. Verträge, Merkblätter und eine Bedarfsliste für den Heimeinzug sollten vorab in mehreren gängigen Sprachen vorliegen und bei Bedarf auch zeitnah durch den jeweiligen Träger, Wohlfahrtsverband oder die Kommune übersetzt werden können.

Aus mangelnden Sprachkenntnissen der Angehörigen kann nicht auf fehlenden Integrationswillen oder Interesselosigkeit geschlossen werden. Mit der Überschätzung der Sprache als Kommunikationsmittel korrespondiert im Allgemeinen eine Verkennung der Verständigungsschwierigkeiten auf sozialer oder kultureller Ebene, die schwerwiegend und folgenreich sein kann. Deshalb sind Kinder oder Personen, denen die Angehörigen nicht vertrauen können als Dolmetscher ungeeignet.

Universalien

In der kultursensiblen Altenhilfe wandern wir, im Gegensatz zu Kinder- und Jugendhilfeeinrichtungen, noch auf relativ neuen Pfaden. Deshalb sollten wir uns nicht scheuen, von deren Erfahrungen und deren Progression zu profitieren. Nicht jede Altenhilfeeinrichtung muss „das Rad neu erfinden“. Insbesondere im Beratungsbereich kann man die Bedarfe zwischen den Einrichtungen analysieren und abstimmen. So sind differenzierte Programmangebote ebenso wie kumulierende Angehörigengruppen (auch in Selbstorganisation) bedeutend effizienter. Maßgeschneiderte und passgenaue Angebote stehen zur Verfügung und können im öffentlichen Integrationswegweiser definiert werden. In der Kooperation mit Berufsschulen werden sowohl Träger als auch PraktikantInnen dankbar sein, einzelne, dafür umfassende Konzepte in verschiedenen Einrichtungen kennenzulernen und im Miteinander zu ergänzen. So ist bei spontanem Handlungsbedarf unter Umständen auch qualifiziertes, spezialisiertes Fachpersonal im Austausch verfügbar, welches z.B. bei den Pflegeberatungsstellen oder den Pflegestützpunkten gelistet sein kann. Eine verstärkte soziologische Partizipation bezüglich der (alten) Menschen mit Migrations- oder Zuwanderungsgeschichte (ähnlich der Einbindung von Kindern und Jugendlichen bei allen, das Zusammenleben betreffenden Entscheidungsprozessen in der Pädagogik) ist also erstrebenswert für alle Beteiligten. Auch in der Seniorenarbeit müssen die Eckpfeiler dieser Partizipation definiert werden. Gliedern können wir sie in:

- **Respekt als grundlegende Voraussetzung.**
  Angesichts der Diskriminierung und der stereotypen Unterstellungen, denen Einwanderer oft ausgesetzt sind, scheint Respekt nicht selbstverständlich zu sein. Respekt, der damit beginnt, den Namen des Gegenübers korrekt auszusprechen, zeigt sich ebenfalls in der rechtzeitigen Übermittlung verständlicher Informationen. Das heißt auch, nach bereits versandter Hauspost noch einmal sensibel mündlich zu fragen und eventuelle Unklarheiten zu erklären.

- **Beziehungen, deren Aufbau und Pflege auf Augenhöhe stattfindet.**
  Viel zu häufig sind wir noch der Meinung, dass andere sich grundsätzlich an unserem Denken zu orientieren haben und unser Gegenüber unsere Vorstellungen unterstützen müsse. Eine Senioreneinrichtung kann den Angehörigen vermitteln, dass sie durchaus Teil des Pflege- und Betreuungskonzepts sind, dass man nur mit ihrer Hilfe und Unterstützung qualitätsorientiert arbeiten kann. Deshalb ist es ratsam, auch den Kontakt der Angehörigen untereinander weitestgehend zu fördern und ihnen ebenso räumliche Gelegenheit zu bieten, sich auszutauschen.

- **Verantwortung, die auch einen symbolischen Charakter hat.**
  Gefördert werden kann ein Angehörigenbeirat, welcher ein Mitbestimmungsrecht in der Konzeptgestaltung hat. Verantwortung zu übernehmen und mit Aufgaben betraut zu sein, baut soziale Berührungsängste und Unsicherheiten ab, Angehörige werden ernst genommen und einbezogen.

- **Wertschätzung und positive Rückmeldungen.**
  Sie sind seitens der Einrichtung wichtig, um einen stetigen Prozess zu initiieren, werden aber oft vergessen. Anerkennung, auch öffentliche, zeigt jedoch, dass man die Unterstützung im Heimalltag nicht als selbstverständlich erachtet; zudem fördert sie die Eingliederung ehrenamtlicher MitarbeiterInnen, die uns in vielerlei Hinsicht entlasten können.

Entsprechende Zugänge und „Werkzeuge" dafür können wir uns beispielsweise bei Kindertagesstätten und schulischen Einrichtungen abschauen, die niedrigschwellige Angebote zur Eingliederung anbieten – wie Betreuungsaufgaben, Begleitung bei Ausflügen oder bei Gruppen für den muttersprachlichen Austausch, bei der interkulturellen Rentenberatung, der Gemeinwesenorientierung oder der lokalen Vernetzung, um die Handlungskompetenz der Angehörigen zu fördern.

Angehörigenarbeit muss sich also um Partizipation im Sinne einer umfassenden Verständigung bemühen. Ehrenamtliches Engagement setzt zu viel voraus, als dass sich diejenigen angesprochen und eingebunden fühlen, die grundsätzlich Schwierigkeiten haben, die Binnenlogik von Organisationen zu verstehen. Demokratische Mitbestimmung in vielerlei Hinsicht ist MigrantInnen in der Seniorenarbeit ihrer Herkunftsländer oft nicht bekannt.

Von Angehörigenarbeit können alle Parteien profitieren, das Wohl der HeimbewohnerInnen steht jedoch stets im Mittelpunkt. Schaffen wir also überschaubare Etappenziele, fördern das Engagement frühzeitig und regelmäßig und verlieren unser Ziel, ein harmonisches partnerschaftliches Miteinander, nicht aus den Augen.

Teilweise erweist sich allerdings der Begriff „Integration“ in diesem Zusammenhang als zu oberflächlich, denn er transportiert die Beidseitigkeit des Aufeinanderzugehens nicht deutlich genug. Oft suggeriert der Begriff (teils nicht vorhandene) Gemeinsamkeiten mit der lokalen Aufnahmegesellschaft. Konkreter, auch nachvollziehbarer, wären die Begriffe „Teilhabe“ oder „Mitwirkung“ der Angehörigen.

Aufgaben, welche Angehörige in einer Senioreneinrichtung übernehmen, können durchaus dazu beitragen, die Eingewöhnungsphase der neuen BewohnerInnen zu verkürzen und zu erleichtern; die „Abnabelung“ kann schrittweise erfolgen. In den ersten Wochen des Bekanntmachens sind sie vielleicht bereit, eine Fotopräsentation (alleine oder mit uns gemeinsam) zu erstellen, welche Bilder aus der Heimat der neuen BewohnerInnen zeigt. Viele alte deutsche Menschen sind, nach meiner Erfahrung, nicht oft weit gereist, so dass sie daran interessiert sind, Orte und Landschaften zu sehen, die sie sonst nur aus dem Fernseher kennen (und das meist in Verbindung mit schlechten Nachrichten). Wenn es dem neuen Bewohner gut tut, kann er (oder sie) auch Familienmitglieder vorstellen, die ihn, aufgrund der Entfernung, nicht so oft besuchen können. So können Angehörige auch beim gemeinsamen Singen vielleicht helfen, ein Volkslied aus der Heimat vorzutragen; in der Koch- und Backgruppe können sie ein uns nicht bekanntes Gebäck vorstellen und unseres probieren. So lernen unsere deutschen BewohnerInnen: „So anders sind die „Neuen“ gar nicht, auch wenn sie vielleicht anders sprechen, sich anders kleiden. Sie wohnen mit uns Tür an Tür, haben Familie und ein langes, mehr oder weniger erlebnisreiches Leben, haben ihre Sorgen und eventuelle Beschwerden und haben ihre guten Tage“.

So beschreibt z.B. Christoph Antweiler, ein deutscher Professor für Ethnologie, Gemeinsamkeiten aller Kulturen, so genannte „Universalien“. Mit seiner Quellenangabe hat die Zeitschrift „ZeitWissen“ im Juni 2009 einige bekannte Universalienlisten dokumentiert. Dazu zählen z.B.:

- Aggressionen
- Arbeitsteilung
- Beschränkungen der Sexualität (z. B. Inzesttabu)
- Bestrafung
- Dekorative Kunst
- Eigentumsrechte
- Essenszeiten
- Feste, Festtage
- Flüche aus dem sakralen und sexuellen Bereich
- Gastlichkeit
- Geschlechtstypische Rollen
- Gesten, Mimik
- Heirat
- Hygiene
- Körperschmuck
- Kosmologie
- Liebeswerben
- Medizin
- Musik, Tanz
- Nahrungstabus
- Normen und Gesetze
- Pubertätsriten
- Ranghierarchien
- Regierung
- Religion
- Scham in Bezug auf Körperausscheidungen
- Seelenkonzept
- Spiele
- Trauerriten
- Erbschaftsregeln
- Werkzeugherstellung
- Witz
- Zählen

Sind in diesem Auszug nicht erstaunlich viele Gemeinsamkeiten aufgezählt – wo wir doch meist nach den Unterschieden suchen? Einer dieser Punkte, gemeinsam Feste feiern, kann auch in der Angehörigenarbeit fest verankert werden. Über „multikulturelle Feste" kann man geteilter Meinung sein. Professionell wäre es sicherlich, wenn wir die Organisation und Durchführung *mit* den Angehörigen gemeinsam gestalten würden, nicht *für* sie. Denn, haben wir z. B. die Kenntnis darüber, was in Griechenland oder anderswo als Unterhaltungsmusik gilt? Oder suchen wir Musik aus, die unserem persönlichen musikalischen Empfinden entspricht und dabei handelt es sich womöglich um ein Kirchenlied? Auch Ideen und Vorschläge für die Dekoration sind Aufgaben, die sich gut übertragen lassen oder die Zusammenarbeit fördern. Was mich persönlich an multikulturellen Festen stört, ist der „Ausstellungscharakter". Hier werden Stereotype und Vorurteile eher gefestigt als abgebaut und MigrantInnen auf die Rolle derjenigen festgelegt, die „exotisches" Essen kochen und Folklore darbieten. Dies verliert sich erst und wird zum wirklichen Miteinander, wenn alle gemeinsam etwas tun, nicht jeder für sich.

Gemeinsam feiern kann man auch religiöse Feste, wobei Angehörige über die Entstehung, den Sinn und die Bedeutung des jeweiligen Festes informieren und Rituale, Sitten sowie Gebräuche vorstellen können. Die Anschaffung eines interkulturellen Kalenders, wie ihn z. B. auch das „Kuratorium Deutsche Altenhilfe" als Poster mit Hintergründen und Dekorationsideen anbietet, wäre also hilfreich und kann durch Angehörige und BewohnerInnen ergänzt werden.

Zu guter Letzt halten wir uns noch vor Augen, dass Angehörige und BesucherInnen unserer BewohnerInnen nicht unsere eigenen Gäste sind. Die PatientInnen sind die GastgeberInnen. Im psychosozialen Bereich sind wir als Pflege- und Betreuungspersonal lediglich VermittlerInnen zwischen den BewohnerInnen und ihren Kontaktpartnern. Wir schaffen Möglichkeiten und gestalten, soweit gewünscht und erforderlich, Rahmenbedingungen zur Aufnahme und Pflege der sozialen Kontakte. Gästeservice und Gastgeberpflichten sind also zuerst einmal Sache des Patienten. Unsere Aufgabe ist die individuell notwendige Unterstützung, aber auch der diskrete Rückzug, wenn unsere Anwesenheit nicht mehr erforderlich ist. Taktgefühl und Diplomatie ist in höchstem Maße gefordert, auch wenn sich bei solchen Gelegenheiten leicht Anknüpfmöglichkeiten für Angehörigengespräche ergeben würden. Die Gefahr, sich über die Köpfe der BewohnerInnen hinweg zu unterhalten, ist zu groß. Schaffen wir also Raum und Zeit für diese Gespräche durch festgelegte Zeiten, aber auch einmal spontan bei einer Tasse Tee für zehn Minuten. Die Etablierung eines Feedback- oder Beschwerdemanagements wird als selbstverständlich vorausgesetzt. Zusammenfassend lässt sich also sagen: Gute Pflege- und Betreuungsarbeit erschafft keine neue Welt, in die sich der Bewohner einzufügen hat. Sie bezieht seine Sozialkontakte mit ein und findet einen Platz in der Welt des Patienten.

Leitfaden

Angehörige einbinden

Herausforderung

- Angehörige als Pflegepartner in den Pflege- und Betreuungsprozess einbeziehen;
- das Expertenwissen der Angehörigen in Bezug auf Gewohnheiten des Patienten sowie hinsichtlich kultur- und religionsspezifischer Gebräuche und Riten anerkennen;

- Angehörigen Beratung anbieten, sofern sie Informationen zum Gesundheitswesen, dem Pflegegesetz, dem Krankheitsbild oder auch zur persönlichen Entlastung benötigen;
- Angehörigen ein Mitspracherecht ermöglichen, z. B. durch Mitarbeit im Heimbeirat;
- muttersprachliche Angehörigengruppen fördern, evtl. auch in Kooperation mit anderen Einrichtungen;
- MitarbeiterInnen mit hoher sozialer Kompetenz und persönlicher Eignung als feste AnsprechpartnerInnen zur Verfügung stellen.

Absprache und Dokumentation vor dem Einzug

- Ist ein persönlicher Besuch zum gegenseitigen Kennenlernen inkl. Beratungsgespräch gewünscht?
- Wer ist neben dem Patienten erster Ansprechpartner und entscheidungsbefugt?
- In welcher Form möchten sich Angehörige in die Pflege und Betreuung einbringen (z. B. Pflegevisite, Aktivierungsprogramm)?
- Sind Angehörige an Informationsveranstaltungen und/oder Selbsthilfegruppen interessiert?
- Sind schriftliche Informationen in deutscher Sprache ausreichend oder sollen diese durch ein Gespräch evtl. mit DolmetscherIn ergänzt werden?

Regelmäßige Evaluation

- Zufriedenheit der Angehörigen mit dem gesamten Konzept (evtl. Fragebogen).
- Besteht zusätzlicher Beratungsbedarf?
- Kann die Einrichtung Angehörige stärker einbinden, eventuell als Ehrenamtliche gewinnen?

8 Demenz und Migration

Gehen wir von der These aus, dass es an der Zeit ist, das Thema Demenz als eine gesamtgesellschaftliche Perspektive zu begreifen. Demenz geht uns alle an: Was ist und was bedeutet eine Demenz sozial für die direkt und indirekt Betroffenen, für Partner, Familienangehörige, Mitmenschen? Gelingt es uns, einen anderen Umgang mit der Krankheit und ein Miteinander von Menschen mit und ohne Demenz zu entwickeln? Wie kann die Demenz enttabuisiert werden? Und vor allem: Welche Unterstützung können wir dementiell erkrankten Migrantinnen und Migranten sowie deren Angehörigen bieten? Und wie können wir alte Menschen mit Zuwanderungsgeschichte in unseren Pflege- und Betreuungsalltag integrieren? Eine große Herausforderung in unserem Berufsalltag der Gegenwart und der Zukunft.

Die Vorsitzende der „European Alzheimer's Allianz", Françoise Grossetête, die gegenwärtig von Parlamentariern aus 27 EU-Ländern und aus allen politischen Gruppierungen unterstützt wird, geht davon aus, dass zurzeit 24 Millionen Menschen weltweit von Alzheimer oder einer anderen Demenz betroffen sind. Die Alzheimer Krankheit kennt weder Ländergrenzen noch politische Unterschiede. Initiiert von der französischen EU-Abgeordneten hat das Europäische Parlament im Februar 2009 die Europäische Kommission aufgefordert, die Alzheimer-Krankheit als eine Priorität der europäischen Politik anzuerkennen und einen Europäischen Aktionsplan zu entwickeln. In der Erklärung werden die Mitgliedsstaaten dazu aufgefordert, die Kooperation in der Forschung zu verstärken und Initiativen zu ergreifen, um eine frühe Diagnose zu gewährleisten und die Lebensqualität von Demenzkranken und ihren Angehörigen zu verbessern. Ausdrücklich wird in der Erklärung die wichtige Rolle der Alzheimer Gesellschaften anerkannt und deren Unterstützung gefordert (Freter 2009).

Fest steht, dass dementiell Erkrankte mit Zuwanderungsgeschichte bisher nicht im Fokus der Demenzforschung und der Gesundheitspolitik standen. Demenz als Krankheit ist bei MigrantInnen selbst noch weitgehend unbekannt. In stationären Pflegeeinrichtungen beträgt der Anteil der demenzkranken BewohnerInnen bereits über 50 Prozent. Sofern keine nachhaltigen Fortschritte in Forschung und Prävention gelingen, erwartet man, da in unserer Gesellschaft der Anteil älterer MitbürgerInnen zunehmen wird, auch eine steigende Demenzrate. ExpertInnen sprechen von mehr als 2,6 Millionen Krankheitsfällen in den nächsten 40 Jahren alleine in Deutschland (DAlzG 2009).

Grundsätzlich bezeichnen wir ein Defizit an sozialen, kognitiven und emotionalen Fähigkeiten, bei dem vor allem das Kurzzeitgedächtnis, die Persönlichkeitsstruktur, das Denk- und Urteilsvermögen sowie Sprache und Motorik betroffen sind, unter Umständen als Demenz. Im Unterschied zu einer angeborenen Minderbegabung ist der Verlust der in der Vergangenheit erworbenen Fähigkeiten dabei maßgeblich. Die durch die Krankheit bedingten Beeinträchtigungen können letztendlich dazu führen, dass die Kranken nicht mehr zu einer selbständigen Lebensführung in der Lage sind. Es existieren eine Reihe von Einteilungen der Demenzen im deutschen Sprachbereich, orientiert an der Genese; im US-amerikanischen orientiert am Ort der cerebralen Schädigung.

Laut der Deutschen Gesellschaft für Neurologie werden die Demenzformen nach der Genese in vaskuläre, (neuro-)degenerative Demenzformen und Mischformen unterteilt (Diener/Putzki 2008). In den westlichen Ländern wird die Alzheimer-Krankheit als häufigste Ursache einer Demenz bezeichnet, deren Anteil auf mindestens zwei Drittel der Krankheitsfälle geschätzt wird.

Die Alzheimer-Krankheit, als hirnorganische Krankheit, ist durch den langsam fortschreitenden Untergang von Nervenzellen und Nervenzellkontakten gekennzeichnet. Alzheimer kann schon vor dem 50. Lebensjahr auftreten, ihre Häufigkeit steigt aber mit dem Lebensalter steil an. Dabei sind Alzheimer-Kranke keine einheitliche Gruppe, sondern Individuen mit ganz unterschiedlichen Lebensläufen, Kompetenzen und Defiziten, die in unterschiedlichen sozialen und ökonomischen Situationen leben. Ebenso differenziert sind die jeweiligen Anforderungen an Betreuung, Pflege, Therapie und an ärztlicher Behandlung.

Die Arbeit der Alzheimer Gesellschaften

Die Alzheimer-Krankheit ist nach dem deutschen Neurologen Alois Alzheimer (1864–1915) benannt, der die Krankheit erstmals im Jahre 1906 wissenschaftlich beschrieben hat. Die „Deutsche Alzheimer Gesellschaft e.V." und ihre Mitgliedsgesellschaften sind Selbsthilfeorganisationen. Sie setzen sich bundesweit für die Verbesserung der Situation der Demenzkranken und ihrer Familien ein. In den 80er Jahren schlossen sich an einzelnen Orten in Deutschland Angehörige von Demenzkranken und fachliche HelferInnen zu Selbsthilfegruppen zusammen, um die Interessen der Betroffenen, ihrer Angehörigen und der professionellen Fachkräfte zu bündeln. Die „Deutsche Alzheimer Gesellschaft" ist der Bundesverband von Alzheimer Landesverbänden sowie von regionalen und örtlichen Gesellschaften. Sie wurde 1989 als gemeinnütziger Verein gegründet. Die Arbeit wird überwiegend ehrenamtlich geleistet. Als Ziele definiert die Gesellschaft:

- Verständnis und Hilfsbereitschaft in der Bevölkerung für die Alzheimer-Krankheit und für andere Demenzerkrankungen fördern;
- gesundheits- und sozialpolitische Initiativen anregen;
- die Krankheitsbewältigung der Betroffenen und die Selbsthilfefähigkeit der Angehörigen verbessern;
- Entlastung für die Betreuenden schaffen durch Aufklärung, durch emotionale Unterstützung und örtliche Hilfe;
- Zusammenarbeit und fachlicher Austausch mit den regionalen Alzheimer Gesellschaften;
- Unterstützung wissenschaftlicher Forschung über Demenzerkrankungen und Versorgungsmöglichkeiten;
- neue Betreuungs- und Pflegeformen entwickeln und erproben (Deutsche Alzheimer Gesellschaft o. J.).

Dass hier lebende MigrantInnen in gleicher Weise betroffen und gefährdet sind wie Deutsche, unterstreichen Befunde im Auftrag des Bundesministeriums für Migration und Flüchtlinge. Sie können hinsichtlich der gesundheitlichen Situation keinen Unterschied zwischen der Zuwanderungs- und der Mehrheitsgesellschaft ausmachen. Einige Institutionen befassen sich mittlerweile mit dem Thema „Demenz und Migration". So hat die Fachstelle für an Demenz erkrankte MigrantInnen und deren Angehörige, Teil der Landesinitiative Demenz-Service-NRW, bereits im Dezember 2007 ihre Arbeit als „Demenz-Servicezentrum für Menschen mit Zuwanderungsgeschichte" aufgenommen und leistet, auch über Ihre Internetseite, ein hervorragendes Informations- und Unterstützungsangebot.

Ebenso ist auf Projekte und Angebote, Schriften, Dokumentationen und Schulungen verschiedener Institutionen oder Initiativen hinzuweisen, wie z.B. „Kuratorium Deutsche Altershilfe", „AWO", „Deutsches Rotes Kreuz" oder das Berliner „IdEm-Projekt", die „Ingenium Stiftung" und natürlich die „Deutsche Alzheimer Gesellschaft". Trotzdem bleibt die wachsende Gruppe von älteren Migrantinnen und Migranten mit Demenz auch weiterhin außen vor, während die jüngsten Pflegeversicherungs-Reformvorschläge der Bundesregierung die Demenz-

r stärker in den Vordergrund gerückt haben. Dabei er- de bei der Zielgruppe „Menschen mit Zuwanderungs- egenüber der Gruppe der einheimischen Demenzkranken Unterstützungsbedarf, erschwerte Bedingungen beim Um- r Krankheit kommen hinzu.

zulande gängigen Informations- und Aufklärungsmaterialien na „Demenz" gehen in der Regel von hiesigen Lebensverhält- s und liegen meist nur in deutscher Sprache vor. Sie müssen olge nicht nur sprachlich, sondern auch inhaltlich kulturell an- werden. Zum jetzigen Zeitpunkt können über die Internetseite lzheimer's Disease International" Adressen und muttersprach- Informationen der 73 nationalen Organisationen weltweit abge- werden. Die „Alzheimer Gesellschaft Australien" hat auf ihrer rnetseite bereits muttersprachliche Informationen von knapp 20 ndern weltweit zum download eingestellt (PDF-Format). Weiteres ehrsprachiges Informationsmaterial und weiterführende Adressen ält das „Kuratorium Deutsche Altershilfe" im Internet unter www. kultursensible-altenhilfe.de bereit.

Empathie als Grundvoraussetzung

Ein Phänomen der Demenz ist der Verlust des Kurzzeitgedächtnisses mit der Folge, dass das Erinnerungsvermögen sich auf Erlebnisse der Kindheit und Jugend beschränkt – und die haben unsere PatientInnen zumeist in ihrer (ersten) Heimat verbracht. Demzufolge spielt die deutsche Sprache im Laufe der Erkrankung, selbst wenn sie diese während ihres Lebens im Zuwanderungsland sehr gut erlernten, in der Kommunikation so gut wie keine Rolle mehr. Das Gleiche gilt für lebensweltliche Aspekte, wie die Milieugestaltung, Aroma-, Bewegungs- und Gedächtnistherapien, den Einsatz von Musik und Beschäftigungsmaterialien. Diese müssen kulturell an die jeweilige Herkunft der Menschen, an ihre Erfahrungen aus Kindheit und Jugend angepasst werden, um einen Zugang zu den Kranken erreichen zu können.

Die zahlreichen nicht-medikamentösen Interventionsstrategien, welche sich positiv auf die Krankheitsbewältigung, auf das Wohlbefinden und auf die Lebensqualität der Betroffenen sowie auf das ihrer Betreuungspersonen auswirken können, sind ohne interkulturelle Kompetenz des Fachpersonals und der infrage kommenden Institution nicht zu erreichen. Menschen mit Zuwanderungsgeschichte fehlt der Zugang zu so genannten „interkulturell kompetenten Versorgungsketten", wie z.B. ambulante Pflegedienste, Tagespflegeeinrichtungen, niedrigschwellige

Betreuungsangebote, entlastende Angebote für pflegende Angehö und Familien, Essen auf Rädern – bis hin zu stationären Angeboten. bedarf also des Aufbaus von kulturell angepassten Versorgungsform ebenso wie der Produktentwicklung entlastender Hilfsmittel für d menzerkrankte Menschen, die hier bei uns eine zweite Heimat gefu den haben und auch im fortgeschrittenen Stadium ihrer Krankheit wü devoll und in Anerkennung ihrer Lebensgeschichte respektvoll alter wollen.

Peter Benary, ein deutscher Musikwissenschaftler beantwortete die Frage nach einem Missverständnis einmal mit dem Satz: „Die häufigste Form menschlicher Kommunikation". Wie wir aus unserer täglichen Arbeit sicher wissen, ist dies eine nicht ganz abwegige Aussage. Grundlage unseres Umgangs mit dementen Menschen, die Grundvoraussetzung der verbalen und nonverbalen Kommunikation, sollte ein ausgeprägtes Empathieverhalten sein. „Empathie", ein Schlagwort, das uns schon während unserer Ausbildung ständig begleitet hat, ist im Umgang mit kultursensibler Altenhilfe verstärkt in den Vordergrund zu stellen. Empathische Kompetenz ist nicht mit Mitgefühl zu verwechseln. Sie beschreibt ausdrücklich die Fähigkeit, eine Person – ohne dass Grenzen überschritten werden – von außen ganzheitlich wahrzunehmen und ihre Individualität (einschließlich der Emotionen) strikt zu respektieren. Mit einem Menschen empathisch zu sein bedeutet: „Ich verstehe seine Gefühle, auch wenn ich sie nicht notwendigerweise teile, und ich verstehe so das daraus resultierende Handeln".

Theodor Lipps, ein deutscher Philosoph und Psychologe des späten 19. Jahrhunderts teilte Empathie in drei Stufen ein: Die erste Ebene beinhaltet generelle Empathie, die eine Aktivität hervorruft. Auf der zweiten Ebene vollzieht sich die natürliche Empathie, dabei versuchen wir, die Aktivität in einen realen Kontext bzw. in einen kausalen Zusammenhang einzuordnen. Auf höchster Ebene der Empathie reagieren wir schließlich auf echten menschlichen Ausdruck wie Gesten, Gesichtsausdrücke und Stimmlagen (Lipps 1905). Diese empathische Kompetenz müssen wir nicht nur im Umgang mit dementen Menschen im fortgeschrittenen Stadium (wie z.B. in der nonverbalen Kommunikation) einsetzen, sie hilft uns unter anderem auch, Menschen anderer Kultur- oder anderer Sprachkreise zu verstehen, uns in ihre Gefühle hineinzuversetzen und ihre Reaktionen möglichst wertfrei nachzuvollziehen.

Empathievermögen geht nicht zwangsläufig nur in Richtung Trost und Unterstützung bei Trauer und Sorgen, sondern erstreckt sich vielmehr auf das weite Feld von „Verständnis". Das impliziert in der Praxis z.B. auch Verständnis für Eitelkeiten, für persönliche Liebhabereien und für bestimmte eigene Verhaltensweisen des Gegenübers. Mit „Verständnis“ ist nicht unbedingt gemeint, dass man etwas auch gutheißen muss, aber es ist, im Sinne von Einfühlungsvermögen und hinsichtlich der Wahrnehmung unserer Empathie durch den anderen sinnvoll, dass wir zu verstehen versuchen, was ihn antreibt, was ihn motiviert und was ihn geprägt hat. Dieses Erkennen der Gründe erleichtert uns auch unsere tägliche Arbeit, denn wir können unsere PatientInnen oder BewohnerInnen mit diesem Hintergrundwissen leichter motivieren, sich der pflegerischen und betreuenden Zusammenarbeit zu öffnen.

Ein wichtiger Aspekt von Empathie ist letztendlich auch die Menschenkenntnis. Die Kenntnis und das Wahrnehmungsvermögen um die verschiedenen Typologien und Temperamenten von Menschen sowie Verständnis für sie und für deren unterschiedliche Weltbilder, Erfahrungen und Prioritäten unterstützt die Fähigkeit zur Empathie und deren praktische Umsetzung im Alltag enorm. Die Schnittstelle zur interkulturellen Kompetenz ergibt sich ebenso aus den unterschiedlichen Weltbildern, welche individuell und kulturell geprägt werden. Daraus resultieren verschiedene Wertvorstellungen, Glaubenssätze und – damit verbunden – verschiedene Motive, Motivationen, Präferenzen und Prioritäten. Einfühlungsvermögen funktioniert nicht immer nur auf verbaler Ebene; die Wahrnehmung und die richtige Interpretation von körpersprachlichen Signalen, dem Klang, dem Unterton der Stimme, der Sprechgeschwindigkeit sowie der Lautstärke sind entscheidende Mittel, den anderen zu verstehen und ihm einfühlsam zu begegnen. Empathie ermöglicht uns also, unseren PatientInnen, aber auch deren Angehörigen effektiv und effizient zu helfen, indem wir aus der Perspektive der Betroffenen nach Lösungen suchen, Situationen zutreffend verstehen und interpretieren.

Einfühlungsvermögen steigert insgesamt die Effektivität und die Effizienz unserer Kommunikation, indem wir durch den Wechsel in die Perspektive des anderen so kommunizieren und argumentieren können, dass er (aufgrund seines Standpunktes, seiner Perspektive und seines Weltbildes) für unsere Argumente empfänglich ist. Nutzen wir also unser Empathievermögen, nachdem wir uns jetzt noch einmal bewusst gemacht haben, welche ausgezeichneten Fähigkeiten wir vielleicht ganz unbewusst besitzen, und setzen diese Kompetenz auch in unserer kultursensiblen Altenhilfe um.

Heike von Lützau-Hohlbein, 1. Vorsitzende der „Deutschen Alzheimer Gesellschaft“ äußerte sich positiv zum Beschluss, einen europäischen Aktionsplan zu entwickeln. Wie wir einer Pressemitteilung der „Deutschen Alzheimer Gesellschaft“ (2/2009) entnehmen können, wünscht sich Frau von Lützau-Hohlbein auch für Deutschland, wo es viele positive Initiativen gibt, eine klare Bestimmung der Ziele und Strategien für die nächsten Jahrzehnte. Erfreulich sei, dass u.a. Norwegen, Frankreich, Schottland und England den Kampf gegen Demenzerkrankungen zu einer Priorität ihrer Gesundheitspolitik erklärt und Aktionspläne entwickelt haben.

Natürlich begrüßen wir, als Pflege- und Betreuungspersonal jede noch so kleine Entwicklung gegen die Krankheit und für den positiven, menschenwürdigen, enttabuisierten Umgang mit den PatientInnen und dem Krankheitsbild ebenso, bilden uns, wenn irgend möglich fort und greifen sozusagen nach jedem Strohhalm, unseren demenzkranken BewohnerInnen ein würdiges Altern zu ermöglichen.

Brücken bauen zwischen Vergangenheit und Gegenwart

In der kultursensiblen Altenarbeit sind wir verstärkt auf sachdienliche spezifische Hinweise und auf Hintergrundwissen angewiesen – und das nicht erst in den nächsten Jahrzehnten, sondern jetzt, heute, morgen, wenn alte, demenzkranke BewohnerInnen mit Zuwanderungsgeschichte in unsere Pflegeeinrichtung einziehen oder wenn wir sie (ob ambulant oder stationär) pflegen und betreuen dürfen. Im deutschen Sprachraum haben sich in den letzten Jahren vielfältige Strategien und Angebote herauskristallisiert. Besonders zu erwähnen und übergeordnet herauszustellen ist meiner Meinung nach die biografiebezogene und individuelle Demenzarbeit: Seien es so genannte „Gedächtnisübungen“, Bewegungstraining, welches sich an der Lebensgeschichte und am Berufsbild der PatientInnen orientiert, Musikstunden, die auf Text- und Notenmaterial aus der Jugendzeit der BewohnerInnen zurückgreifen, Koch- und Backgruppen nach Rezepten aus „Großmutters Kochbuch“ oder die Aromatherapie, mit der wir durch Düfte und Gerüche gute Erinnerungen vergangener Tage erwecken, Augenblicke der Entspannung schaffen und positive Empfindungen anregen können.

Leider ist es kaum möglich, unser vorhandenes Arbeitsmaterial für die kultursensible, individuelle Demenzarbeit einzusetzen. Zur Verdeutlichung vielleicht ein Beispiel:

> Märchenarbeit mit Handpuppen, die es in vielen Kulturen zu früheren Zeiten nicht gab, ist wahrscheinlich genau so ineffektiv wie Schwimmübungen, die aufgrund fehlender Verbindungen zu Jugenderinnerungen keine Assoziationen wecken. Alte deutsche Volkslieder stimulieren das Erinnerungswesen ebenso wenig wie Gedächtniskarten mit Haushaltsgegenständen unserer deutschen Vorfahren.

Natürlich müssen wir auch in der Demenzarbeit mit MigrantInnen auf Wurzelsuche gehen, aber auf Wurzelsuche in fremden Böden. Die Demenzarbeit, unsere PatientInnen individuell zu pflegen und zu betreuen, durch Erinnerungsarbeit schöne Augenblicke „zurückzuholen", durch altbekannte Bewegungen nicht nur die Muskeln, sondern auch das Selbstbewusstsein zu stärken, durch vertraute Gerüche Jugenderinnerungen und Heimatgefühle zu wecken, bleibt gleich. Das Arbeitsmaterial allerdings müssen wir uns, teilweise sehr mühselig, beschaffen. Dazu motiviert hat mich der Satz: „Wenn die Heimat ganz verschwindet, kommt die Seele nicht zur Ruhe", den ich einmal gehört habe, und der seitdem über meinem Schreibtisch an der Pinnwand hängt.

„Eigenmotivation" nennt man das wohl, denn anfänglich waren meine Recherchen nicht sonderlich erfolgreich. Falsche Zielgruppe, wie ich heute weiß. MigrantInnen der zweiten oder dritten Generation sind teilweise schon viel zu sehr in Deutschland verwurzelt, als dass sie sich der Sitten und Gebräuche ihrer Großeltern erinnern könnten – was natürlich auch sehr positiv für sie selbst ist. Die zweite Heimat zeigt doch, dass Heimat nicht nur eine Vergangenheit, sondern auch eine Zukunft hat. Das man Heimat auch in Zukunft findet, wenn man sich dort, wo man lebt, wohl fühlt, sich „einlebt", sich heimisch fühlt. Für viele Menschen, die erst in den mittleren Lebensjahren eingewandert sind, oftmals in dem Gedanken, bald wieder zurückzukehren, existiert Heimat nur in der Vergangenheit. Gedanklich immigrieren sie in ihre alte Heimat, denken sie. Doch dass Erinnerung keine exakte Chronistin der Vergangenheit ist, dass sich auch die Heimat ihrer Jugend mit der Zeit verändert hat, merken sie erst, wenn sie einmal zurückkehren. Für viele Menschen führt dieser Zwiespalt mit der Zeit zu verschiedenen psychosomatischen Veränderungen. Sich heimisch zu fühlen, muss und kann man nicht immer aus eigener Kraft erreichen, manchmal braucht man andere, die einen darin unterstützen. Heimat ist nicht vorstellbar ohne menschliche Bindungen. Darauf beruhen auch solche Aussagen wie „Heimat ist dort, wo ich geliebt werde". Zu den Menschen, die vor allem mit Heimatgedanken verbunden werden, gehört die Familie. Es können aber auch Freunde, Nachbarn, Kollegen sein, die heimatliche Gefühle vermitteln. Im Falle unserer PatientInnen sind wir als Pflege- und Betreuungspersonal diejenigen, mit denen Heimatgefühle verbunden werden – eine große Aufgabe.

Zum Abschluss dieses Kapitels möchte ich gerne ein Zitat des deutschen Schriftstellers Carl Zuckmayer einfügen: „Heimat ist nicht dort, wo man herkommt, sondern wo man sterben möchte". Denn auch die würdevolle und kultursensible Sterbebegleitung, der Umgang mit Tod und Trauer gehören letztendlich zu unserem großen Aufgabengebiet, wir sind auch BegleiterInnen beim letzten Lebensabschnitt. Gestalten wir diesen, für unsere BewohnerInnen, so angenehm wie möglich, so gut wir eben können und so professionell wie nötig.

Leitfaden

Kultursensible Pflege bei Demenz

Herausforderung

- Bewusstes, pflegerisch-therapeutisches Handeln zur Unterstützung eines selbstbestimmten Lebens;
- angelegte oder früh erlernte Normen, auch wenn sie uns fremd sind, als Antrieb erkennen und als Ressource einsetzen;
- positive Selbstwahrnehmung fördern;
- Wertschätzung der Gefühle und Antriebe durch Bestätigung vermitteln;
- durch biografiebezogene Tages- und Umfeldgestaltung Brücken zwischen Vergangenheit und Gegenwart bauen;
- durch Einbindung des persönlichen Lebensthemas gegenseitiges Vertrauen wachsen lassen;
- individuelle Lebensqualität bis zum Tod fördern;
- PatientInnen und Angehörigen das Krankheitsbild „Demenz“ nahebringen;
- Hilfebedarf erkennen und Unterstützung (auch durch Öffentlichkeitsarbeit und Vermittlung) ermöglichen.

Voraussetzungen

- Das Einrichtungskonzept beinhaltet die ganzheitliche Pflege und Betreuung demenzkranker Menschen;
- Führungskräfte zeigen sich verantwortlich, MitarbeiterInnen mit hoher sozialer Kompetenz und interkultureller Sensibilität zu fördern;
- MitarbeiterInnen zeigen Bereitschaft zu interkulturellem Lernen.

Handlungsbedarf

- Erkennen, Anerkennung und Förderung der Antriebe, z. B. Familiensinn, Religiosität etc.
- Erkennen und Umgang mit migrationsbedingten evtl. traumatischen Erfahrungen, z. B. Furcht und Abwehr bei Zimmerverlegung, Kofferpacken, Abschied etc.
- Gefühle als Verknüpfung zur inneren Erlebniswelt der PatientInnen zulassen und akzeptieren.

Möglichkeiten

- Siehe Kap. 16;
- Milieugestaltung unter Beachtung kulturspezifischer Besonderheiten;
- Basale Stimulation, um Zugang zur Umgebung und zu Mitmenschen zu ermöglichen und Lebensqualität aufrechtzuerhalten.
- Validation;
- persönliche Beratungsgespräche zum Thema „Demenz";
- muttersprachliche Informationsveranstaltungen in der Einrichtung;
- Kontaktvermittlung, z. B. zur regionalen „Alzheimer Gesellschaft", zum „Demenz Servicezentrum" etc.

Regelmäßige Evaluation

- Physisches und psychisches Befinden des Patienten.
- Sind weitere Maßnahmen zur Integration möglich, notwendig und sinnvoll?
- Dokumentation: Gibt es neue Erkenntnisse für die biografische Erhebung?
- Besteht in der Kommunikation mit Angehörigen weiterer Informations-, Hilfe- oder Vermittlungsbedarf?
- Können Angehörige in die Demenzarbeit eingebunden werden?
- Besteht beim Personal/ehrenamtlichen MitarbeiterInnen Weiterbildungsbedarf?
- Absprachen am „runden Tisch": Können sich Einrichtungen zu muttersprachlichen Infoveranstaltungen zusammenschließen?

9 Wertschätzung

Erkennen, Anerkennen, offen kommunizieren

Betrachten wir Menschen als soziale Wesen, welche sich meist über die Gesellschaft definieren, so müssen wir dieses Verständnis im Umgang mit unseren DemenzpatientInnen verstärkt unterstützen und dieses Wissen immer wieder neu einsetzen. Ohne Gegenüber fällt es uns selbst oft schwer, uns einzuschätzen und unser Selbstwertgefühl über einen längeren Zeitraum aufrechtzuerhalten, die Resonanz fehlt. Molière, einer der „großen Klassiker" sagte einmal: „Die Dinge haben den Wert, den man ihnen verleiht". Diese Aussage bestätigt sich z.B. in der Biografiearbeit. Fotos, Gegenstände, Erinnerungen oder der Bezug zwischen diesen, können ganz individuelle Werte besitzen, die wir in der Demenzarbeit einsetzen können – vorausgesetzt, wir als Pflege- und Betreuungspersonal erkennen diesen Wert an: eine Grundvoraussetzung für die Vertrauensbasis zu unseren PatientInnen. Wer uns vertraut, fühlt sich ernst genommen, wohlwollend angenommen sowie verstanden und ist auch zu einer kooperativen Zusammenarbeit bereit.

Die Aussage Molières lässt sich leicht auf Beziehungen übertragen: Verleihen wir unseren PatientInnen Anerkennung, machen wir sie wertvoll. Bei Demenzpatienten muss diese Anerkennung, auch für tägliche Kleinigkeiten, immer wieder neu bestätigt und untermauert werden, denn die Wertschätzung ihrer Person, ihrer Anwesenheit, ihrer Mithilfe bei der Grundpflege, ihres Beitrags bei einem Spiel etc. vergrößert ihr Selbstwertgefühl und fördert die Kontaktbereitschaft. Unsere Wertschätzung drückt sich nicht nur in Worten, in unserer Haltung, in Gestik und Mimik aus, sondern ebenfalls in Freundlichkeit, Aufmerksamkeit, Interesse und Zuwendung. Sie ist immer verbunden mit Achtung, Respekt und wohlwollender Anerkennung, wichtige Faktoren für unsere dementen BewohnerInnen, die unter dem schleichenden Verlust ihrer kognitiven Fähigkeiten zum Teil sehr bewusst leiden. Durch positive Wertschätzung bestärken wir sie in ihren Fähigkeiten und Fertigkeiten, in ihrem Selbstwert, so dass sie daraus Zuversicht und positive Energien zu ziehen vermögen. Wertschätzung gründet auf einer ehrlichen, inneren Haltung gegenüber anderen Menschen. Empfinden wir keine ehrliche Wertschätzung, wird es uns nicht gelingen, diese glaubhaft auszudrücken, wir verraten uns durch ein nicht stimmiges Zusammenspiel der Körpersprache. Deshalb ist es notwendig, uns den Wert unseres Gegenübers bewusst zu machen oder auch den Wert dessen, was er „für uns tut".

Halten wir uns im Miteinander mit unseren dementen BewohnerInnen immer wieder vor Augen, dass die PatientInnen uns niemals bewusst schaden oder enttäuschen wollen. Schulen wir unsere Augen auch für ihre kleinen Handlungen im Rahmen ihrer verbleibenden Ressourcen, erkennen wir den Gedanken hinter dem, was sie tun, auch wenn die Handlung im jeweiligen Moment unsinnig erscheint (wenn sie z.B. mit Tee die Blumen gießen oder den Mülleimer mit der Toilette verwechseln). Anerkennung, auch über ein Lächeln, ein positives Erstaunen ausgedrückt, ist eine wichtige Motivation für das Handeln unserer PatientInnen, sie warten darauf – immer. Entwickeln wir also die richtige, wertschätzende Einstellung zu unseren kranken SeniorInnen, lernen wir, sie anzuerkennen und dies durch unser Verhalten auszudrücken.

Ein wichtiger Aspekt der Wertschätzung ist ebenfalls, das Distanzbedürfnis des anderen zu respektieren, den persönlichen Freiraum, seine individuelle Grenze, seine Schutzzone. Dies ist im Pflegebereich, besonders bei der Körperpflege, nicht einfach umzusetzen. Die Einführung der so genannten „Bezugspflege" ist jedoch ein weiterer Fortschritt. Hierbei werden alle grund- und behandlungspflegerischen Maßnahmen, die für einen Pflegebedürftigen durchgeführt werden, einer bestimmten Pflegekraft übertragen, die somit alle Pflegeprozesse und deren Dokumentation eigenverantwortlich plant und übernimmt. Eine vertrauensvolle und wertschätzende Basis kann so leichter aufgebaut werden. Trotzdem ist, aufgrund des Verlustes des Kurzzeitgedächtnisses, eine beschreibende Erklärung, warum wir in ihre persönliche Schutzzone eindringen müssen, bei jeder Gelegenheit erneut vonnöten (dies bezieht sich nicht nur für Waschungen im Intimbereich o.ä., sondern für alle Bereiche, die der gesunde Patient selbst übernehmen würde, also auch Bekleidung auswählen, Essen anreichen, Medikamentengabe etc.). Seien wir einfühlsam und nennen einen vernünftigen, nachvollziehbaren Grund für unsere Handlungen. Die alten Menschen werden auch unser Verhalten wertschätzen, indem sie unseren nötigen Eingriff in ihre Privatsphäre meistens gestatten.

Wertschätzung im erweiterten Berufsalltag bezieht sich natürlich auch auf die Wertschätzung, die wir unseren MitarbeiterInnen und damit selbstverständlich auch den Auszubildenden und „Ehrenamtlern" entgegenbringen. Freundlich motivierend und in Anerkennung ihrer Leistungen verbessern wir das Arbeitsklima enorm. In diesem Zusammenhang ist auch wertschätzende Kommunikation und Information zu betrachten. Ohne Firmeninternas preiszugeben oder Bewohnerdaten zu offenbaren, motivieren wir unsere MitarbeiterInnen eindeutig mehr, wenn wir eventuelle neue Entscheidungen kurz begründen oder bestenfalls sogar gemeinsam erarbeiten. In Verbindung mit einem anerkennenden Lob wird eine bessere Zusammenarbeit gefördert und selbst Arbeitsspitzen abgefangen (Beispiel: „Sie haben bisher die morgendliche Leserunde sorgfältig begleitet und die Kommunikation der Bewohner untereinander gefördert. Ich traue Ihnen durchaus zu, dass sie auch Aufgaben mit größerer Verantwortung übernehmen können, z.B. die Begleitung einiger Patienten zum Facharzt."). Bauen wir eine Firmenkultur auf!

Abschließend ist die Wertschätzung der Angehörigen noch einmal besonders zu erwähnen. Nehmen wir uns Zeit, bemühen wir uns darum, verstanden zu werden und degradieren wir die Angehörigen nicht zu Informationsempfängern. Halten wir offenen Blickkontakt – wer angeschaut wird, fühlt sich einbezogen; und sind wir uns bewusst, dass z.B. diese Geste eine von vielen Zeichen in der nonverbalen Kommunikation ist, die kulturspezifisch verschieden sind. In unserem Verständnis drückt Blickkontakt Wahrnehmung aus, Anerkennung, wird oft auch mit Ehrlichkeit interpretiert. In vielen anderen Teilen der Welt wird er unter Umständen als Respektlosigkeit gewertet, Blickkontakt sogar als stechend, unangenehm oder aufdringlich empfunden. Ebenso kommt anderen Formen des nonverbalen Ausdrucks, wie z.B. Händedruck, Kopfschütteln, Nicken, Körperkontakt oder Handzeichen eine völlig andere Bedeutung zu. Wenn sich Menschen verschiedener Kulturen begegnen und interagieren, kann dies zu Missverständnissen führen. Besonders in den ersten Gesprächen mit neuen BewohnerInnen und deren Angehörigen besteht auch hier gegenseitiger Aufklärungsbedarf. Scheuen wir uns nicht, unser Gegenüber zu fragen, verstehende Kommunikation kann nur von beiden Seiten gestaltet werden. („Verstehe ich Ihr Nicken richtig als Zustimmung?") Seien wir offen, wir vergeben nicht unser Ansehen. Wir sind Profis in der Pflege und in der Betreuung der PatientInnen, aber unsere interkulturelle Kompetenz steckt noch in den Kinderschuhen. Wertschätzung drückt sich auch in der Anerkennung eigener Schwächen und dem konstruktiven Umgang damit aus.

Ein Beispiel für nonverbale „Verständigungsschwierigkeiten" lt. einer alten Meldung der „Washington Post" aus dem Jahre 1992: „Präsident Georg H.W. Bush benutzte das Zeichen für ‚Victory' (Sieg) (Zeige- und Mittelfinger formen ein aufrechtes ‚V'), seine Handfläche zeigte allerdings nicht in Richtung Publikum sondern zu ihm hin. Dummerweise hieß dies vor einem großen australischen Publikum soviel wie ‚Du kannst mich mal …!'"

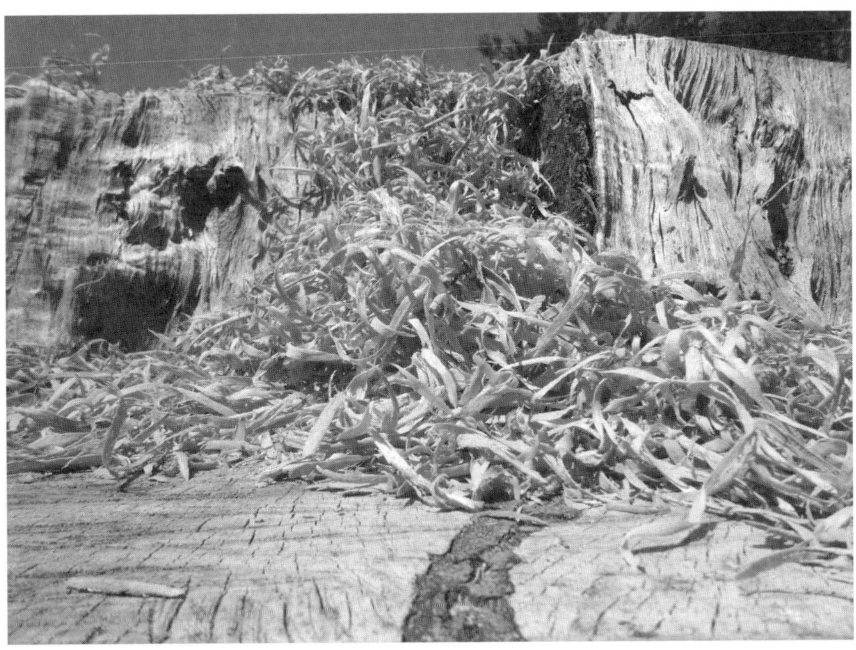

Wo gehobelt wird …

Leitfaden

Wertschätzende Altenarbeit

Herausforderung

Im Umgang mit den BewohnerInnen:

- Selbstvertrauen und positives Selbstwertgefühl fördern;
- Sinnerfassen und Interpretation einer vordergründig „falschen" Verrichtung;
- individuellen Erinnerungswert persönlicher Gegenstände erkennen;
- Distanzbedürfnis respektieren.

Im Umgang mit Angehörigen:

- Partnerschaftliche Zusammenarbeit „auf Augenhöhe";
- unmissverständliche Kommunikation auf beiden Seiten.

Im Umgang mit Personal:

- Positive Eigenschaften und Selbstwert stärken;
- Zuversicht in Veränderungsprozess und persönliche Entwicklung aufbauen;
- Motivation zum interkulturellen Lernen wecken.

Möglichkeiten

Im Umgang mit dem Bewohner:

- Lob und Anerkennung in allen Teilbereichen des täglichen Lebens entgegenbringen;
- ehrliches Interesse durch konzentrierte Zuwendung gegenüber der Person und den persönlichen Gegenständen zeigen;
- erklärende Pflege durch vertraute Bezugspflegekraft sicherstellen.

Im Umgang mit Angehörigen:

- „Expertenwissen" der Angehörigen als Brücke zum Patienten anerkennen;
- Angehörigen die Teilnahme an der Pflege und Betreuung ermöglichen;
- im Umgang mit kulturspezifischen Besonderheiten um Hilfe bitten.

Im Umgang mit dem Personal:

- Wahrnehmung, Menschenkenntnis, Verantwortung und emotionale Intelligenz anerkennen;
- interne Kommunikation ausbauen und MitarbeiterInnen als wichtige FunktionsträgerInnen stärken;
- Teilerfolge auf dem Entwicklungsweg hervorheben.

Regelmäßige Evaluation

Im Umgang mit den BewohnerInnen:

- Ist ein zugewandtes Vertrauen des Patienten erkennbar?
- Bestehen weitere Möglichkeiten der individuellen Förderung oder der Einbindung ins Gruppengeschehen?
- Werden Grenzsituationen und Überforderung vermieden?
- Wird die persönliche Schutzzone in jeder Hinsicht respektiert?

Im Umgang mit Angehörigen:

- Zufriedenheit der Angehörigen;
- können/möchten Angehörige weitere Aufgaben, z. B. als MittlerInnen oder in der aktivierenden Betreuung übernehmen?

Im Umgang mit dem Personal:

- Sind die einzelnen MitarbeiterInnen der persönlichen und dienstlichen Belastung gewachsen?
- Können einzelne MitarbeiterInnen an Veränderungsprozessen mitwirken?
- Werden Etappenziele vereinbart und reflektiert?
- Zufriedenheit der MitarbeiterInnen.

10 Pflege und Betreuung. Theorie allein reicht nicht aus

Interkulturell, intrakulturell, transkulturell, kultursensibel – ziemlich verwirrend? Möchten sich Menschen, deren Großeltern irgendwann einmal, wie und warum auch immer, nach Deutschland gezogen sind, überhaupt noch über das Ursprungsland unterhalten? Nicht immer gerne, habe ich im Laufe meiner Recherchen festgestellt. Ist es überhaupt notwendig, durch Lehrbriefe oder Ähnliches transkulturelle Kompetenz zu erwerben? Bezieht sich diese Kompetenz nicht auf das grundlegend Gemeinsame, auf das Wesentliche von Pflege, und ist mit sozialer Kompetenz und der Rückbesinnung auf unser eigenes Basiswissen abgedeckt? Können wir, wenn wir uns mit unseren eigenen Stärken und Schwächen auseinandergesetzt haben, nicht auch andere stark und schwach sein lassen, offen und wertfrei auf sie zugehen? Andere anders sein lassen, konstruktiv mit Konfliktsituationen umgehen und sich mit den „Fremden" als „Menschen" identifizieren? Jeder Mensch hat durch die Befreiung aus traditionalistischen Zwängen heute die größtmögliche Gestaltungsfreiheit für sein Leben, es gibt keine festen Grenzen mehr, keinen eindeutigen Lebensentwurf. Im heutigen modernen Leben bieten kollektive Kulturkonzepte keine Handlungsgrundlage mehr, höchstens die zur Vorurteilsbildung.

Transkulturalität beschreibt also flexible, situationsbezogene, individuelle, immer wieder neu zu verhandelnde Prozesse aus verschiedenen biografischen, soziologischen und ökologischen Faktoren. Nur mit diesem Verständnis kann das kategoriale Denken verhindern, dass wir in stereotype Denkmuster verfallen und uns an Vorurteilen orientieren. Kultursensible Pflege beginnt mit dem Bewusstsein der vielfältigen Identitätsmerkmale der Menschen. Kultursensible „Verhaltensregeln" suggerieren Sicherheit im Verhalten den anderen gegenüber, sollen verhindern, dass wir uns in bestimmten Situationen nicht zurechtfinden. Wir sollen Normen und Standards erfüllen, Handlungsanweisungen befolgen, Tabus nicht verletzen und nichts dem Zufall überlassen. Es wird erwartet, dass wir die Komplexität eines Lebens in einem Nachweis verfassen.

Nach den Ausführungen von Edmund Kösel in „Die Modellierung von Lebenswelten" (1993) reicht es nicht aus, Pflegekräften theoretisches Wissen über die unterschiedlichen Aspekte anderer Kulturen zu vermitteln. Durch konstruktivisches Denken können sich fixierte Denkmuster auflösen und ethische Konsequenzen aus der Einsicht, dass Wissen und Werte subjektiv-generiert und konstruiert sind, nach sich ziehen (Kösel 1993, 53). Kösel fragt, welche Werte jeder Einzelne aufgrund seiner Biografie wahrnimmt, annimmt und ablehnt. Er beschreibt, dass sowohl Lehrende als auch Lernende, die autonom selbstreferenziell und rückbezüglich sind, jeweils eine eigene subjektive „Wirklichkeit" konstruieren (Kösel 1993, 4). Somit beschreitet Kösel einen neuen Weg und schafft eine didaktische Grundlage für die Entwicklung von interkulturellen Kompetenzen. Pflege- und Betreuungspersonal sollte nicht nur Wissen über andere Kulturen erlangen, sondern vielmehr individuelle Erfahrungen sammeln, die ihre Handlungskompetenz fördern.

Im Umgang mit dementen Menschen kommt uns diese Methode entgegen, die unter anderem die Integration von Abstraktion, Gefühlen und individueller Verantwortung, aber auch von Denken in Zusammenhängen existenzieller Art vorsieht. Im Laufe der Jahre wird sich die Erinnerungsarbeit, aufgrund der Globalisierung und der modernen Kulturvermischung, thematisch ändern und vielleicht vereinfachen;

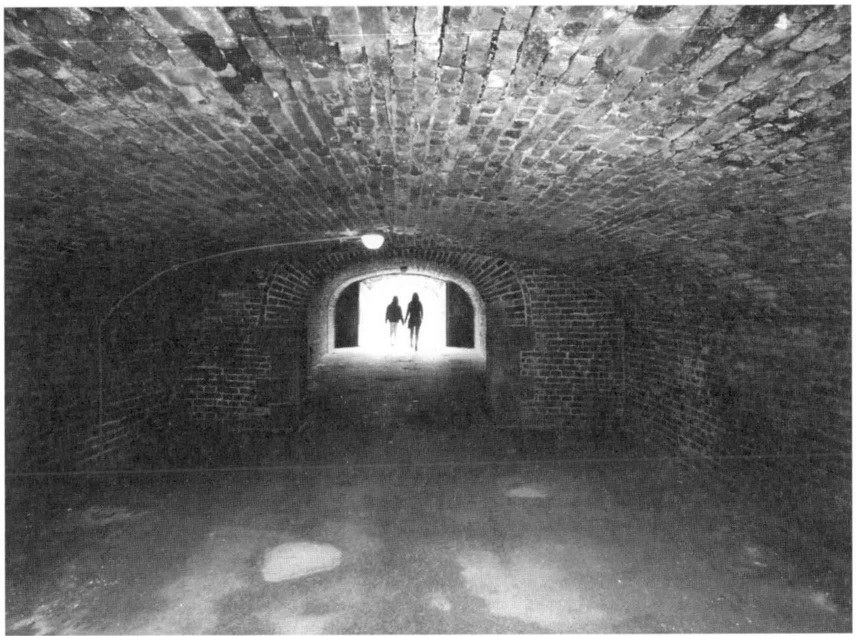

Licht am Ende des Tunnels

zum jetzigen Zeitpunkt allerdings suchen wir in der psychosozialen Betreuung dementer Menschen mit Zuwanderungsgeschichte wirklich noch nach den alten Bräuchen oder Ritualen aus der Jugend unserer BewohnerInnen – nach intrakulturellen Phänomenen. Im Mittelpunkt steht das Wohlbefinden unserer PatientInnen, wir müssen uns in ihr Denken und Fühlen hineinversetzen, ihnen in ihrer „verrückten" Welt begegnen. Im Nebeneinander mit unseren BewohnerInnen stehen wir manchmal vielleicht zwischen den Fronten der modernen Medizin, der neuesten Erkenntnisse und der Angehörigen. Seien wir MittlerInnen, machen wir eine runde Sache daraus, auch das ist als Teilaspekt der Globalisierung zu sehen.

11 Die neuen BewohnerInnen

Machen wir einen Gedankenspaziergang: Stellen Sie sich vor, Sie treffen die Vorbereitungen für einen Urlaub, wählen den Urlaubsort aus, informieren sich über die Umgebung, Land und Leute und freuen sich auf Ihr Ziel. Dort angekommen beziehen Sie Ihre Unterkunft, richten sich mit dem Inhalt Ihres Koffers vorübergehend häuslich ein, erwarten eine interessante Umgebung, neue Kontakte, regionale Spezialitäten und eine gute Zeit. Kehren wir nach Hause zurück, leben wir uns sehr schnell wieder ein, denn alles ist uns vertraut, bekannt. Auf der eigenen Matratze kann man wieder richtig schlafen, was wir zum täglichen Leben brauchen, ist an Ort und Stelle, der Freundeskreis und die Familie erwarten uns und das „Leibgericht" wird zuallererst gekocht, da wir unsere „Hausmannskost" nach dem Genuss ausgefallener, raffinierter Speisen und Getränke der Gourmet-Restaurants, so banal es klingt, vermisst haben.

Mit diesem Gedankenspielchen im Hintergrund sollten wir uns zu Verbündeten unserer neuen BewohnerInnen machen. Neue BewohnerInnen und vor allem DemenzpatientInnen haben sich in der Regel keine Pflegeeinrichtung als Zuhause ausgesucht. Es wurde fremdbestimmt, alles erscheint verwirrend, unbekannt. In der neuen Umgebung dominiert die Funktionalität. Spätestens nach dem Abendessen gehen die Besucher/Verwandten als letztes, vertrautes Bindeglied zum alten Leben nach Hause. Können wir die Reaktionen der PatientInnen, welche dann unter Umständen als „herausforderndes Verhalten" bezeichnet werden, nachvollziehen, können wir sie nicht sogar voraussehen? Wundert es uns wirklich, wenn die neuen BewohnerInnen in den ersten Nächten vielleicht ratlos und rastlos suchend herumlaufen – oder im Falle einer Immobilität schreien, rufen, weinen? Die pflegerischen Tätigkeiten der unbekannten Fachkraft (evtl. sogar aggressiv) zurückweisen? Oder im anderen Fall: Können wir von Zufriedenheit und Wohlbefinden unserer PatientInnen ausgehen, wenn die Nachtschwester Schlaflosigkeit, Apathie oder „passives Verhalten auf Ansprache" dokumentiert hat? Sind die alten Menschen zufrieden (haben ihren inneren Frieden), nur weil sie ruhig sind? Zufriedenheit ist ein wichtiger Teil des biologischen, psychischen und sozialen Wohlbefindens, der im Allgemeinen die

Gesundheit und Lebensqualität entscheidend mitbestimmt. Zufriedene Menschen bilden im Allgemeinen keine oder kaum Symptome aus. So gesehen kann Zufriedenheit auch als Kriterium für erfolgreiche Psychotherapien herangezogen werden (Sponsel 1984). Machen wir uns zu ihren Verbündeten, zeigen wir also Verbundenheit und schaffen eine vertrauensvolle Basis.

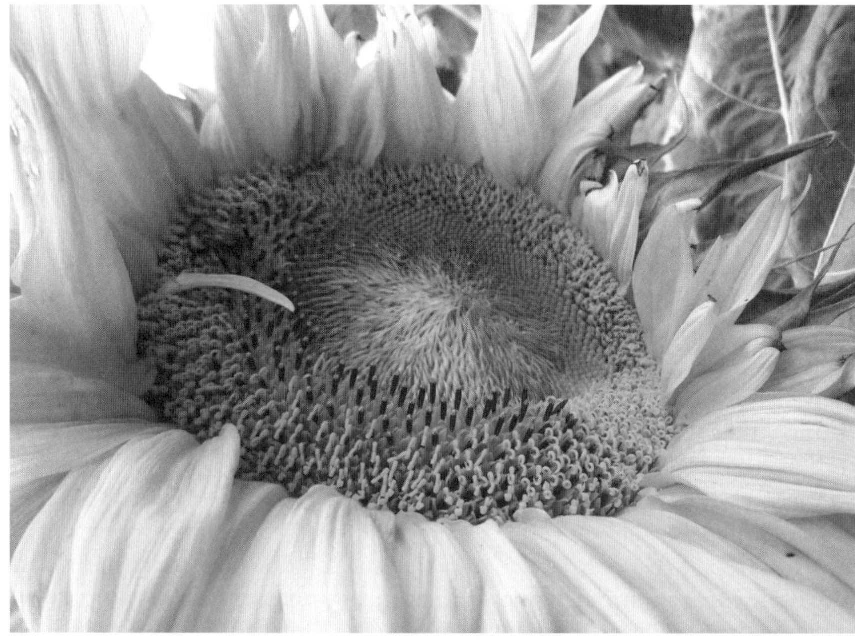

Manchmal brauchen wir einen anderen Blickwinkel

Leitfaden

Empfang neuer BewohnerInnen

Herausforderung

Dem neuen Bewohner einen ersten Eindruck vermitteln:

- Er ist willkommen;
- er wird professionell gepflegt und gut versorgt;
- er wird als Person wertgeschätzt, man ist daran interessiert, seine Vorstellungen und Erwartungen kennenzulernen;
- es besteht das unbedingte Bemühen, soziale Kontakte aufrechtzuerhalten und neue zu fördern;
- man ist darum bemüht, selbstbestimmtes Leben weitestgehend zu ermöglichen;
- bei Hilfebedarf findet er Rat und/oder Unterstützung.

Im Allgemeinen:

- Die kritische Übergangsphase für alle Beteiligten erleichtern und positiv gestalten.

Möglichkeiten vorab

- Hausbesuch zum ersten Kennenlernen und Vorstellen der Einrichtung (Erfragen der Sprachkenntnisse);
- erste sensible Biografieerhebung (evtl. nach Gedächtnisprotokoll) und Pflegeanamnese in häuslicher Umgebung;
- erste gemeinsame Planung der sozialen Betreuung nach persönlichen Interessen;
- wenn gegeben, Einladung zu einer bevorstehenden Veranstaltung, einer Hausbesichtigung, zum Probewohnen;
- Zimmereinrichtung mit persönlichen Möbelstücken und Dekoration planen und möglichst vorab durchführen;
- Übernahme der erforderlichen Formulare und Anträge bzw. Hilfestellung anbieten.

Beim Einzug

Ergänzend zu den allgemein üblichen Handlungsabläufen:

- Bei Bedarf, muttersprachliches Personal im Früh-, Spät- und Nachtdienst;
- entsprechende Orientierungshilfen, evtl. Piktogramme;
- entsprechendes Fernseh-/Radioprogramm;
- Gewährleistung der persönlichen, kulturbezogenen und religiösen Verrichtungen von Anfang an (Körperhygiene, Gebete, Speisevorschriften etc.);
- Patientenübernahme durch kultursensibel arbeitenden Arzt sicherstellen (siehe Gesundheitswegweiser), dem der Patient vertraut.

Die nächsten Tage

- Zimmereinrichtung vervollständigen;
- Kontakt zu bisherigem sozialem Umfeld fördern (evtl. Plan für öffentlichen Nahverkehr bereitstellen);
- Religiöse Wünsche berücksichtigen (evtl. Fahrt oder Abholung zum Gotteshaus organisieren);
- Angehörige einbeziehen;
- Förderung neuer sozialer Kontakte (siehe Kap. 5).

Erste Evaluation

- Physisches und psychisches Befinden des Bewohners;
- Verlauf der Pflege- und Betreuung;
- Zufriedenheit des Bewohners und der Angehörigen;
- Planung: weitere pflegerische und betreuende sowie aktivierende Maßnahmen;
- Supervision im Team.

12 Umgebungsgestaltung

Für DemenzpatientInnen ist es besonders wichtig, eine unzweideutige Umgebungsatmosphäre zu schaffen, da sie im Laufe der Krankheit an zunehmenden Orientierungsstörungen leiden. Diese Atmosphäre beginnt mit dem Namensschild an der Türe des Bewohnerzimmers. Orientierungshilfen unterstützen den Bewohner, wenn die Nennung des Namens nicht ausreicht. Auch ein aktuelles Foto genügt oft nicht, da demente Menschen sich mit neuen Fotos nicht immer identifizieren.

Als Beispiel, eine Begebenheit aus meinem beruflichen Alltag: Ich begleitete eine Bewohnerin nach einem Hauskonzert zurück zu ihrer Wohngruppe. Im Aufzug standen wir einige Minuten vor einem Spiegel. Die Dame war immer noch sehr euphorisch und erzählte begeistert: „Eine sehr schöne Veranstaltung, ich habe sehr viele Bekannte getroffen. Ach, sehen Sie einmal dort – meine Tante ist auch da!" (Zeigte auf ihr Spiegelbild.)

Als Orientierungshilfe kann ein vertrauter Gegenstand oder ein biografiebezogenes eigenes Foto dienen – wenn wir es gemeinsam mit dem Bewohner/der Bewohnerin aussuchen, findet bereits eine erste Kommunikation statt. Interessieren wir uns für seine „alten Schätze", so lernen wir wieder einen kleinen Teil seines Lebens kennen. Weitere Hilfen, an denen sich der alte Mensch orientieren kann, sind vertraute Gegenstände. Selbstverständlich gehören die eigene Brille und die eventuelle Zahnprothese dazu, um sensorische Beeinträchtigungen auszugleichen, genauso wie das eigene Körperpflegezubehör. Sprechen Sie mit den Angehörigen, es muss nicht unbedingt sein, dass sie Zahnputzbecher, Seifenschale etc. in dezenten Farben frisch aus der Drogerie mitbringen; bekannte Gegenstände aus häuslicher Umgebung wird ein Demenzpatient unter Umständen eher als sein Eigentum betrachten und sich der Verwendung vielleicht spontan bewusst sein.

Die Umgebungsgestaltung ist, eventuell mithilfe der Angehörigen, auch schon vor dem Heimeinzug möglich, um funktionell eingerichtete Zimmer zu personalisieren. Natürlich kann nicht der komplette Hausstand mitgebracht werden, eigene Möbel sind nur nach Absprache mit der Heimleitung möglich. Zur Umgebungsgestaltung zählen aber auf jeden Fall eine Bettdecke, Kissen, gerahmte Bilder, Blumenvasen, kleine

Lampen (z.B. Nachttisch), eine Uhr, ein Kalender (vielleicht Fotokalender), Tischdecke, und kleinere Gegenstände, „an denen das Herz hängt". Eine eigene „Kramkiste" mit vielen vertrauten Gegenständen sowie ein Fotoalbum (oder Ähnliches) sind für die Erinnerungsarbeit von großer Bedeutung; schön, wenn es der Bewohner/die Bewohnerin im Gepäck hat – ebenso wie die Lieblingsmusik auf CD. Vielleicht kann auch schon im Vorfeld abgeklärt werden, ob der neue Bewohner seinen gewohnten Radio- oder Fernsehsender empfangen kann, vielleicht muss noch eine Antenne nachgerüstet werden. Nicht zu vergessen sind religiöse Symbole und Sinnbilder.

Bei der persönlichen Umgebungsgestaltung sind, besonders für Menschen mit Zuwanderungsgeschichte, „Experten" gefragt. Das ist eine der wenigen Gelegenheiten, wo wir uns nicht auf unsere Intuition und auf unsere persönlichen Vorstellungen verlassen sollten – die Gefahr, in Stereotypisierung zu verfallen ist zu groß. Auch das Internet ist hier keine adäquate Informationsquelle. Sollten Sie also keine Hilfe in der Familie erfragen können, sind Kulturvereine oder religiöse Gemeinschaften im Umkreis sicher gerne behilflich.

Leitfaden

Kultursensible Umgebungsgestaltung

Herausforderung

- Schaffung eines Wohnbereichs (Gemeinschaftsräume) mit familiär-therapeutischem Charakter, in dem sich BewohnerInnen jedes kulturellen Hintergrundes wiederfinden;
- individuelle, biografisch orientierte Zimmereinrichtung zur Wahrung der Privatsphäre und für Rückzugmöglichkeit;
- Linderung verschiedener Symptome (z.B. Angst, Unruhe, Unsicherheit, Sturzgefahr, veränderter Tag/Nachtrhythmus).

Möglichkeiten der Gestaltung

- Ruhe- und Gesprächsecken mit verschiedenen Sitzmöbeln, auch Diwan mit bunten Kissen, Sitzkissen und Bodenkissen etc. und entsprechende Lampen, z.B. orientalische Stehlampe);

- Bilderwände (auswechselbare Motive, mit erklärendem Untertitel), z. B. Sehenswürdigkeiten verschiedener Länder, Landschaften, Menschen, Tiere, Pflanzen etc.;
- gemeinsam gestaltete Collagen mit selbst gewählten Gegenständen, Stoffen, Motiven (setzt eine größere Materialsammlung voraus);
- Samowar;
- viele weitere Vorschläge in der Angehörigengruppe auswählen;
- Zimmereinrichtung mit vielen persönlichen Gegenständen (siehe Kap. 12);
- eigene Tapeten oder Stoffe können auch auf größere Leinwände geklebt oder gespannt werden;
- Möglichkeit zur Religionsausübung: Kreuz, Gebetsteppich, kleiner Altar o. ä. (s. Kap. 18);
- Möglichkeit zum Abspielen eigener Musik;
- Radio/TV-Programm.

Regelmäßige Evaluation

- Wohlbefinden des Bewohners/der Bewohnerin (Wünsche, Abneigungen);
- Integration des Bewohners. Resonanz der Angehörigen (weitere Vorschläge, Ideen);
- Resonanz der MitbewohnerInnen (evtl. Erklärungsbedarf?);
- Resonanz des Pflegepersonals. Entspricht die individuelle Einrichtung den Richtlinien der professionellen Pflege, z. B. Sturzprophylaxe etc.?
- Sind Kompromisse oder Absprachen nötig?

13 Erinnerungspflege

Biografiearbeit gehört zur Pflegedokumentation. Meist wird ein Biografiebogen schon bei der Heimaufnahme von Familienmitgliedern ausgefüllt. Vorlagen hierzu sind z.B. im Internet ausreichend vorhanden und ein allgemeiner Biografiebogen genügt dem MDK oder der Heimaufsicht. Für die kultursensible Altenhilfe und den Umgang mit dementen Menschen ist es ratsam, einen erweiterten Informationsbogen zu erstellen. Musterfragebögen als Anhaltspunkt finden Sie am Ende des Buches.

Biografische Angaben sind in der Demenzarbeit von vorrangiger Wichtigkeit. Erinnerungspflege beinhaltet Besinnung, unter Umständen auch Sinnerkennung in der rückwärtigen Beobachtung des eigenen Lebensweges. Erinnerungsarbeit ist sehr persönlich, braucht Zeit und Zuwendung, setzt eine vertrauensvolle Basis voraus. Biografisches Arbeiten ist demnach keine Aufgabe für die ersten Tage in fremder Umgebung. Machen wir uns bewusst, dass es vielleicht das erste Mal ist, das unser Patient sich auf diesen inneren und äußeren Dialog einlässt. Durch die Erinnerungsarbeit kann der alte Mensch durch Reflexion entdecken (und in der hochsensiblen Interpretation dessen, können das auch wir), was zu positiven Veränderungen in der Gegenwart führt. Persönliche und gesellschaftliche Zusammenhänge können erkannt und definiert werden, eigene Fähigkeiten, Fertigkeiten, Kenntnisse, Stärken, Geschicke, Neigungen, Erfahrungen, Talente und Kraftquellen kristallisieren sich heraus – sehr gute Grundlagen, auf die wir im weiteren Pflege- und Betreuungsprozess aufbauen können, indem wir die vorhandenen Ressourcen im Laufe der Zeit wieder mobilisieren können.

Ein Lebenspuzzle zusammenfügen

Besonders wertvoll ist die persönliche Erinnerungsarbeit der BewohnerInnen; sie ist eine Möglichkeit, die gesamte einzigartige Lebensgeschichte zu hören. Diese Erzählung berücksichtigt die Gefühlswelt ebenso wie rationale Denkmuster, Höhepunkte und Tiefen. Für uns geht es darum, zu lernen, wie die Erlebnisse verarbeitet wurden, denn so lassen sich eventuell Schlüsse darüber ziehen, wie unsere BewohnerInnen ihren letzten Lebensabschnitt bewältigen werden.

Im „Erinnerungsgespräch“ haben wir als Pflege- und Betreuungskräfte eine bewusst passive Funktion. Die Entscheidung darüber, was erzählt und durch die Erinnerung zum Teil noch einmal hervorgeholt und aufgearbeitet wird, liegt im Ermessen der BewohnerInnen. Die Tatsache, dass viele Menschen mit Zuwanderungsgeschichte aus oralen Gesellschaften kommen (es wurde vornehmlich mündlich kommuniziert), lässt der erzählenden Erinnerungsarbeit den Vortritt. Sorgen wir also für eine entspannte Atmosphäre und hören aktiv zu. Wenn es uns angebracht erscheint, können wir wahrgenommene Gefühle benennen lassen, um eventuelle (sprachliche) Missverständnisse zu vermeiden, denn unter Umständen erschließen sich uns so neue oder fremde Gefühls- und Lebenswelten. Viele dieser Erfahrungen sind nicht als spezifische kulturelle Besonderheit, sondern als persönliche Erlebnisse und Bewertungen des einzelnen Menschen zu betrachten. Haben wir Wissen über die Geschichte eines Migranten erfahren, so ist dies nur eine einzigartige Geschichte eines einzigartigen Menschen mit Migrationshintergrund.

Aufhänger für erste Gespräche finden wir sprichwörtlich im Gepäck unserer neuen BewohnerInnen. Beobachten wir aufmerksam und tasten uns langsam heran. Fragen wie zum Beispiel: „Dies ist aber ein ausgesprochen schönes Kleidungsstück, haben sie es zu besonderen Anlässen getragen?“ sind unverfänglicher und indirekter als Fragen nach Personen auf einem Foto. Schon in den ersten Wochen werden Sie liebe Gewohnheiten und feste Rituale bei ihnen entdecken. Sei es eine warme Jacke, die „sicherlich schon vor großer Kälte geschützt hat“ oder Schmuck, der regelmäßig getragen wird („den hat ihnen bestimmt ein sehr lieber Mensch geschenkt“). Indirekte Fragen bzw. Feststellungen zu formulieren („die Schuhe sehen aus, als hätten sie schon viel von der Welt gesehen“), oder auch die Bitte um eine Erklärung zu einem späteren Zeitpunkt („wenn ich demnächst ein halbes Stündchen Zeit habe, wäre es schön, wenn sie mir einmal zeigen, wie sie ihr Haar pflegen, ihr Tuch binden, ihre Pfeife stopfen“), bekunden Interesse, ohne offensive Neugier. Auf diese Weise ist es uns leichter möglich, Vertrauen aufzubauen und uns mit der Zeit bis hin zu spirituellen, religiösen oder auch migrationsbedingten Fragen heranzutasten.

Wichtig ist in diesem Zusammenhang, unser Gegenüber genau zu beobachten und niemals zu drängen. Nur Fragen und Themen, die ihm offensichtlich angenehm erscheinen, sollten weiter verfolgt werden. Manche Erlebnisse werden wir uns vielleicht erst mit der Zeit erschließen, einige vielleicht auch nie. Unsere PatientInnen bewerten nicht nur ihre persönlichen Erfahrungen. Wir können davon ausgehen, dass sie auch bewerten, mit wem sie diese teilen wollen. Dies steht ihnen unbedingt zu.

Erinnerungspflege und biografisches Arbeiten bei Demenzkranken ist noch ein wenig sensibler. Diese Tatsache sollte uns dennoch nach Möglichkeit nicht dazu verleiten, Informationen von Angehörigen oder gar fremden Menschen den Vorzug zu geben. So genannte „Kramkisten" habe ich schon im letzten Kapitel angesprochen. Leider werden, wenn ein Angehöriger in einer Altenpflegeeinrichtung seine „letzte Residenz" bezieht, viele hinweisgebende Erinnerungsstücke entsorgt. In vielen Einrichtungen ist es mittlerweile üblich, auch aus dem Servicegedanken heraus, gemeinsam mit den Angehörigen den Umzug zu organisieren. Sprechen Sie nach Möglichkeit die biografiebezogene Aktivierungsarbeit an und erklären Sie den Angehörigen den Stellenwert in der Demenzarbeit, den Mehrwert für den zukünftigen Bewohner, unser Bemühen, seiner Lebensgeschichte gerecht zu werden, ihm Halt zu vermitteln und höchstmögliches Wohlbefinden zu verschaffen. Dabei ist wieder unsere sensible Kompetenz gefragt. Je nach sozialem Umfeld schämen sich die Angehörigen, „den alten Schinken" von der Wand zu nehmen, entsorgen den „ollen Plunder", ersetzen ein Stück Heimatgefühl und Lebensgeschichte durch einen neuen, modernen Kunstdruck oder Cocktailkissen in Modefarben. Nehmen Sie den Angehörigen dieses Schamgefühl, „retten" Sie ein Stück vom alten Glück und erleichtern Sie sich so selbst die zukünftige Arbeit – es lohnt sich im Sinne aller Beteiligten. Nicht immer stehen aber diese Möglichkeiten zur Verfügung, seien wir also flexibel, kreativ und haben das Gelingende im Blick – zum Wohle unserer BewohnerInnen.

Wenn wir den Handlungsbedarf sinnvoll erklären, wird uns (wenn unser neuer Bewohner nicht (mehr) in der Lage dazu ist) sicher eine vertraute Person gerne helfen, bewohnerbezogene Eigenarten, Vorlieben, Abneigungen etc. zu ermitteln.

Bewertungen der Gefühlsebene unserer BewohnerInnen sind „mit Vorsicht" aufzunehmen. In Unkenntnis der manchmal demenzbedingt „verrückten" Gefühlswelt, werden Emotionen eventuell falsch gedeutet. Kann man eine Demenzkranke, die gerade ihre (wenn auch leere) Kaffeetasse verteidigt, unbedingt als rebellisch bezeichnen? Oder ist sie antriebsarm, weil sie sehr gerne im Sessel sitzt und alte Schallplatten hört? Viele ihrer Eigenarten werden wir also im Laufe unserer Betreuungsaufgabe herausfinden müssen, viele Fähigkeiten, Kenntnisse und Kraftquellen selbst entdecken – was für eine Chance!

Kramkisten können in vielen kreativen Stunden in Gruppenarbeit selbst erstellt werden; viele DemenzpatientInnen sind sehr kreativ und finden in der Kunst eine Möglichkeit, sich auszudrücken. Das Arbeitsmaterial ist leicht zu beschaffen: Illustrierte, Kataloge, Fachzeitschriften, alte Bücher, Stoffreste, Fellreste o.ä. Beobachten wir, ob sich unsere Bewohnerin für ein bestimmtes Thema, eine Berufsgruppe, eine Landschaft, für Tiere oder Werkzeuge besonders interessiert. Helfen wir, nur wenn nötig, beim Ausschneiden und aufkleben auf eine stabile Pappe. Diese Sammlung kann – vielleicht auch erst zu einem späteren Zeitpunkt – einen Anknüpfungspunkt zum ersten Gespräch geben. Auf jeden Fall gibt es Gründe genug, die fleißigen KünstlerInnen zu loben, wie akkurat sie schneiden oder welch schöne Farben sie auswählen; man kann betonen, dass man sich die Landschaft sehr gut vorstellen kann, dass man dieses Tier auch gerne streicheln möchte usw. Es gibt immer wieder Gelegenheiten, die persönlichen Schatzkisten anzuschauen und zu ergänzen. So füllen sich nach und nach nicht nur die Erinnerungs-

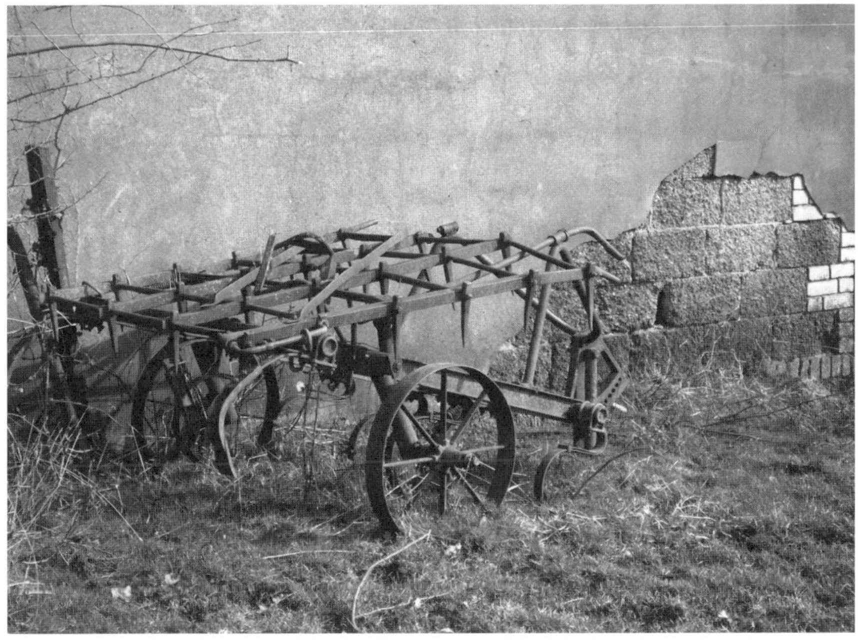

Gute alte Zeit

boxen, sondern vielleicht auch vorhandene Erinnerungslücken – und somit die freien Felder auf unserem „bewohnerbezogenen Fragebogen“.

„Die Dinge dieser Erde

Wenn wir nur in uns selber in Ordnung wären, dann würden wir viel mehr Freude an den Dingen dieser Erde haben. Aber wenn ein Übermaß an Wünschen und Begehren in uns ist, so hören wir diese immer an und vermögen nicht die Unschuld der Dinge außer uns zu fassen. Leider heißen wir sie wichtig, wenn sie Gegenstände unserer Leidenschaften sind, und unwichtig, wenn sie zu diesen in keiner Beziehung stehen, während es doch oft umgekehrt sein kann. Was unscheinbar ist, hat auch seinen Stolz und seine Größe.“

Adalbert Stifter

Leitfaden

Rahmenfaktoren für die Erinnerungspflege

Herausforderung

- Demenzkranken einen Zugang zur eigenen Identität gewähren (Selbstwert erkennen);
- über Trigger einen Zugang zu ihrer Gefühlswelt schaffen, angenehme Gefühle (Freude, Lust.) aktivieren; unangenehme (Furcht, Verfolgungsangst.) erkennen und Beistand leisten;
- Bedürfnisse erkennen und Botschaften verstehen (aktuelles Verhalten, resultierend aus der persönlichen Lebenserfahrung);
- den alten Menschen in seiner Persönlichkeit akzeptieren;
- einen gemeinsamen Weg finden.

Voraussetzung

- Vertrauen stärken (in die eigene Person und in die BegleiterInnen);
- Beständigkeit und Verständnis sicherstellen;
- emotionale Überforderung vermeiden;

- BewohnerInnen in emotionalen Phasen (z. B. „herausforderndes Verhalten") nicht alleine lassen;
- Abgrenzung respektieren;
- Konfrontation vermeiden.

Umsetzung

- Siehe z. B. Kapitel 12, 13, 16

Regelmäßige Evaluation

- Befinden des Bewohners;
- kommunikative und emotionale Erreichbarkeit des Bewohners
- Gibt es weiterführende Möglichkeiten, den Selbstwert des Patienten zu stärken (Förderung, Aufgabenverteilung, auch: sich selbst zu empfinden)?
- Selbstreflexion der Bezugspflegekraft: Besteht ein uneingeschränktes Vertrauensverhältnis auf Gegenseitigkeit?
- Kann ich den Menschen wertschätzen und vermittle ich diese Hochachtung?

14 Körperpflege

Grundsätzlich ist zu sagen, dass ein Patient/Bewohner aus einem fremden Kulturkreis in derselben Art und Weise zu pflegen ist wie einer aus dem bekannten (eigenen). Seine Wünsche/Bedürfnisse werden in der Pflegeanamnese erfragt und gesammelt. Auf Basis dieser Informationssammlung wird dann eine individuelle Pflegeplanung erstellt, welche die PatientInnen/BewohnerInnen sowie die MitarbeiterInnen der Pflege, die TherapeutInnen und die ÄrztInnen zufrieden stellt. In der Pflege gilt der Pflegeprozess für alle Menschen.

Da im Gesundheitswesen heutzutage PatientInnen mit unterschiedlicher Religionszugehörigkeit betreut werden, ist es sicher hilfreich, wenn Pflegekräfte zumindest die Grundzüge und Grundaussagen der Weltreligionen kennen. Diese hier aufzuzählen, führt sicher zu weit und entzieht sich auch in allen spezifischen Einzelheiten meiner Kenntnis. Zu den fünf Weltreligionen, die mir bei meiner Arbeit hauptsächlich „begegnet" sind, zählen Buddhismus, Christentum, Hinduismus, Islam und Judentum. Der Einfachheit halber werde ich, auch in folgenden Kapiteln, Aufzählungen der Religionen immer alphabetisch vornehmen.

In Zusammenarbeit mit einem Pflegesachverständigenbüro und staatlich examiniertem Gesundheits- und Krankenpflegepersonal habe ich die Erkenntnisse meiner Projektermittlung in Bezug auf Pflegesituationen ausgewertet. Eine Anleitung kann nicht gegeben werden, hier ist unsere Eigenverantwortung, unsere soziale Kompetenz und Toleranz gefragt. Nach Möglichkeit besprechen Sie die Richtlinien und pflegerelevanten Vorschriften immer mit dem Patienten/der Patientin, dem Betreuer/der Betreuerin oder, im Zweifelsfall, mit einem Angehörigen der jeweiligen Religionsgemeinschaft. Es ist sehr wichtig, zwischen Kultur, Religion und Nationalität zu unterscheiden. Nicht jeder in der Türkei Geborene ist Moslem. Nicht jeder Moslem lebt streng nach dem Koran. Oftmals verschwinden die Grenzen, gerade zwischen Religion und Kultur. Viele der als religiös angesehenen Unterschiede stellen sich jedoch bei näherer Betrachtung als Traditionen bzw. als Gewohnheiten kultureller Natur heraus. Am Anfang steht oftmals Unsicherheit auf beiden Seiten. Die PatientInnen kennen sich in der deutschen „Pflegewelt“ nicht aus und verfügen nur über geringe Kenntnisse hinsichtlich der Abläufe und der Leistungen. Ohne den Anspruch auf Richtigkeit und Vollständigkeit zu erheben, stelle ich das Ergebnis meiner Recherchen gerne als Arbeitsgrundlage zur Verfügung. Mithilfe des Leitfadens sind also im Vorfeld individuelle Richtlinien für jeden neuen Bewohner zu erfragen.

Pflegerische Besonderheiten anderer Religionen

Zu pflegerischen Besonderheiten im **Buddhismus**: Buddhisten östlicher Länder legen Wert auf eine gleichgeschlechtliche Pflegekraft. Die Füße eines Patienten/einer Patientin sollen nicht in Richtung einer Buddha-Statue oder eines Buddha-Bildnisses zeigen (bettlägerige PatientInnen), da die Füße oft als „unrein“ angesehen werden.

Im **Islam** spricht man von „Körperreinigung“, welche als Ritual betrachtet auch die „innere Reinheit“ symbolisiert. Die linke Hand gilt als „unrein“ und wird weder zum Essen noch zur Begrüßung benutzt. Sämtliche Körperausscheidungen werden als „unrein“ betrachtet. Gläubige Muslime reinigen sich in jedem Fall vor dem Gebet, vor dem Fasten und vor dem Lesen im Koran Hände, Füße und Gesicht unter fließendem Wasser „nur fließendes Wasser hat eine reinigende Wirkung“ – keine Waschhandschuhe verwenden. Die Hände werden direkt nach dem Aufstehen und vor der Nahrungsaufnahme unter fließendem Wasser gereinigt, ebenfalls nach dem Toilettengang. Wenn ein Bewohner den Wunsch äußert, sich wie gewohnt zu reinigen, sollte dies ermöglicht werden, z.B. durch eine Schüssel mit Wasser und einer Schöpfkelle auf der Toilette.

Ist ein Muslim nicht in der Lage, die Körperreinigung selbständig durchzuführen, so ist diese entweder von einer Pflegekraft gleichen Geschlechts oder von den Angehörigen durchzuführen, wobei man der letzten Möglichkeit den Vorzug geben sollte. Der Außenwelt wird so wenig wie möglich vom eigenen Körper gezeigt. Sich anderen, Fremden gegenüber nackt zu zeigen, stellt für Muslime eine Demütigung dar. Die Vorschrift, dass man nicht von einer Person des anderen Geschlechts nackt gesehen werden darf (Ehepartner ausgeschlossen), gilt sogar noch bis über den Tod hinaus. Nicht körperbetonte Kleidung soll bei Muslimas auf jeden Fall alles bis auf Hände und Füße bedecken, gläubige Muslimas tragen ein Kopftuch. Gläubige männliche Muslime dürfen ihre Waden und Unterarme unbedeckt lassen. Diese Vorschriften gelten, außer im eigenen Haushalt, auch nachts.

Nach großer Verunreinigung gibt es außerdem ein erweitertes Reinigungsritual, bei der keine Körperstelle trocken bleibt. Körperhaar im Scham- und Achselbereich wird entfernt.

Meine Informationen zu pflegerischen Besonderheiten im **Judentum** beschränken sich auf Folgendes (aber auch hier ersetzen die allgemeinen Informationen keine individuellen Absprachen): Frauen sollen grundsätzlich nur von gleichgeschlechtlichem Pflegepersonal, Männer dürfen von Personal beiderlei Geschlechts gewaschen werden. Sowohl Männer als auch Frauen dürfen nicht nackt liegen oder stehen. Vereinzelt ist es noch möglich, dass sie bei Bettlägerigkeit und evtl. auch nachts eine Kopfbedeckung tragen möchten. Auch im Judentum kommt dem Händewaschen eine besondere Bedeutung zu, fließendes Wasser soll mindestens nach dem Aufstehen und vor jeder Mahlzeit angeboten werden. Bei Männern wird womöglich nur eine Trockenrasur durchgeführt. Während des Sabbats (von Freitagabend bis Samstagabend) wird im Judentum, außer bei grober Verschmutzung, keine aktive Körperpflege durchgeführt; kranke Menschen dürfen aber zum Wohle ihrer Gesundheit vom Pflegepersonal gereinigt werden.

Oft besteht die familieninterne Verpflichtung, die Grundpflege zu übernehmen – evtl. absprechen und die Angehörigen anweisen, falls medizinisch bedingte Besonderheiten vonnöten sind.

Auch im Umgang mit dementen MigrantInnen sind pflegerische Besonderheiten besonders hervorzuheben. Möglicherweise will der Patient im Laufe seiner Krankheit zu strengen Pflegeritualen zurückkehren, selbst wenn er sie in jüngster Vergangenheit nicht mehr ausgeübt hat und diese den Angehörigen nicht bekannt sind. Stehen uns darüber keine Informationen zur Verfügung, können wir es nur (vielleicht anhand der Aufstellung) ausprobieren. Langsam, sensibel, in ruhiger Atmosphäre und unter größtmöglicher Wahrung seiner Intimsphäre werden wir sicher auch in der Körperpflege gut zusammenarbeiten können.

Anhand meiner Fragebögen konnte ermittelt werden, dass pflegerelevante Handlungen, insbesondere in Bezug auf persönliche Hygiene, nach religiösen Gesichtspunkten variieren können. Rituelle Waschungen z.B., wie sie in verschiedenen Kulturkreisen beschrieben werden, sind aber keine Leistungen, die von der Pflegekasse übernommen werden, wie das Sozialgericht Dortmund in einem 2006 veröffentlichten Urteil entschied. „Hilfe bei der Religionsausübung sei im Leistungskatalog der Pflegeversicherung nicht enthalten".

Als MitarbeiterIn im Pflege- oder Betreuungsdienst tun wir gut daran, uns im Bedarfsfall mit den Angehörigen auszutauschen, welche

Gewohnheiten, Sitten und Gebräuche, aber auch welche religiösen Spezifika gewünscht sind und gebraucht werden. Besonders Bekleidungsregeln können wir sehr wohl in den normalen Arbeitsablauf integrieren, da sie keine zusätzlichen Ressourcen beanspruchen. Die körperliche Pflege wird, soweit dies möglich ist, bevorzugt durch Angehörige übernommen. Hier kann eine Arbeitsteilung zwischen Angehörigen und professionell Pflegenden entwickelt werden. Die Anleitung zur Pflege spielt dabei eine große Rolle.

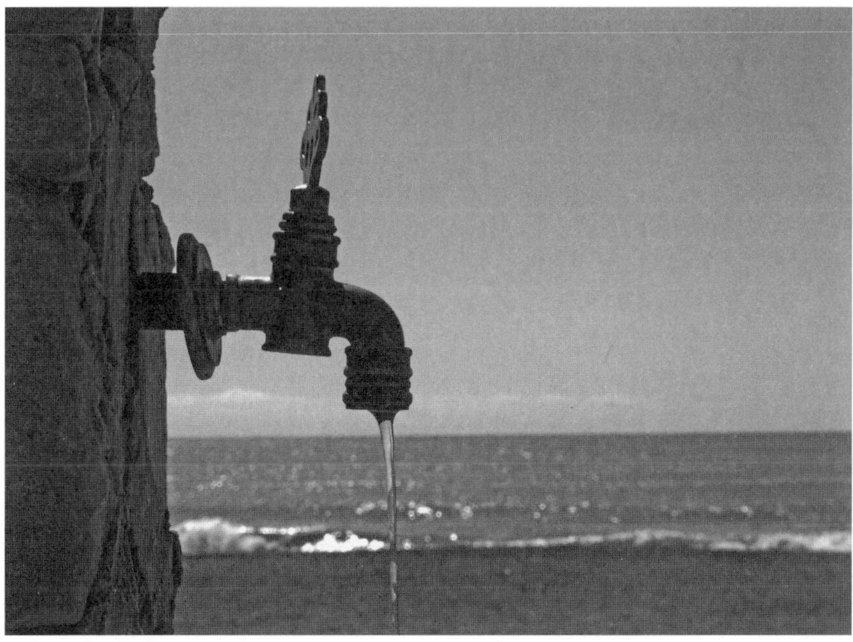

Wasser – ein Urelement

Leitfaden

Kultursensible Körperpflege

Herausforderung

- Hilfestellung oder Übernahme der Körperpflege unter Beachtung der persönlichen, religiösen und kulturbedingten Besonderheiten;
- Körperpflege als nonverbale Kommunikation;
- Grenzerfahrung der eigenen Körperstruktur zur Wahrnehmung der Umwelt.

Absprache und Dokumentation vor dem Einzug

- Pflegeanamnese zur Informationssammlung und Planung der individuellen Pflege (Maßnahmenformulierung).
- Sind die Bedürfnisse und Hygienevorschriften mit den Richtlinien der Grundpflege vereinbar?
- Können gegebenenfalls akzeptable Kompromisse ausgearbeitet werden?
- Möchten Angehörige die Körperpflege, evtl. auch teilweise oder unter Anleitung übernehmen (Intimrasur etc.)?
- Können Gegebenheiten für rituelle Waschungen (auch bei Immobilität) unter fließendem Wasser geschaffen und gewährleistet werden?
- Ist gleichgeschlechtliches Pflegepersonal in jedem Fall sicherzustellen?
- Hygienevorschriften zu den Mahlzeiten (Händewaschung etc.).

Regelmäßige Evaluation

- Pflegerischer Zustand des Bewohners (Pflegevisite);
- Einhalten von Pflege- und Hygienerichtlinien;
- Zufriedenheit des Bewohners und der Angehörigen;
- Reaktion des Bewohners auf sensible Reize (Wärme, Kälte, Berührung, Druck, Massage etc.) und Dokumentation zur Verbesserung der Lebensqualität.
- Wird die Intimsphäre ausreichend gewahrt?
- Selbstreflexion der Bezugspflegekraft in Bezug auf Akzeptanz und Wertschätzung der spezifischen Vorschriften.
- Besteht individueller Weiterbildungsbedarf?

15 Kleidung

Bekleidung als Kommunikationsmittel

Anhand meiner Recherchen habe ich festgestellt, dass es bei Menschen mit Zuwanderungshintergrund diverse „Bekleidungsregeln" geben kann. Inwiefern diese dann ganz individuell befolgt werden sollen, ist nur persönlich zu erfragen. Bei der Kleidung spielen zum Teil religiöse Vorschriften und kulturelle Gewohnheiten für die Pflegebedürftigen oft eine wichtige Rolle. Grundsätzlich unterstützt geeignete Kleidung aber zusätzlich auch die Schutzfunktion der Haut.

Kleidung soll den Menschen vor Unterkühlung und Erfrierung (durch Kälte, Nässe, Wind) und vor einem Hitzeschaden oder vor Sonnenbrand (durch Wärmestrahlung und UV-Licht) schützen und gleichzeitig die Verdunstung des Schweißes beim Schwitzen nicht behindern. Besonderen Extremen wie großer Hitze und eisiger Kälte wie in der Natur sind wir in Pflegeeinrichtungen natürlich nicht ausgesetzt. Dennoch dürfen wir nicht vergessen, dass alte Menschen ein anderes Temperaturgefühl entwickeln. Erfahrungsgemäß frieren sie recht häufig, unter anderem aufgrund eingeschränkter oder mangelnder Bewegung.

Über den Schutzmechanismus hinaus dient Bekleidung als Zeichen und Kommunikationsmittel, das ein breites Spektrum an Signalen zur Verfügung stellt. Die Gründe der Abgrenzung durch Kleidung können gruppenspezifisch sein. So kann man anhand der Kleidung unterscheiden:

- den Volksstamm (stammesspezifische Kleidung),
- die Nation (Nationaltracht),
- die Funktion als Amtsträger (Uniform, Amtstracht, Dienstkleidung) oder als Angehöriger eines Unternehmens bzw. einer Organisation (z. B. Kluft),
- die Religion (religionsspezifische Kleidung), so Kopftuch oder Burka,
- den Beruf (Berufskleidung) – und darin unterschiedliche Funktionen oder Ränge (Arztkittel),
- die Vereinszugehörigkeit (Tracht) etc., die jeweils bestimmte Gattungen und Ränge markiert
- oder auch eine Stimmung, z. B. Trauerkleidung.

Kleidung kann geschlechtsspezifisch, altersspezifisch oder auch standes-/klassen-/kastenspezifisch sein. In den westlichen Industriestaaten begründen die verschiedenen Lebensstile die unterschiedlichen Kleidungsstile bzw. die Abgrenzungen davon. Im Allgemeinen wird das Interesse alter Menschen an Kleidung und ihr Interesse daran, sich durch Kleidung auszudrücken, oft unterschätzt. Das mag daran liegen, dass es für alte Menschen früher üblich war, sich in gedeckten Farben (eher „farblos“) und sehr zurückhaltend zu kleiden. Der Unterschied „Alltagskleidung – Sonntagskleidung“ wird auch teilweise heute noch gepflegt und prägt das Unterbewusstsein.

> Das erinnert mich an einen netten Vorfall: Eines (Wochen)Tages holte ich eine Bewohnerin, die im Rollstuhl sitzt, zum Sitztanz ab. Auf mein Kompliment über ihr heutiges Aussehen entgegnete sie ohne zu zögern und sehr selbstbewusst: „Das trage ich sonntags immer“.

Das Bedürfnis, sich durch Kleidung zu schmücken, aber auch, jemandem den entsprechenden Respekt zu erweisen (z.B. beim Kirchgang, beim Theaterbesuch), ist sowohl Frauen als auch Männern nicht fremd und tief in unserer Erinnerung verwurzelt. Körperpflege und Kleidung sind immer Ausdruck einer inneren Haltung, des momentanen Befindens, des Geschlechtes, aber auch der Individualität. Auch Menschen mit einer Demenzerkrankung lassen sich durch den Hinweis auf eine kommende Veranstaltung oftmals animieren, sich entsprechend zu pflegen oder anzukleiden. Bei der Kleiderwahl des verwirrten Bewohners sind wir beratend tätig. Die Auswahl der geeigneten Kleidung sollte jeden Tag neu, zusammen mit dem Bewohner/der Bewohnerin getroffen werden. Daraus ergibt sich immer wieder eine Gelegenheit, sein Selbstbewusstsein zu stärken. Loben wir seinen guten Geschmack, seine dem Wetter angepasste Auswahl oder dass das gewählte Kleidungsstück passend ist (zum Anlass, zur Augenfarbe etc.). Grundsätzlich ist es für das mentale Befinden der PatientInnen wichtig, tagsüber normale Kleidung zu tragen – auch bettlägerige BewohnerInnen entsprechend bequem, aber nicht in Nachtwäsche kleiden. Dies ist dem Gefühl für den Tag/Nachtrhythmus dienlich und stärkt das „Gesundheitsgefühl“.

Betrachten wir den Einsatz und die Funktion von Kleidung kultursensibel, gibt es Einiges hinzuzufügen. Viele der freiwilligen „Vor-Ort-Redakteure“ verweisen darauf, dass sich die Kleidung in den letzten Jahren stark an westeuropäischer Mode anpasst. Dass sich diese Aussage vornehmlich an der jüngeren Generation orientiert, sehen wir im täglichen Straßenbild. Ältere Menschen, und auch streng Gläubige, kleiden sich nach rituellen oder religiösen Regeln, von denen ich einige ermitteln konnte.

- **Islam**

  Bei Frauen erstreckt sich der Intimbereich vom Hals bis zum Knie. Dieser Bereich ist grundsätzlich – auch im Krankheitsfall und bei der Pflege – abzudecken und vor Blicken zu schützen. Die Bekleidung soll alle Körperteile, mit Ausnahme von Gesicht und Händen bedecken. Das Kopfhaar wird durch ein Tuch vor Blicken geschützt, auch im Krankenhaus! Männer müssen vom Bauchnabel bis zum Knie bedeckende Kleidung tragen.

- **Judentum**

  Je nach Religionsströmung: Sowohl Männer als auch Frauen dürfen niemals unbekleidet stehen oder liegen und tragen, evtl. auch im Krankenhaus und nachts, Kopfbedeckungen. Männer werden einen Hut oder ihr Käppchen („Kippa") bevorzugen, Frauen ein Tuch, unter Umständen auch eine Perücke.

Trotz des Gedankens der Globalisierung ist der Umgang mit Bekleidung im Allgemeinen recht unterschiedlich. Anpassung wird nicht überall gleich geschätzt. Während man z.B. in Indien nicht-indischen Frauen, die Saris tragen, überwiegend positiv begegnet, werden in anderen Ländern ausländische Trägerinnen der jeweiligen Kulturtracht verspottet. Auch unsere deutschen BewohnerInnen reagieren oft wenig tolerant auf unbekannte Kleidungsstile. Hier haben wir als Pflege- und Betreuungspersonal wieder einmal die Aufgabe, zu erklären. Viele unserer alten BewohnerInnen sind wenig gereist, kennen Sitten und Gebräuche, religiös bedingte oder kulturelle Spezifika nicht. Wir lernen also alle – jeden Tag. Alten Menschen ist zum Teil noch der Begriff „unschicklich" bekannt. Auch in ihrer Jugend ging man z.B. nicht ohne Kopfbedeckung zum Gottesdienst. Erklärungen fremder Bekleidung müssen nicht zur trockenen Lehrstunde werden, es kann Spaß machen, gemeinsam einen Sari, einen Sarong oder einen Turban zu wickeln; das wird letztendlich dem Träger, der diese Kunst beherrscht, Bewunderung, auch für seine Geschicklichkeit, einbringen.

Betonen wir nicht die Unterschiede, vergleichen wir. Machen wir deutlich, dass oft Muster oder Stilrichtungen anderer Kulturen ausschlaggebend für die westliche Mode geworden sind, wir haben uns also dort Anregungen geholt. Muster aus dem hohen Norden schmückten Phasenweise unsere Winterpullover; der so genannte „Ethno-Look" verschönert gerade erst mit gewickelten Brokat-Oberteilen und großen Stickerei-Elementen unsere deutsche Wintermode. Auch das Nicht-Verständnis bei Menschen anderer Kulturkreise für große Ausschnitte und kürzeste Minimode wird bei der Mehrheit unserer Senioren auf offene Ohren stoßen, wenn ich mich an vielen Bemerkungen über die Mode ihrer Enkel orientieren darf.

Einsatz und Wirkung von Farben

Nicht zu vergessen sind beim Thema „Kleidung“ der Einsatz und die Wirkung von Farben. Da mich die Farbenlehre schon seit dreißig Jahren interessiert, begleitet und beschäftigt, hier ein kleiner Hinweis darauf.

Farben spielen in vielen Religionen und Kulturen seit jeher eine wesentliche Rolle und haben in den verschiedenen Gesellschaften unterschiedliche Bedeutungen. Riten und Gebräuche werden von bestimmten Farben begleitet. Sie haben in den Religionen und Kulturen immer auch einen symbolischen Wert. Ihre Verwendung bei religiösen Festen wird nie dem Zufall überlassen. Farben symbolisieren Stimmungen, die bei Festen und Gedenktagen ihren Ausdruck finden. Der Symbolwert der Farben ist nicht kulturübergreifend. Ein und dieselbe Farbe kann in der einen Kultur mit positiven Werten belegt sein und in einer anderen mit negativen.

Farben begleiten unser Leben, machen es bunt. In der Werbung kommen sie verstärkt zum Einsatz. Farben können auch „krank machen“, gleichzeitig wird ihnen auch eine therapeutische Wirkung nachgesagt; Farbbestrahlungen werden schon bei sehr vielen Krankheitsbildern eingesetzt. Auch in der Alltagsunterstützung dementer Menschen greift man auf den Einsatz von Farben zurück, z. B. in der Wohnraumgestaltung. Es gibt viele verschiedene Informationsquellen über den Einsatz von Farben und deren Auswirkungen auf unseren Körper und auf unsere Psyche. Ebenso gibt es psychologische Erkenntnisse über die Bedeutung von Farben.

An unserer Orts- und Zeitachse gemessen, leben demente Menschen in einer „verschobenen“ Welt, in einer vergangenen Zeitspanne und in verschiedenen Stufen ihres Lebens, bis auf kurze Augenblicke, die sie in der Gegenwart verbringen. Mit jeder Erinnerungsstufe verbinden sie Gefühlserlebnisse, die sie geprägt haben. Laut Studien sind Farben oder Formen für die menschliche Sinneswahrnehmung die wichtigsten Gefühlserlebnisse. Der Sehsinn liefert rund 80 Prozent aller Informationen aus der Umwelt, die wir im Gehirn verarbeiten. Er hat die höchste Aufnahmekapazität von allen Sinnen, gefolgt vom Gehör und vom Tastsinn. Die vielfältigen Inhalte, Botschaften und Assoziationen, die mit einem Bild in Verbindung gebracht werden, werden sehr schnell transportiert. Zudem unterliegt die visuelle Wahrnehmung nur einer schwachen kognitiven Kontrolle. So können visuelle Reize oft als emotionale Schlüsselreize eingesetzt werden, welche die Aufmerksamkeit erregen und erinnern sollen. Wieder einmal ein Beispiel aus dem Alltag? An einem Sommertag wanderte ich mit einer demenzkranken Dame durch den Park unserer Einrichtung. Mit einem Blick zum Himmel blieb sie stehen und bemerkte: „So blau war mein Kleid, als ich meinen Mann kennengelernt habe, es war das schönste Kleid auf dem Schützenfest".

Es folgt eine kleine Auswahl von Bedeutungen, die Farben (und „Nicht-Farben") zugeschrieben werden sowie deren Einsatz im täglichen Leben, auch kultursensibel betrachtet.

Farben und ihre verschiedenen Bedeutungen:

Schwarz

- Schwarz ist die Farbe der Dunkelheit bzw. der Lichtlosigkeit.; sie drückt Trauer, Unergründlichkeit, Unabänderlichkeit und das Furchterregende und Geheimnisumwitterte aus;
- in Deutschland, USA und in vielen anderen Ländern ist sie die Farbe der Trauerbekleidung ;
- Schwarz ist aber auch Ausdruck von Würde und Ansehen und hat einen besonders feierlichen Charakter.

Weiß

- Weiß ist die Farbe von Licht, Eis und Schnee; sie ist ein Symbol der Reinheit, Klarheit, Erhabenheit und Unschuld;
- sie gilt aber auch als Zeichen der Unnahbarkeit, Empfindsamkeit und kühler Reserviertheit;
- in manchen östlichen Kulturen (z.B. Japan, Korea) ist sie die Farbe der Trauer;
- in der katholischen Kirche: an Herren- und Marienfesten;
- in der evangelischen Kirche: an Christusfesten.

Rot

- Rot ist die Farbe des Feuers; sie erregt Aufmerksamkeit, steht für Vitalität und Energie, Liebe und Leidenschaft;
- Rot kann jedoch auch aggressiv und aufwühlend wirken, da sie auch Wut, Zorn und Brutalität verkörpern kann;
- in der katholischen Kirche: an Pfingst- und Märtyrerfesten;
- in der evangelischen Kirche: an Pfingst-, Apostel- und Märtyrerfesten;
- in China, Albanien, Armenien: Glück und Reichtum (Brautbekleidung).

Orange

- Orange ist die Farbe der untergehenden Sonne; sie ist die Symbolfarbe für Optimismus und Lebensfreude. Sie signalisiert Aufgeschlossenheit, Kontaktfreude und Jugendlichkeit, Gesundheit und Selbstvertrauen;
- Orange kann aber auch Leichtlebigkeit, Aufdringlichkeit und Ausschweifung vermitteln und wird in unserer Gesellschaft oft als billig und unseriös empfunden;
- im Buddhismus: Farbe der höchsten Stufe menschlicher Erleuchtung (trägt z.B. der Dalai Lama);
- in den Niederlanden: Farbe der Freiheit;
- in Irland: Farbe des Protestantismus.

Gelb

- Gelb ist die Farbe der Sonne (z.T. als lebensspendende Gottheit); sie vermittelt Licht, Heiterkeit und Freude. Sie steht auch für Wissen, Weisheit, Vernunft und Logik;
- Schmutzige Gelbtöne dagegen vermitteln negative Assoziationen wie Täuschung, Rachsucht, Pessimismus, Egoismus, Geiz und Neid;
- Gelb ist die Farbe des Lamaismus;
- in Ägypten, dem Orient und Russland: Hochzeitsfarbe.

Grün

- Grün ist die Farbe der Wiesen und Wälder; sie ist eine beruhigende Farbe und steht für Großzügigkeit, Sicherheit, Harmonie, Hoffnung, Erneuerung des Lebens;
- Grün kann aber auch Gefühle wie Neid, Gleichgültigkeit, Stagnation und Müdigkeit vermitteln;
- im Islam: Kultfarbe – wird ausschließlich im religiösen Kontext verwendet;
- in Irland: Farbe des Katholizismus.

Blau

- Blau ist eine kühle Farbe; sie ist die Farbe des Himmels. Sie steht für Ruhe, Vertrauen, Pflichttreue, Schönheit, Sehnsucht;
- Blau kann aber auch Traumtänzerei, Nachlässigkeit oder Melancholie vermitteln;
- Farbe für männliche Säuglinge, weibliche = rosa;
- in der katholischen Kirche: Farbe Mariens;
- in Ägypten: Farbe des Nils = lebensspendend;
- in China: Unsterblichkeit;
- in Indien: Farbe verschiedener Gottheiten (blauer Kopf).

Violett

- Violett ist eine würdevolle Farbe; sie ist die Farbe der Inspiration, der Magie und der Kunst. Ebenso ist sie die Farbe der Mystik, weil sie aus Rot (Welt des Körpers) und Blau (Welt des Geistes) besteht;
- sie ist eine außergewöhnliche, extravagante Farbe, die auch mit Frömmigkeit, Buße und Opferbereitschaft in Verbindung gebracht wird;
- Violett kann aber auch stolz und arrogant oder unmoralisch wirken;
- Farbe des Hinduismus;
- in der katholischen Kirche: Bischofsfarbe, Farbe der Buß- und Feiertage;
- in der evangelischen Kirche: Farbe der Advents- und Passionszeit, Buß- und Bettage;
- oft Farbe des Mysteriums.

Anhand dieser Aufstellung erkennen wir, dass Farben in verschiedenen Kulturen mit unterschiedlicher Aussage bzw. Bedeutung belegt sind. Eventuell können wir uns auch in der Demenzarbeit daran orientieren, damit positive Gefühle fördern und negative vermeiden.

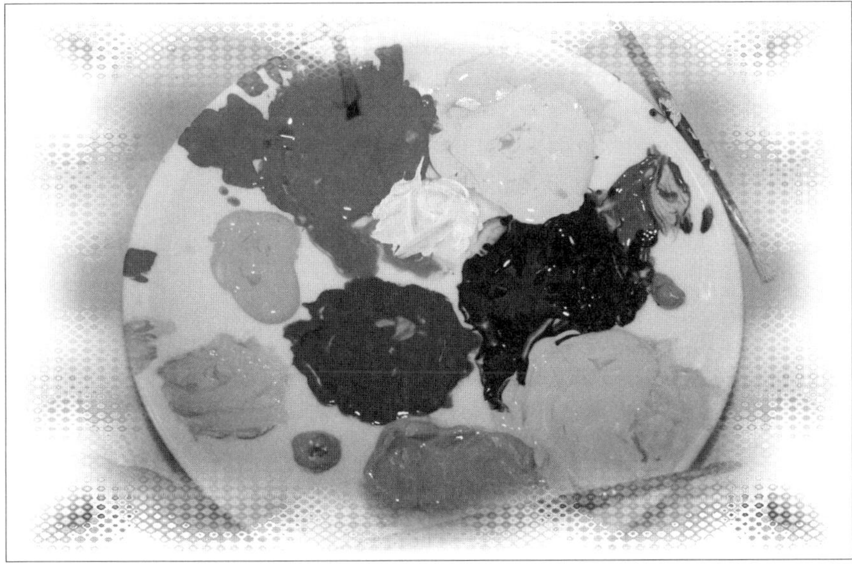

Kunterbunt

Leitfaden

Kleidung zur Förderung des Wohlbefindens nutzen

Herausforderung

- Identifikation und Ausdruck emotionaler Bindung (zu einer Gruppe, einer Religion, zur alten Heimat etc.) durch Kleidung ermöglichen;
- Zugehörigkeitswunsch oder Kleidung als Statussymbol respektieren;
- Selbstwertgefühl und Ausdruck der eigenen Persönlichkeit (auch Tagesstimmung, Trauer etc.) stärken;
- den Bezug zu Erinnerungen, Wünschen, Träumen wahren;
- Kleidungsstücke als Verbindung zu Religion und Spiritualität wertschätzen;
- Körperbewusstsein nicht durch falsche Kleidung manipulieren (z. B. eingeschränkte Bauchatmung durch Hosenbund).

Möglichkeiten der Umsetzung

- Kultursensibles Wissen durch Weiterbildung erwerben;
- Bekleidung mit BewohnerIn (und/oder Angehörigen) besprechen, z. B. beim Wäschewechsel, nach der Reinigung, beim Ankleiden an einem Feiertag etc.);
- Handhabung fremder Kleidungsstücke und deren Bedeutung erklären lassen (Stellenwert erfassen und dokumentieren);
- psychosoziale Unterstützung, z. B. als Hilfe zur Selbsthilfe leisten (Bekleidung und Gestaltung des persönlichen Umfelds nach biografischer Erhebung, nach den Kenntnissen der Farbenlehre etc.);
- Aktivierung und Motivation durch gemeinsame Auswahl der Garderobe zu bestimmten Anlässen;
- zwischen BewohnerInnen durch Aufklärung vermitteln (siehe Kap. 5).

Regelmäßige Evaluation

- Wohlbefinden des Patienten.
- Können weitere Informationen zur Steigerung der Lebensqualität ermittelt werden, die der Patient/die Patientin evtl. nicht verbal äußern kann (ermitteln durch Kulturverein, Religionsgemeinschaft)?
- Ist die Akzeptanz und Toleranz gegenüber evtl. fremder Bekleidung durch MitbewohnerInnen sichergestellt bzw. wird sie gefördert?
- Besteht bereichsübergreifender Informationsbedarf (z. B. zur Hauswirtschaft, Wäscherei)?

16 Wahrnehmung der Außenwelt durch die fünf Sinne

Menschen mit Demenz leiden oft zusätzlich an Einschränkungen ihrer Sinnesorgane, was ihre Situation noch verschlechtert. Eine Beeinträchtigung der Sehfähigkeit, des Gehörs, der Bewegungsfähigkeit, des Geruchssinns, des Geschmackssinns und/oder des Tastsinns führen zu Handlungen, die sie orientierungslos erscheinen lassen. Mangelhaftes Sehen führt zu Missverständnissen mit der Umwelt. Es führt auch zu Täuschungen, die in der Fachsprache „Illusion“ genannt werden: Eine Sache, ein Wort, eine Person wird für etwas anderes gehalten, als es wirklich ist. Die persönliche Orientierung wird durch den Einsatz von Sinneshilfen, wie der Brille, unterstützt – und sie fördern die Kommunikationsfähigkeit der Menschen mit Demenz.

Viele ältere Menschen versuchen, sich durch regelmäßige Aktivität geistig fit zu halten. Dahinter steckt auch die Hoffnung, dass ein „Training“ die Widerstandsfähigkeit des Gehirns gegen Alterskrankheiten erhöht. Bisher gibt es für eine derartige Wirkung des „Hirnjoggings“ aber keinen Beweis. Einigermaßen klar ist, dass es zur Steigerung der Leistungsfähigkeit des Gedächtnisses bei PatientInnen mit Alzheimer-Krankheit nur sehr wenig und vor allem nicht dauerhaft beiträgt. Diese Erfahrungen sprechen nicht dagegen, dass geistige Aktivität, über einen längeren Zeitraum ausgeübt, einen schützenden Effekt haben könnte. Allerdings ist fraglich, ob kognitive Regsamkeit (oder auch die Ausbildung in Schule und Beruf) eine Vorbeugung gegen die Demenz darstellt. Ließe sich der Zusammenhang nachweisen, könnte er die Grundlage für den Versuch sein, durch bevölkerungsweite und lebenslange Übungsprogramme langfristig die Zahl der Demenzkranken zu reduzieren. Andererseits aber könnte man daraus den Vorwurf ableiten, die Betroffenen seien selbst an ihrer Krankheit schuld, weil sie sich nicht genügend angestrengt hätten. Natürlich ist dieser Vorwurf in keinem Fall gerechtfertigt, weil die Entstehung der Alzheimer-Krankheit im Alter von sehr vielen Umständen abhängt. Im Vergleich beispielsweise zu genetischen Risikofaktoren können geistige Aktivität oder Ausbildung nur einen sehr schwachen Effekt haben. Für das Lernen gibt es keine Altersgrenze, es ist jedoch wichtig, dass das Lerntempo selbst bestimmt werden kann, dass vertraute Materialien verwendet werden und dass das Lernmaterial sensorische Veränderungen ausgleicht, z.B. durch Schriftgröße, Beleuchtung und erhöhte Kontraste. Nach einem Projekt: „Medizin des Alterns und des alten Menschen“ (an der Heinrich Heine Universität zu Düsseldorf) steht die Aktivitätstheorie: „Positiver Zusammenhang zwischen Lebenszufriedenheit, hoher sozialer Aktivität und Interaktion“ der Disengagement-Theorie: „Rückzug als Voraussetzung für erfolgreiches Arbeiten (wohlverdienter Ruhestand)“ gegenüber (Hansen 2007); wobei, wie schon erwähnt, überwiegend in unserem Verständnis von Altern in Würde und Akzeptanz, die aktive Gestaltung des Alltags überwiegt. So ist Isolation genauso wie Inaktivität in der gerontopsychologischen Theoriediskussion eher bedeutungslos. In der Betreuung und Begleitung demenzkranker Menschen gehen wir, immer nach neusten Erkenntnissen, zur Kontinuitätstheorie über: „Erhaltung innerer und äußerer Strukturen (Fortsetzung des Gewohnten)“ – soweit als möglich. Dies setzt für unsere BewohnerInnen selbstverständlich voraus, dass externe Hilfen – also auch wir als Pflege- und Betreuungspersonal – genutzt werden können. Sicherheit und das Gefühl von Geborgenheit sind wichtige Voraussetzungen zum Wohlfühlen.

Visuelle Reizwahrnehmung: Das Sehen

Das Farbsehen alter Menschen unterscheidet sich grundsätzlich von dem junger Menschen. Nachdem wir uns bereits mit der Bedeutung von Farben befasst haben, bedenken wir bei der Förderung sensorischer Reize vor allem das verschlechterte Kontrastsehen und die verblassenden Farben bei DemenzpatientInnen und tragen all dem Rechnung. Eine Farbwelt Ton in Ton kann für jüngere BetrachterInnen angenehm erscheinen, stellt aber für unsere PatientInnen unnötigen Stress und Desorientierung durch verringerte Wahrnehmung dar – und steigert somit ihre Verwirrtheit. Sei es mattes, verschwommenes Sehen oder Blendreflektionen, z.B. bei spiegelnden Oberflächen oder metallischen Gegenständen, Unsicherheit und eventuell auch Angst sind vorprogrammiert. DemenzpatientInnen ziehen bekanntermaßen Bodenbeläge in erdigen Farbtönen vor, da sie sich darauf besonders sicher fühlen, während z.B. Blautöne an Wasseroberflächen erinnern und vielleicht deswegen gemieden werden. Farbe kann durch Kontraste Sicherheit vermitteln, das Mobiliar muss sich in den Konturen deutlich von der Umgebung abheben: Treppenstufen müssen mit dem Bodenbelag farblich kontrastieren, genauso Sanitärobjekte vor den Wänden. Sturzprophylaxe ist ein handfestes Argument für ein gezieltes, ausgereiftes Farbkonzept.

Mit dem Einsatz von Spiegeln müssen wir vorsichtig sein. Oftmals erkennen sich DemenzpatientInnen nicht in ihrem Spiegelbild, erschrecken oder haben die Illusion, dass ein bekannter Mensch zu Besuch ist. Auch kultursensibel ausgerichtet ist der Einsatz von Spiegeln oft unterschiedlich belegt. So ist es nicht immer gestattet, „Eitelkeiten" zu pflegen.

Im Umgang mit Menschen in der Sterbephase sind Spiegel ebenfalls von Bedeutung und müssen manchmal verdeckt werden. Sollten Sie sich dennoch dazu entschließen, Spiegel aufzuhängen, gilt es natürlich (ebenso wie bei anderen Orientierungshilfen und Sinnaktivierungen), daran zu denken, sie individuell zu befestigen. Das heißt, auch RollstuhlfahrerInnen müssen die Möglichkeit haben, sich uneingeschränkt betrachten zu können; und auch bettlägerige BewohnerInnen sollten sich bzw. die Uhr, den Kalender etc. auch bei Umlagerung jederzeit sehen können.

Stimulieren wir die visuellen Reize unserer bettlägerigen BewohnerInnen ganz bewusst, damit sie sich nicht im Einerlei der weißen Wände verlieren! Versuchen Sie selbst einmal, eine Weile eine weiße Wand anzustarren, automatisch sieht man irgendwann schwarze, sich bewegende Punkte, die Angst einflößen können, weil sie nicht zuzuordnen sind. Unseren BewohnerInnen könnten diese Flecken als Insekten oder Ähnliches erscheinen. Eventuelle Reaktionen sind für unwissendes Personal oder für BesucherInnen nicht nachvollziehbar. Beugen wir also vor und gestalten das Blickfeld unserer PatientInnen kontrastreich (bevorzugt Schwarz-Weiß-Töne) und mit bekannten, biografiebezogenen Elementen. Als Vorschlag erzähle ich Ihnen gerne von unserem Generationenübergreifendem Projekt: Mit SchülerInnen, welche unsere Einrichtung regelmäßig besuchen, wurden, in Ermangelung passender kontrastreicher Fotos und Bilder, Scherenschnitte erstellt. Nach Tiervorlagen z.B. oder nach Fotos bekannter Gebäude gestaltet, sind sie ein symbolisches Erinnerungswerkzeug und gleichzeitig eine künstlerische Handarbeit.

Weitere visuelle Stimulation, nicht nur für immobile BewohnerInnen, ist der Reiz, Alltagsgeschehen mit den Augen verfolgen zu können, Gegenstände und Personen mit den Augen zu suchen und, vielleicht auch in unserer Begleitung, die sich verändernde Natur, Bäume, Blumen und den Himmel zu betrachten. Ich persönlich schätze diese begleitenden Aktivitäten ebenfalls sehr, sie lassen auch mich wieder einmal ganz bewusst schauen und wahrnehmen.

Piktogramme als Hilfe

Aus Erfahrungsberichten zum Thema „Demenz“, weiß man, dass Demente sehr stark die Symbolik verschiedener Dinge aufgreifen und so einen weiteren Anstoß zur Erinnerung und eine entsprechende Umsetzung dieses Anstoßes haben. Setzen wir Symbole zur Orientierung unserer dementen BewohnerInnen ein, z. B. um die Toilette leichter hinter all den Türen zu markieren, sollten wir vorwiegend auf ältere Abbildungen (wie das berühmte „Manneken Pis/Petit Julien“) zurückgreifen. Moderne Darstellungen sind im Langzeitgedächtnis nicht abrufbar und im Kurzzeitgedächtnis unserer BewohnerInnen nicht verankert.

Die „Online-Redaktion Goethe-Institut e.V.“ (Hanke, 2008) veröffentlichte den Hinweis auf eine interessante Wanderausstellung, die aus sechs bis neun Banner-Displays (195 × 70 cm) besteht und in öffentlichen Einrichtungen sowie auf Tagungen, Kongressen und Symposien eingesetzt werden kann. Diese Ausstellung zeigt Ergebnisse zahlreicher sozialkultureller Projekte, die „Migrantas“ seit 2003 in Berlin, Buenos Aires, Hamburg und Köln realisiert hat. Die Abbildungen, versehen mit zweisprachigen Texten, erläutern die Arbeit mit vielen Hundert Migrantinnen als „visuelle Sprache der Migration“. Das Kollektiv „Migrantas“ macht öffentlich, was Migrantinnen im deutschen Alltag erleben und fühlen – mit Piktogrammen, die auf Zeichnungen von Migrantinnen basieren.

Die argentinische Künstlerin Marula di Como entwarf schon in ihrer Heimatstadt einfache Grafiken und Piktogramme, um der künstlerischen Sprache Ausdruck zu verleihen. Zeitgleich mit der argentinischen Grafikerin Florencia Young siedelte sie nach Berlin über. Gemeinsam entwickelten sie eine Serie von Piktogrammen, welche ihre Gefühle von Fremdsein abbildeten. Bald darauf entstand die Idee, nicht nur die eigenen Empfindungen, sondern die aller Migrantinnen abzubilden und in der Öffentlichkeit zu präsentieren – mit Piktogrammen, die aussagestark und universell verständlich sind. Menschen unterschiedlicher Herkunft können sich in den Bildern wiederfinden, während andere neue Sichtweisen gewinnen oder alte verändern.

Das ist eine gute Möglichkeit, diese Piktogramme im Aktivierungsprogramm der kultursensiblen Altenpflege einzusetzen. In ihrer kontrastreichen und vereinfachten Darstellung sind sie nicht nur hilfreich, interkulturelle Kommunikation zu fördern, sondern auch in der Arbeit mit dementen Menschen geeignet, den Dialog anzuregen. Emotionen lassen sich oft schwer in Worte fassen, Gefühle sich nicht ohne weiteres in andere Sprachen übersetzen. Die vereinfachten Darstellungen liefern einen Gesprächsaufhänger, regen zum Nachdenken an, können Toleranz fördern. Selbst generationenübergreifend können sie Verständnis erwecken. Eingesetzt wie ein Memory® oder, nach Themen sortiert, auch als Fragekarten, lassen sich Aktivierungsstunden spielend gestalten.

Im Übrigen ist es immer wieder einmal möglich, auf Ausstellungen oder Aktionstagen (z.B. bei verschiedenen Alzheimer Gesellschaften) Kunstprojekte dementer Menschen anzuschauen. Oft werden Menschen mit Demenz nur mit ihren Defiziten gesehen, aber nicht die oft hohe und emotionale schöpferische Kraft vermutet, die den Kranken innewohnen kann. Kürzlich wurden in Duisburg die MitarbeiterInnen von 23 stationären Alteneinrichtungen geschult, mit dementen Menschen gemeinsam Kunst zu schaffen, ihnen Kunst auch handwerklich erfahrbar zu machen. Die geschaffenen Exponate waren im Museum anzuschauen – Werke voll von der Intensität der Gefühle, Werke in denen Menschen mit Demenz jenseits der Sprache vermitteln können, wie stark ihre Empfindungen und ihre schöpferische Kraft sind. Lassen wir uns von solchen Projekten inspirieren. Unsere BewohnerInnen

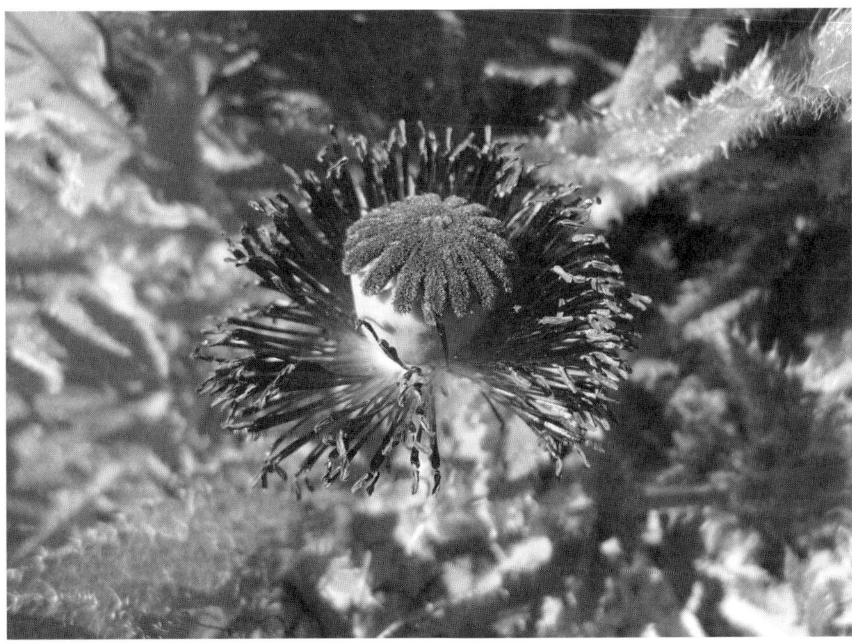

Schönheit nach der Blüte

brauchen nicht nur körperlich Pflege und Unterstützung. Wir schaffen ihnen, mit der kreativen Möglichkeit sich auszudrücken, ein Ventil – und können „unser buntes Wunder erleben".

Leitfaden

Visuelle Orientierung fördern

Herausforderung

- Orientierungshilfen zur Person, zum Ort, zur Zeit schaffen, die die Eigenständigkeit fördern;
- Sturzprophylaxe;
- Missverständnisse durch Sinnestäuschungen und Illusionen vermeiden;
- Förderung der sozialen Globalisierung durch den anerkennenden Umgang mit der Vergangenheit und der Gegenwart eines jeden Einzelnen (Erinnerungspflege und Förderung der mehrsprachigen Kommunikation, z. B. durch ein Kurzaktivierungsprogramm, siehe Kap. 6).

Möglichkeiten

Außer den zum Umgang mit Demenzkranken allgemein empfohlenen Richtlinien:

- Informationsmaterial in großer Schrift und in der Muttersprache zur Verfügung stellen;
- mehrsprachige Türschilder und Aushänge (auch aktuelles Datum, z. B. in spanisch: Montag, 22. März 2010 = Lunes, el 22 de marzo de 2010);
- das Gleiche beim Speiseplan oder beim Veranstaltungskalender;
- Spiele, Zeitungen, Bücher, Filme, Diashow etc.

Regelmäßige Evaluation

- Kontrolle des Sehvermögens und der Sehhilfen.
- Beobachtung mobiler BewohnerInnen: Sind weitere Orientierungshilfen notwendig (Handlauf, Markierung der Treppenstufen etc.)?
- Wird die Bedeutung der Piktogramme verstanden?

- Finden PatientInnen einen Bezug zu den Bildern, können sie sich darin wiederfinden?
- Sind BewohnerInnen durch Informationsmaterial ausreichend unterrichtet?
- Umgebungsbetrachtung aus Sicht (Augenhöhe) des Bewohners: Sind alle Gegenstände in der richtigen Höhe und im passenden Blickwinkel angebracht?
- Steht genügend Bildmaterial zur kultursensiblen Aktivierung zur Verfügung (evtl. Angehörige ansprechen)?
- Supervision: Ist das Personal professionell gekleidet (Dienstkleidung), sodass PatientInnen nicht brüskiert sind (große Ausschnitte etc.)

Haptische Reizwahrnehmung: Der Tastsinn

Tagtäglich nimmt der Mensch, überwiegend unbewusst, Millionen Sinneseindrücke wahr. Die Wissenschaft erkennt hinter den Fähigkeiten, zu sehen, zu hören, zu riechen, zu fühlen und schmecken zu können ganze Sinnessysteme, die mithilfe der Sinnesorgane – Augen, Ohren, Nase, Haut und Mund – Reize registrieren und im Gehirn verarbeiten.

Obwohl man seit Langem sowohl über medikamentöse als auch über nicht-medikamentöse Behandlungsmöglichkeiten bei Demenzerkrankungen forscht, um den fortschreitenden degenerativen Prozess zu stoppen, wurde eine eindeutige Behandlungsform bisher nicht vorgestellt. Hinsichtlich der begrenzten therapeutischen Möglichkeiten ist man lediglich bemüht, den geistigen Abbau zu verzögern und damit dem zunehmenden Verlust an Eigenständigkeit, und somit auch an Lebensqualität, entgegenzuwirken. Hierzu gibt es bereits verschiedene Ansätze zur Intervention, die Wohlbefinden und Lebensqualität positiv beeinflussen können.

Die bewusste Körperwahrnehmung

Einen wesentlichen Beitrag zur Aufrechterhaltung des Wohlbefindens leistet die Interaktion des Patienten mit seiner Umwelt, die bewusste Wahrnehmung des eigenen, ganzen Körpers inmitten seiner Umwelt. Die aktive Kommunikation, dass Empfinden, sich selbst zu fühlen, kann nur durch ein sich veränderndes Reizangebot gefördert werden. Monotones, gleich bleibendes Reizempfinden führt zu Nicht-Wahrnehmung und letztendlich zur Orientierungslosigkeit, auch durch die verlorene Grenzwahrnehmung des eigenen Körpers. Als Folge können Autostimulationsmechanismen auftreten. Eigene körperliche Stimulation wird bei Demenzkranken oft als reiben, wischen oder nesteln beobachtet. Wir müssen diesen Versuch als Signal verstehen, als Aufforderung, fehlende haptische Stimulation auszugleichen. Das „Fühlen" und, daraus folgend auch das „Be-greifen" verschiedener Körper, ungleicher Oberflächen etc. ist uns sicher aus der „10-Minuten-Aktivierung nach Schmidt-Hackenberg" bekannt.

Andere Eigenstimulation, wie sich wiederholende Bewegungen, Schaukeln, Klatschen, Kratzen auf der Tischplatte (oder auf der Bettdecke, auch sich selbst oder andere kratzen), sollten wir grundsätzlich als Bitte um Stimulation betrachten. Oft sind wir intuitiv versucht, unserem Bewohner einen Gegenstand zu reichen, damit er sich ruhig verhält und uns (oder die Gruppe) nicht weiter durch seine „Verhaltensauffälligkeit" stört. Mit dieser Hintergrundinformation können wir ihn und sein verlorenes Körpergefühl demnächst bewusst unterstützen, zum Beispiel durch leichte Bewegungsübungen. Balltreten lässt ihn seine Füße spüren, einen Ball kneten, stärkt auch sein „Fingerspitzengefühl". Selbst Winken lässt ihn Bewegung und dadurch Körpergefühl empfinden und ihn nicht gefühlsmäßig mit seiner Umwelt verschmelzen.

Auch für bettlägerige BewohnerInnen ist die Wahrnehmung des Körpers, der eigenen Konturen, wichtig. Diese Stimulation lässt sich durch den zeitweiligen Einsatz von Vibrationskissen erlangen, aber auch in der, die tägliche Grundpflege ergänzende „basale Stimulation". Mit einem Massageduschkopf z.B. können wir ohne zusätzlichen Zeiteinsatz, durch unterschiedlichen Duschstrahl das Wasserprickeln auf der Haut verändern; Abreibungen mit einem Schwamm oder mit einen Massagehandschuh sind genauso wenig zeitintensiv wie ein „normaler" Grundpflegevorgang. Selbst das Abtrocknen und das anschließende Eincremen lassen sich durch gezielte, kreisende Bewegungen, durch das bewusste Ausstreichen in Richtung der Gelenke oder durch leichte Klopfmassagen ohne Mehraufwand durchführen. Nach Möglichkeit animieren wir unsere BewohnerInnen natürlich, sich selbst zu pflegen, z.B. fordern wir sie auf, ganz bewusst erst das linke, dann das rechte Bein abzutrocknen, das soll ihr Körpergefühl, ihre Motorik und ihre Orientierung fördern. Stimulation der Finger und der Zehen lassen sich ebenfalls sehr leicht ins Pflegeprogramm einbinden, z.B. durch den Einsatz einer Nagelbürste und pflegender Handcreme. Tun wir dies also, zum Wohle unserer BewohnerInnen, ganz bewusst.

Nicht nur kultursensibel betrachtet, ist die erklärende Kommunikation mit BewohnerInnen und Angehörigen auch in diesem Zusammenhang wichtig. Wenn sie z.B. Sisalmatten im Bad verwenden, um ganz nebenbei das „Fußgefühl" zu intensivieren, erklären Sie deren Sinn und Zweck. Es ist keine Sparsamkeit der Einrichtung, dass sie keine weichen Flor- oder Gummimatten anschaffen. Auch unterschiedliche Kissenbezüge im Bett (Frottee/Biber/Rips/Fell) deuten nicht auf einen Mangel an passender Bettwäsche hin. Angehörige können Sie unterstützen, wenn sie darüber aufgeklärt werden, dass es sinnvoll sein kann, Pantoffel mit Felleinlage oder Badeschuhe mit Noppenfußbett genauso wie Frotteeschlafanzüge anzuschaffen.

Meinen Recherchen zufolge ist der Umgang mit alten Menschen und, daraus folgend, auch ihr Ansehen in der Gesellschaft weltweit recht unterschiedlich. In vielen Ländern werden sie als Person und Persönlichkeit durchaus mehr geschätzt und anerkannt, ebenso ihr Wissen und ihre Lebenserfahrung sowie das, was sie geschaffen und weitergegeben haben, als ich dies in unserer deutschen Gesellschaft manchmal beobachte. Der Mangel an Anerkennung äußert sich z.B. auch darin, dass man den SeniorInnen vieles abnimmt, sie aber dadurch nicht unwesentlich ihrer selbständigen Lebensführung „beraubt". Demzufolge entsteht eine gewisse Erwartungshaltung der SeniorInnen ihrer Familie und der restlichen Umwelt gegenüber, welche sich mit dem Einzug in eine Pflegeeinrichtung auf das Personal übertragen kann. So ist es unter Umständen nicht immer leicht, die alten Menschen zu motivieren, sie in diverse Aktivitäten einzubeziehen und ihnen aktive Körpererfahrung näherzubringen. Es kann hilfreich sein, wenn die Maßnahmen vom Hausarzt als einer „höheren Instanz" empfohlen werden.

Auch hier möchte ich darauf hinweisen, dass bei allen, den Körper betreffenden Abläufen (Massage, basale Stimulation, Ergotherapie etc.), die Tabuzonen beachtet und gleichgeschlechtliche Pflegepartner sichergestellt werden müssen, wenn dies (z.B. in der Religion begründet) dokumentiert wurde.

Erste Schritte zu einer gesteigerten Körpererfahrung sind z.B. der Austausch des Fernsehsessels gegen einen bequemen Schaukelstuhl; ein Deckenventilator (keine Verletzung möglich?), der durch sanfte Luftumwälzung Kühlung „fühlen" lässt oder die sensible Platzzuweisung im Freien auf eine so genannte Hollywood-Schaukel. Bringen wir unseren PatientInnen die ungewohnte Übung vorsichtig näher, um keine Angst vor Unbekanntem und einen darauf folgenden Rückzug heraufzubeschwören. Der Sitztanz mit sanften Bewegungen, Schunkeln usw. ist ein weiterer Schritt.

Direkter, vielleicht unbekannter Körperkontakt kann in einem „Snoezel-Raum“ zugänglich gemacht werden. Probieren wir es aus. „Snoezelen®“ erfolgt meist in speziell ausgestatteten Räumen. In einer ruhigen, entspannten und stimmungsvollen Atmosphäre werden dort die primären Sinne durch Musik, Lichteffekte, leichte Vibrationen, taktile Stimulationen und angenehme Gerüche angesprochen. Sie fördern ein Gefühl von Wohlbefinden, Sicherheit und Entspannung, ohne irgendwelche intellektuellen Anforderungen zu stellen. Der Begriff „Snoezelen“ ist ein Kunstwort, welches sich von zwei niederländischen Begriffen ableitet:

„snuffelen“ (schnüffeln = tun, was man will) und
„doezelen“ (dösen = entspannen).

Der Begriff beschreibt eine Methode, die Mitte der 70er Jahre in Holland als Freizeitangebot für Schwerst- und Mehrfachbehinderte entwickelt wurde. Eventuell kommt diese Methode einem verstärkten Ruhebedürfnis, einer natürlichen Konsequenz aus der Tatsache: „bedient – weil geehrt“ für den Anfang entgegen, wenn auch noch der gesundheitliche Aspekt betont wird und die Zeit der Ruhe nicht als „vergeudete“ Zeit (siehe Kap. 2) betrachtet wird. Über vielfältiges Material, Räume für die Sinneserfahrung zu gestalten, bietet sich sehr gute Lektüre an, z.B. „Snoezelen, eine Einführung in die Praxis“ von Prof. Dr. Krista Mertens. Letztendlich ist der Phantasie keine Grenze gesetzt. Natürlich beobachten wir unsere BewohnerInnen bei dieser Sinnesstimulierungs- und Entspannungstherapie, um Zustimmung oder Ablehnung eines Reizes zu bemerken und auch eine Reizüberforderung zu vermeiden.

Insbesondere Demenz-PatientInnen können von der Situation schnell überfordert sein. Der Bewohner/die Bewohnerin soll – soweit er dieses kann – selbst entscheiden, welche Elemente der Entspannung, aber auch der Sinnstimulierung er nutzen möchte. Dieses umfasst die Form, die Intensität, die Reihenfolge und die Dauer der Reize, denn wir wollen vermeiden, dass eventuell negative Gefühle wieder an die Oberfläche kommen. Unser gemeinsames Ziel ist die Steigerung des Konzentrationsvermögens, aber auch des Wohlbefindens und der Lebensqualität. Unsere PatientInnen können in die Lage versetzt werden, ihren eigenen Körper bewusster zu erleben und gleichzeitig Zuwendung, Sicherheit und Geborgenheit zu erfahren. Auch für uns als Pflege- und Betreuungspersonal ist es immer wieder erfreulich, unsere BewohnerInnen nicht nur als „Pflegefall“ zu erleben, sondern als Menschen, die Spaß am Leben haben können.

In der Ergotherapie ergeben sich ebenfalls vielfältige Möglichkeiten, Wahrnehmungsfähigkeiten zu fördern. Mögliche Bewegungsförderung für Demenzkranke finden sich auch in der basalen Stimulation, die Prof. Christel Bienstein in den 80er Jahren aufgegriffen und in Kooperation mit Prof. Dr. Andreas Fröhlich zur Früh- und Wahrnehmungsförderung von schwerst- und mehrfachbehinderten Kindern auf die Pflege Erwachsener übertragen hat (Nydahl/Bartoszek 2008). Die Micro-Stimulation (MiS), ein dynamischer, pflegetherapeutischer Ansatz zur Wahrnehmungs- und Bewegungsförderung, auch im Einsatz in der Demenztherapie, befindet sich in einem kontinuierlichen Entwicklungsprozess. Das hat das Medizinische Wissensnetzwerk der Universität Witten/Herdecke in seinen Leitlinien für Betroffene, Angehörige und Pflegende ermittelt und es informativ zum Thema „Demenzkrankheit“ (Alzheimer und andere Demenz-Formen) zur Verfugung gestellt.

Grundsätzlich kann man behaupten, dass der Tastsinn, als haptischer, Reiz verglichen mit den anderen Reizen meist untergeordnet behandelt wird, obwohl viele Studien beweisen, wie wichtig Berührung für das menschliche Wohlbefinden ist. Allein in der Hautoberfläche einer Hand

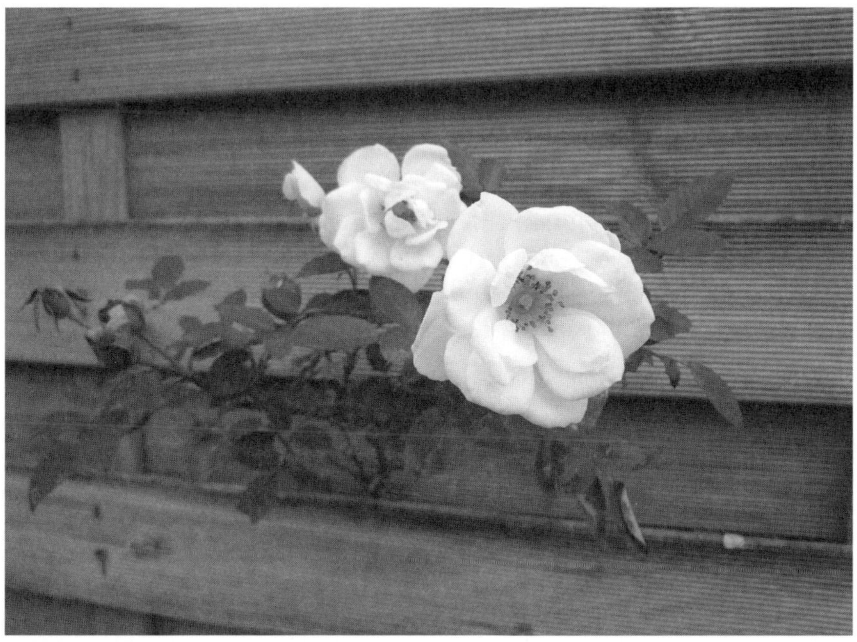

Ein Blick hinter die Kulisse

Leitfaden

Kultursensible Körperstimulation

Herausforderung

- Körperwahrnehmung durch verändertes Reizangebot fördern;
- Eigenständigkeit fördern;
- Unruhezustände, die auf fehlende Stimulation zurückzuführen sind, vermeiden;
- Selbstverletzung (z. B. Kratzwunden) verhindern;
- Lebensqualität steigern.

Möglichkeiten

- Hautstimulation in die Grundpflege einbeziehen (Dusche, Bürsten, Einreibungen, Massage etc.);
- Bett- und Nachtwäsche unterschiedlicher Qualität (Biber, Frottee, Rips);
- Massagekissen, Sitzsack, Schaukelstuhl etc.);
- bewegungsfördernde Maßnahmen für alle Gliedmaßen;
- Barfußpfad, auch in kleinem Rahmen;
- Reflexzonenmassage;
- Ballspiele mit Frottee-, Koosh-, Noppenball;
- Einsatz von Fühlkästen in der Kurzaktivierung.

Regelmäßige Evaluation

- Beobachtung: Sind DemenzpatientInnen nicht überfordert?
- Wird das Bedürfnis nach gleichgeschlechtlichem Pflegepersonal auch in der Ergotherapie etc. sichergestellt?
- Wird die persönliche Körpergrenze der PatientInnen respektiert?
- Sind BewohnerInnen und Angehörige über Sinn und Hintergrund der Maßnahmen informiert?
- Können Angehörige nach Anleitung in die Maßnahmen einbezogen werden?
- Aktivierung nicht als Dauerprogamm durchführen!

sollen 10.000 Rezeptoren sitzen, die auf Signale warten – aktivieren wir sie, indem wir die PatientInnen aktivieren. Unsere BewohnerInnen brauchen uns, um ihnen die Umwelt auf die einfachste Art und Weise näherzubringen – und sie brauchen unsere Nähe, um andere Menschen wahrnehmen zu können. Seien wir uns dessen bewusst!

Olfaktorische Reizwahrnehmung: Der Geruchssinn

Der Duft der Dinge
ist die Sehnsucht,
die sie uns
nach sich erwecken.

Christian Morgenstern (1871–1914)

Ohne eine gute Nase wäre das Leben ärmer und auch gefährlicher. Ein kleiner Bereich oberhalb der oberen Nasenmuschel des Menschen, die Riechschleimhaut, wird als „Geruchsorgan" bezeichnet und enthält die auf die Wahrnehmung von Duftmolekülen spezialisierten Sinneszellen. Es gibt ca. vierhundert unterschiedliche Rezeptoren beim Menschen, welche jeweils auf einen Duftstoff ansprechen. Die hedonische (griechisch „Lust, Freude") Bewertung von Riechstoffen, im Gegensatz zu Geschmacksstoffen, wird beim Menschen weitgehend in den ersten fünf bis zehn Lebensjahren erlernt. Ungeübte können nur rund 5 % von etwa 10.000 Gerüchen korrekt benennen. Durch intensives Training jedoch lässt sich die Trefferquote enorm steigern. Meistens spielen persönliche Erfahrungen, die wir an einem bestimmten Ort mit dem Geruch gemacht haben oder Ereignisse, welche wir mit dem Geruch assoziieren eine Rolle. Die persönliche Bewertung eines Geruchs, ob angenehm oder nicht, findet vor der eigentlichen Geruchserkennung statt.

In Kurzform kann man sagen, dass Gerüche nicht wie Vokabeln gelernt werden müssen, sondern sofort gespeichert werden. Ein Schaltkreis des Gehirns ist vor allem für die Vermittlung des Gefühls zuständig, das wir empfinden, wenn wir einen Duft wahrnehmen. Das heißt, jeder Mensch hat eine subjektive Wahrnehmung und auch eine Bewertung von allen Düften, die ihn umgeben; Gerüche, die er irgendwann im Laufe seines Lebens wahrgenommen hat – auch wenn er sich später nicht mehr an die Situation erinnert. Erfahrungen und Emotionen, welche man mit einem bestimmten Duft verbindet, können unter Umständen sowohl im Positiven als auch im Negativen wieder zum Tragen kommen.

Professor Harald Euler von der Universität Kassel hat das, nach Angaben der Hochschule weitgehend unbeachtete Phänomen „Geruchstrost" genauer untersucht. Als Fakt stellt er dar, dass Frauen evolutionsbedingt besser riechen können als Männer. Es sei zudem bewiesen, dass bei Männern, häufiger als bei Frauen der Geruchssinn lückenhaft sei, betont Euler. Er vermutet, dass der ausgeprägte weibliche Geruchssinn mit der Ernährung von Kleinkindern zu tun hat, Mütter müssen anhand des Geruchs feststellen können, ob die Nahrung für das Kind genießbar ist (Euler 2007).

Marcel Proust beschreibt in seinem Buch „Auf der Suche nach der verlorenen Zeit", dass ihn der Geruch von Madeleines (ein Gebäck) und Lindenblütentee in seiner Vorstellung an den Ort der früheren Kindheit zurückversetzt. Über Seiten hinweg erzählt er von der alten Zeit – seine Vorstellungskraft scheint hierbei keine Grenzen zu finden (Proust 2008).

In gleicher Weise können allerdings auch Erinnerungen an traumatische Ereignisse ausgelöst werden (z.B. bei ehemaligen Soldaten). Beim Menschen können manche unangenehmen Gerüche Schutzreflexe (wie Würgereflexe) auslösen, z.B. wenn Menschen bei Fischgeruch unter Übelkeit leiden, nachdem sie Jahre zuvor einmal verdorbenen Fisch gegessen haben. So dient der Geruchssinn zum einen als Schutz vor Gefahren, zum anderen kann er zur Lebensfreude beitragen.

Ca. 80 % des Geschmacks kommen über den Geruchssinn zustande. Im Alter verlieren viele Menschen ihren Geruchssinn ganz oder teilweise, insbesondere als Alzheimer-PatientInnen. So gehen bei geruchsblinden Menschen nachvollziehbar auch Gefühle verloren.

Aromatherapie und Aromapflege

> „Alles ist Gift und nichts ist ohne Gift. Alleine die Dosis macht, dass ein Ding kein Gift ist."
>
> Paracelsus

Am Beispiel der Demenz wird die Aromatherapie exemplarisch als nicht-medikamentöses Behandlungsverfahren vorgestellt. Anhand verschiedener Studien werden ihre Wirksamkeit und ihr Nutzen sowie eventuelle Nebenwirkungen kritisch betrachtet. Die Forschungen darüber sind noch nicht abgeschlossen. Ätherische Öle können zur Beruhigung bei Unruhezuständen und zur Steigerung des Wohlgefühls als zusätzliche Therapie bei demenzkranken, älteren Menschen eingesetzt werden.

Einer derjenigen, die die Anwendung duftender Pflanzenstoffe zu Heilzwecken einsetzte, war der englische Arzt und Astrologe Nicholas Culpeper schon Anfang des 17. Jahrhunderts. Seine Veröffentlichungen über heilende und stimulierende Eigenschaften von Kräutern und Pflanzenessenzen beeinflussten Alchemisten, Heiler und Ärzte Europas. Der französische Chemiker Dr. Gattefosse prägte zu Beginn des 20. Jahrhunderts den Begriff „Aromatherapie". In Deutschland entwickelte sich die Naturstoffforschung.

Seit Jahren erfreut sich die Aromatherapie immer größerer Beliebtheit. Einfache Anwendungsmöglichkeiten und Rezepte machen die Anwendung immer interessanter. Die therapeutischen Anwendungen sind vielfältig, in einigen Fachbüchern wird die Verwendung ätherischer Öle als Raumbeduftung bevorzugt – auch Verwendungen bei Bädern, Massagen und Umschlägen sind denkbar.

Eine wichtige Bedeutung in der Arbeit mit demenzkranken Menschen haben besondere Erlebnisse, die die Alltagsroutine unterbrechen und mit Freude und Aufmerksamkeit begleitet werden. So werden Pflanzendüfte nicht als Therapie im klassischen Sinne verwendet, sondern vorwiegend dazu genutzt, positive Erinnerungen zu wecken, die durch ein Geruchserlebnis im Langzeitgedächtnis gespeichert sind. Naturreine ätherische Öle wirken auch, wenn sie nicht bewusst wahrgenommen werden. Die Leistung des menschlichen Gehirns wird in Schwellen angegeben, es wird zwischen der Wahrnehmungs- und der Erkennungsschwelle unterschieden. So reicht z.B. ein Milligramm Vanille pro 1000 qm Raumluft, um einen Riecheindruck hervorzurufen. Um den Geruch zu erkennen, muss die Konzentration etwa 50-fach höher sein (Zimmermann 2006). Bei entsprechender Auswahl und Dosierung können wir nicht nur die Raumatmosphäre beeinflussen. Aufgrund ihrer inhaltlichen Zusammensetzung können ätherische Öle, auf 100 % naturreiner Basis, stimulieren, entspannen, anregen oder das seelische Gleichgewicht unterstützen. Für unsere PatientInnen können ätherische Öle in Verbindung mit kleinen Massagen (z.B. Handmassagen) eine wohltuende Bereicherung sein, Wertschätzung und Geborgenheit, „Gehaltenwerden" vermitteln. Das gemeinsame, bewusste wie unbewusste Dufterleben verbindet und intensiviert das Verhältnis zwischen Pflegekraft und PatientIn. Besonders im Zusammenhang mit der Bezugspflege wird man uns vielleicht nicht unbedingt persönlich, wohl aber vielleicht am Duft erkennen – man muss sich sprichwörtlich riechen können.

Laufende Fortbildungen und Schulungen, verantwortungsbewusster Umgang mit ätherischen Ölen und die Absprache mit dem Patienten, dem Arzt und eventuell auch den Angehörigen sind die Basis und Voraussetzung für die Aromapflege (auch um allergische Reaktionen oder Hautreizungen zu vermeiden). Dazu zählen ebenfalls die persönliche Erfahrung sowie der Austausch mit anderen Pflegenden.

Betrachten wir die Aromapflege unter kultursensiblen Gesichtspunkten. Der Gebrauch aromatisch duftender Pflanzenstoffe zu Heilzwecken ist uralt. In fast allen Kulturen des Altertums wurden getrocknete Pflanzen, Harze, Früchte und Rinden als Opfer für die jeweiligen Götter geräuchert und auch zur Behandlung von Kranken mit Ölen und Salben eingesetzt. Räucherungen und der Einsatz duftender Pflanzenessenzen zu Heilzwecken war den alten Hebräern, Sumerern, Assyrern und Chinesen ebenso bekannt wie den ägyptischen Priestern, die Räucherkerzen, Salben und Pulver herstellten. Zur Einbalsamierung der Toten verwendeten sie ebenfalls ätherische Öle. Bei Arabern, Griechen und Römern erlebte der Gebrauch von aromatischen Stoffen in der Antike einen enormen Aufschwung.

Die Geschichte des Räucherns ist so alt wie die Menschheit selbst. Mit Beginn der Fähigkeit, ein Feuer zu entzünden, genossen es die Menschen, daneben zu sitzen und die wohltuende Wärme zu genießen. In dem Feuer wurden verschiedene Sorten Holz verbrannt und mit dem Rauch stiegen wohltuende Dämpfe auf. Die verschiedenen Gerüche, die das Feuer verströmte, versetzten die Menschen in unterschiedliche Stimmungen. Als man zudem die Heilwirkungen der Pflanzen und Bäume kennenlernte, wurde das Räuchern zunehmend zu einem Ritual. Aus dem besonders innigen Verständnis der Menschen zur Natur heraus, konnten sie Gerüche bedeutend intensiver wahrnehmen. Auf diese Art entstanden unterschiedliche Räucherzeremonien in verschiedenen Bevölkerungsgruppen. Auf der bekannten Weihrauchstraße von Südarabien zum Mittelmeer wurden z. B. Myrrhe und Weihrauch zwischen Afrika, Arabien und Europa transportiert. Die Kunst des Räucherns begleitete die Menschen auf allen wichtigen Stationen ihres Lebens: zur Vorbereitung von Hochzeiten, zum Reinigen, zur Bestattung, zur Heilung von Krankheiten und zur Huldigung der Götter. Im Rauch wurden auch Orakel befragt. Es hieß, dass die Seele der Pflanzen mit dem Rauch aufsteigt (Huber/Schmidt, 2002).

Noch heute wird in vielen Teilen der Welt zeremoniell geräuchert – so auch in Indien, in Tibet und bei indianischen Stämmen. Letztere nehmen über Räucherzeremonien angeblich Kontakt zu ihren Vorfahren auf und suchen darin den Sinn des Lebens. Das Räuchern ist tief im Schamanismus verwurzelt. Diese frühe Form von Religion – deren Wortherkunft übersetzt so viel wie „mit Hitze und Feuer arbeiten" bedeutet – hat über zigtausend Jahre lang die Kulturen der Menschheit entscheidend geprägt. Dabei gehörte das Räuchern stets zu den wichtigsten rituellen Praktiken schamanistischer Kulte. Später wurde es von den Religionen der Antike übernommen und hat auf diesem Weg schließlich auch Eingang in die heutigen Zeremonien des Christentums, des Judentums oder des Islam gefunden (Fischer-Rizzi/Ebenhoch 2008). Die Entwicklung der letzten Jahrhunderte ließ den intensiven Kontakt zu der Natur allerdings zurücktreten und die Räucherkunst etwas in Vergessenheit geraten.

Die Zeremonie des Räucherns erfordert Ruhe und Entspannung, Zeit für uns selbst und Zeit für unsere Mitmenschen. Räucherdüfte sollen auf den gesamten Menschen – den Körper, die Seele und das Unterbewusstsein – wirken. Die aufsteigenden Kräuteressenzen sollen durch intensive oder auch unterbewusste Wahrnehmung bewirken, dass sich Entspannung einstellt. Es heißt auch, dass der aufsteigende Rauch alle Probleme und Sorgen mit sich aufsteigen lässt und uns so hilft, mit vielen Dingen „fertig“ zu werden. Duftmoleküle werden freigesetzt, die über den Atem in den Körper gelangen. Die Riechzellen in der Nase werden dabei stimuliert und geben so ihre Botschaft an das Gehirn weiter.

Der wichtigste Räucherstoff des Altertums, das so genannte „Olibanum“ oder Weihrauch, war selten, begehrt und so kostbar, dass das natürliche Harz der Balsambaumgewächse über die Jahrhunderte hinweg in Gold aufgewogen wurde. Weihrauch wurde somit zu einem wichtigen Bestandteil der religiösen und weltlichen Lebensweise. So diente er bei den Christen nicht nur als Zeichen der Ehrfurcht und des aufsteigenden Gebets, sondern auch als Duftstoff, zur Desinfektion und als Heilmittel, das nahezu alle berühmten Ärzte in Form von Pulver, Pflaster oder Salben verarbeiteten. Auch heute noch, in Zeiten der permanenten Reizüberflutung, ist es wichtig, Körper, Geist und Seele in einen gesunden, natürlichen Einklang zu bringen.

Längst hat sich die Aromatherapie als komplementäres Heilverfahren zur Schulmedizin etablieren können und auch das Räuchern, welches die Wurzel der heutigen Aromatherapie und Parfümerie darstellt, ist nach wie vor in vielen Kulturen ein wichtiger Bestandteil eines ganzheitlich medizinischen Ansatzes.

Abschließend ist zu sagen, dass die Wirksamkeit von Aromatherapien, besonders in der Alltagsbegleitung dementer Menschen, in Metaanalysen nicht eindeutig nachgewiesen wird. Daher kann sie nach derzeitiger Datenlage nur als Hilfsmittel für eine intensive Zuwendung zum Patienten dienen.

Vorlieben zu bestimmten Düften müssen individuell herausgefunden werden. Haben wir keine weiteren biografischen Informationen, ist es einen Versuch wert, sich daran zu orientieren, wo unsere PatientInnen aufgewachsen sind. Pflanzen, die dort wachsen, könnten uns in unserer Arbeit unterstützen, wie Dr. J. Stephan Jellinek (Parfümeur) in seinem Buch „Parfum – der Traum im Flakon“ (Jellinek 2000) beschreibt. Dazu gehören Blumen genauso gut wie Kräuter, aber auch Früchte, die man aus der alten Heimat kennen könnte.

> Ich habe keine Lust, Verse zu schreiben,
> also zünde ich meine Räucherpfanne an
> mit Myrrhe, Jasmin und Weihrauch,
> und die Verse wachsen in meinem Herzen
> wie Blumen in einem Garten.
>
> Hafis Muhammad Schams ad-Din (1320–1390)

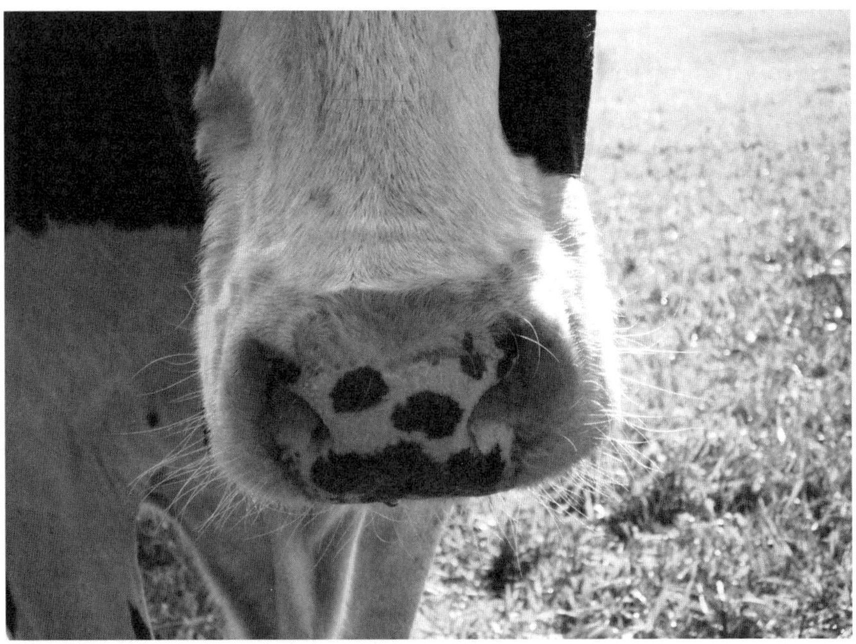

Eine feine Nase?

Leitfaden

Düfte gezielt einsetzen

Herausforderung

- Stimulation durch Gerüche vornehmen (den evtl. nachlassenden Geruchssinn bedenken);
- positive Erinnerungen über Geruchserlebnisse wecken;
- Lust auf Essen wecken;
- Vorgänge bei der Pflege und Hygiene entspannen;
- Kommunikation intensivieren und evtl. Gruppengefühl stärken (gemeinsame Erfahrungen?);
- Lebensqualität erhöhen.

Möglichkeiten

- Kräftiges Würzen mit Kräutern und geruchsintensiven Gewürzen (Zimt, Vanille, Muskat, Zwiebeln, Knoblauch, Dill etc.);
- Geruchsstoffe einsetzen(nach biografischer Erhebung, Auskunft der Angehörigen, Informationen über Herkunftsland);
- naturreine Aromaöle und Essenzen (Bioqualität) verwenden (Duftlampen, Räucherstäbchen etc.);
- gemeinsames Kochen und Backen;
- Kurzaktivierungen in der Natur unter besonderem Hinweis auf Riechwahrnehmung (Blumen, Erde, Nadelbäume, Tiere etc.);
- Kurzaktivierung mit geruchsintensivem frischem Obst, Gemüse, Kaffeebohnen etc.;
- Einbezug der Geruchswahrnehmung im spirituellen oder religiösen Zusammenhang (Weihrauch, Kerzen etc.);
- Kommunikation bei der Körperpflege (über Seife, Latschenkiefer, „Kölnisch Wasser“ etc.);
- Wäsche (Lavendelsäckchen).

Regelmäßige Evaluation

- Vorlieben und Abneigungen dokumentieren und regelmäßig überprüfen.
- Stehen weitere Informationen durch Angehörige zur Verfügung (z. B. Gewürze bei der Essenszubereitung, Pflegemittel, Düfte mit religiösem Bezug etc.)?
- Gegebenenfalls zwischen BewohnerInnen vermitteln, erklären.

Gustatorische Reizwahrnehmung: Der Geschmackssinn

Der Sinneseindruck, der gemeinhin als „Geschmack“ bezeichnet wird, ist ein Zusammenspiel des Geschmacks- und des Geruchssinns, gemeinsam mit Tast- und Temperaturinformationen aus der Mundhöhle. Wie schon im letzten Kapitel erwähnt, kommt der Geschmack hauptsächlich über den Geruchssinn zustande. So bezeichnet man in einigen Teilen der Schweiz „riechen“ als „schmecken“ („durch die Nase schmecken“). Wie nah diese beiden Sinneswahrnehmungen miteinander verknüpft sind, stellen wir z.B. bei einer Grippeerkrankung fest. Ist die Nase „verstopft“, bleibt oft der Appetit aus, das Essen schmeckt nach „nichts“.

Abgeschwächtem Hungergefühl entgegenwirken

Die Ernährung ist ein zentraler Punkt bei allen Menschen. Eine ausgewogene, abwechslungsreiche Ernährung hat eine direkte Auswirkung auf unsere Gesundheit und trägt zum Wohlbefinden bei. Essen und Trinken bedeutet für gesunde Menschen Lust und Genuss, sie können aber bei Demenzkranken zur Last werden. Bei unseren PatientInnen scheint die Störung des Geruchssinns, wie auch ein teilweise beeinträchtigter Geschmackssinn, schon zu den frühen Symptomen der Erkrankung zu gehören, der Appetit lässt nach. Erfahrungsgemäß werden die Geschmacksqualitäten „salzig“, „bitter“ und „sauer“ deutlich schlechter erkannt als „süß“. Damit lässt sich auch die Nichterkennung von Speisen durch den ungewohnt faden Geschmack sowie die Vorliebe vieler DemenzpatientInnen für süße Speisen erklären.

Grundsätzlich muss sich das Pflege- und Betreuungspersonal, in diesem Fall auch Küche und Hauswirtschaft, auf die individuellen Wünsche und Bedürfnisse des jeweiligen Bewohners einstellen und Vorlieben wie Abneigungen gegenüber bestimmten Nahrungsmitteln und Getränken respektieren. Die obligatorische Auswahl zwischen zwei Mittagsmenüs, wie sie leider in manchen Pflegeeinrichtungen immer noch ohne Alternative angeboten wird, reicht nicht aus. In einer Essbiografie werden Lieblingsspeisen, auch unter besonderem Hinweis auf Spezialitäten, bevorzugte Zubereitungsarten und Leckereien möglichst frühzeitig festgehalten und im Krankheitsverlauf immer wieder überprüft und aktualisiert. Auch bevorzugte individuelle Essgewohnheiten sollen weiterhin im Vordergrund stehen und so weit als möglich aufrechterhalten werden. Vertrautes schafft Sicherheit, dazu gehört vielleicht auch ein gewohntes Tischgebet.

Dem meist stark abgeschwächten Hungergefühl demenzkranker Menschen kann in begrenztem Maß entgegengewirkt werden. Mehrere kleine Mahlzeiten, unter Berücksichtigung des Energiebedarfs, sind eine mögliche Lösung. Wenn nach einem Arztgespräch ausgeschlossen werden kann, dass Medikamente sich negativ auf Geschmacksempfinden und Appetit auswirken oder Probleme im Verdauungstrakt verursachen und wenn auch der Zahnarzt Prothese und Mundflora für unauffällig erklärt, spielt der Zeit- und Umgebungsfaktor eine weitere wichtige Rolle. Eine ruhige, ansprechende Atmosphäre, ein nett gedeckter Tisch, auf dem sich Speisen und Getränke deutlich vom Geschirr abheben, manchmal auch unsere Hilfestellung durch Handelsimpulse, schaffen vertrauende Sicherheit bei unseren BewohnerInnen. Überfordern wir sie nicht, auch wenn die Fähigkeit, mit dem Besteck zu essen, verloren geht – Bemerkungen über gute Tischmanieren oder diesbezügliche Vergleiche mit dem Sitznachbarn sind fehl am Platz. Essen mit den Fingern heißt, selbständig essen zu können – solange es geht. Und Puddingschälchen auslecken ist gleichzusetzen mit: „Es hat sehr gut geschmeckt“; freuen wir uns darüber und erklären dies eventuell pikierten Angehörigen in einer stillen Stunde.

Ein würdevoller Umgang auch mit Nahrungsverweigerern bedeutet, Respekt zu zeigen, Entscheidungen zu akzeptieren. Und der Versuch, kurze Zeit später (vielleicht in anderer Umgebung) etwas Neues anzubieten, ist nicht strafbar. Versuchen wir, unsere BewohnerInnen zum Essen zu verführen, sprechen wir mit dem Speiseangebot möglichst viele Sinne an, aber verwirren wir DemenzpatientInnen nicht zusätzlich.

Servietten mit Obstmuster verleiten vielleicht dazu, diese zu essen. Ich erinnere mich noch sehr gut an die ersten Versuche vor vielen Jahren, die Tischdekoration in unserer Einrichtung freundlich und ansprechend zu gestalten:

> Wunderschöne Platzsets mit Obstmotiven wurden angeschafft, die BewohnerInnen nahmen hocherfreut am Mittagstisch Platz. Nach wenigen Minuten konnte ich beobachten, wie eine Dame immer wieder über ihr Platzset kratzte – sie versuchte, die Trauben zu greifen. Eine andere Bewohnerin war sehr verärgert, weil ihre Nachbarin Erdbeeren serviert bekam und gab ihr Platzset, mit einem großen Melonenmotiv, zurück – mit der Begründung, ihr Obst habe zu viele Kerne.

Auch aus solchen Erfahrungen lernt man. Genauso wie aus der Tatsache, dass Apfelmus in Glasschälchen völlig uninteressant ist, in einer Sektschale jedoch nicht nur besser festzuhalten ist, sondern mit einem Sahnetupfer und ein wenig Zimt bestäubt, zum Hochgenuss mit „weihnachtlichem“ Aroma wird, ohne zu Irritationen durch verschiedene Nahrungskonsistenzen zu führen.

Betrachten wir Geschmackswahrnehmung und Essgewohnheiten durch den kultursensiblen Filter, so könnte ich nach meiner weltweiten Fragebogen-Aktion nun ein wunderbares Kochbuch mit landesüblichen Spezialitäten zusammenstellen. Ich bin ganz begeistert und werde viele Ideen gewiss mit unseren BewohnerInnen gemeinsam ausprobieren. Asiatische Küche, japanische Teezeremonie, koscheres Essen, Fasten, russisches „Kutja“ und dänische Weihnachtsgrütze; meine „Vor-Ort-Redakteure“ haben ganze Arbeit geleistet. Kochen und Essen sind auch Grundformen von Lebensgestaltung, soziale und rituelle Akte, die stark von Religion und Kultur geprägt sind. Gemeinsames Kochen und Essen sind für unsere DemenzpatientInnen wunderbare Erfahrungen. Nicht nur, dass sie sich in der Vor- und Nachbereitung nützlich machen können, eine Aufgabe übernehmen; auch die Gemeinsamkeit in einer kleinen Gruppe, die Aufmerksamkeit und Zuwendung, welche sie erfahren, wirken sich positiv aus. Das Geschehen rund um Zubereitung, Essen und Küche aufräumen bietet Abwechslung im Alltag und kommt dem Ausgleich zwischen Ruhe- und Bewegungsphasen entgegen. Lieblingsgerichte Einzelner können der Gruppe vorgestellt werden, sodass sich die Möglichkeit bietet, einen Bewohner ganz individuell in den Mittelpunkt zu rücken; wir schenken ihm Aufmerksamkeit und Beachtung. Außerdem kann er (oder stellvertretend wir) kleine Geschichten zum Gericht oder zu den Zutaten erzählen. Vielleicht erfahren wir, zu welchen Gelegenheiten oder Feiertagen man die Mahlzeit verzehrte, wo man die Zutaten besorgte etc. Es gibt viele Gesprächsaufhänger. Ergänzt durch einen Trinkspruch oder durch Zuprosten erreichen wir vielleicht, dass unsere BewohnerInnen in diesem Rahmen mehr und mit mehr Freude essen und trinken als im normalen Rahmen.

Migration verändert den Markt

Inspiriert von der Frage, welche Rolle Essen im Buddhismus, im Christentum, Hinduismus, Islam und im Judentum spielen, laden zurzeit einige Institutionen zu Seminaren und Lehrveranstaltungen ein. Der Ethnologe Prof. Dr. Michael J. Casimir (Universität zu Köln) beschäftigt sich seit vielen Jahren unter anderem mit der Anthropologie der Ernährung und dem Ernährungsverhalten verschiedener Völker.

Natürlich fehlt es uns im täglichen Arbeitsalltag an Kapazitäten, um umfassendes Wissen auch in diesem Bereich zu erwerben, hier sind Schulungen und Fortbildungen der Küchenfachkräfte und der Hauswirtschaft unbedingt erforderlich. Doch als Beschäftigungs- oder Ergotherapeutln, als Mitarbeiterln des Sozialdienstes etc. sind bereichsübergreifendes Arbeiten, interne Kommunikation und fachlicher Austausch ausgesprochen wichtig. Denn besonders Nahrungsmittel des demonstrativen Konsums eignen sich als soziale Symbole in der Selbst- und Fremdwahrnehmung, betreffen unser Arbeiten mit und an den alten Menschen unter Umständen unmittelbar. In unserer Residenz z. B. fällt es in den Aufgabenbereich des sozial-kulturellen Dienstes, Koch- und Backgruppen anzuleiten, individuelle Feste für einzelne BewohnerInnen, für Bewohnergruppen oder Angehörigentreffen zu organisieren und durchzuführen, wie auch kleinere oder größere öffentliche Feste zu gestalten. Deswegen ist Wissen, auch über kulturelle Essgebräuche unumgänglich.

In einigen kultursensiblen Projekten, die man in Krankenhäusern durchgeführt hat, wird erwähnt, dass Familienangehörige fertige Mahlzeiten mitbringen können oder die Stationsküche für die Zubereitung kleinerer Gerichte benutzen dürfen. Für die Dauerpflege in einer Senioreneinrichtung ist dieser Gedanke allerdings nicht umsetzbar, Alternativen müssen gesucht und gefunden werden.

Vor allem die erste Zuwanderergeneration hält, trotz langer Aufenthaltszeiten in Deutschland, noch sehr an traditionellen Elementen fest. In ihrem Buch „Ernährung und Migration: Empirische Untersuchungen zum Ernährungsverhalten italienischer, griechischer und türkischer Migrantinnen in Deutschland" beschreibt Brigitte Schmid kulturell verankerte Verhaltensweisen oder für die jeweilige Ernährungskultur zentrale Lebensmittel, die am stärksten beibehalten werden. Dazu gehören vor allem religiöse Nahrungsgebräuche, Festtagsspeisen, Gewürze, Fette und Öle. Auch der Konsum von Obst und Gemüse kann dazugezählt werden.

Neue Forschungen haben zahlreiche Ergebnisse zum Wandel der Ernährung durch Migration erbracht. Migration verändert nicht nur die Ernährungssituation der MigrantInnen, Migration verändert auch das Angebot auf den Märkten (Schmid 2003). So ist es heutzutage nicht mehr schwierig, passende Nahrungsmittel und entsprechende Zutaten zu beschaffen. Auch für einzelne BewohnerInnen kann, ihren religiösen und kulturellen Bedürfnissen entsprechend, gekocht werden. Metzger und Bäcker bieten ein reichhaltiges Angebot. Auch hier ist wieder einmal die kooperative Zusammenarbeit mit Angehörigen zu empfehlen, die, ebenso wie Kulturvereine, Migrationsdienste o. ä. hilfreiche regionale Tipps geben können. Warum sollten wir ein Frühstücksbuffet nicht gebührend ergänzen, ein Mittagsmenü ohne Schweinefleisch oder auch vegetarisch anbieten, eine warme Suppe oder andere warme Speisen abends zusätzlich anbieten? Dieses ist, im Gegensatz zum klassischen Abendbrot, in vielen Kulturen üblich. Ein erweiterter Speiseplan wird sicher von der Mehrheit der BewohnerInnen begrüßt, denn er lässt individuelle Auswahl zu. So kann eine türkischstämmige Bewohnerin durchaus Weißbrot ohne Rinde mit Marmelade bevorzugen, während ein deutscher Bewohner, vielleicht in Erinnerung an einen Urlaub, Oliven, Tomaten und Gurken zum Käsebrot liebt und den starken Tee dem üblichen Kaffee vorzieht. Im Laufe meiner Recherche habe ich übrigens erfahren, dass die türkische Küche eine der reichsten und vielfältigsten der Welt ist und, neben der Französischen und Chinesischen zu den drei größten Küchen der Welt zählt.

Über den eigenen Tellerrand hinausschauen

Um bei der Bestellung der Mahlzeiten Irritationen zu vermeiden, die bis zu Beleidigungen führen können, ist es notwendig, die speziellen Ernährungsbedürfnisse unserer BewohnerInnen frühzeitig herauszufinden und sie in der Patientenakte zu vermerken. Wird z. B. eine falsche Speise serviert, ist es für die PatientInnen nicht akzeptabel, wenn die verbotene Speise (z. B. Schweinefleisch) einfach vom Teller entfernt wird, in der Erwartung, dass der Bewohner den Rest der Speise essen könnte. Religiös motivierte Speisevorschriften verlangen die Beachtung der rituellen Vorschriften.

Gehen wir jetzt wieder davon aus, dass sich demenzkranke PatientInnen nur phasenweise in unserer Gegenwart befinden: Selbstverständlich können wir sie nicht ernähren, wie es z. B. in ihrer Jugend üblich war, das ist auch nicht Sinn und Zweck. Aber es könnte uns, durch kleine bekannte gustatorische Reizwahrnehmungen ab und zu gelingen, in ihre Welt zu dürfen. Wir alle kennen doch die große Freude, wenn jemand unsere Lieblingspralinen mitbringt oder zu einer Einladung kocht, was wir mögen und schon lange nicht mehr gegessen haben. In unserer Einrichtung z. B. fällt mir das immer wieder auf, wenn es Reibekuchen (Kartoffelpuffer) gibt. Die alten Menschen erzählen, dass ihre Mutter dafür zwei Eimer Kartoffeln schälte, dass es ein Wettessen gab, dass die ganze Nachbarschaft oder der Fußballclub eingeladen war. Sie schwelgen in schönen alten Erinnerungen und lassen mich teilhaben – das ist ein Teil unserer Vertrauensbasis. Wie schön und auch wie hilfreich kann im täglichen Pflegealltag auch das vertraute Miteinander zu unseren demenzkranken PatientInnen sein!

Gerne würde ich hier eine ellenlange Tabelle einfügen, wer, wo, was gerne essen könnte, aber wir dürfen den individuellen Geschmack eines jeden Menschen nicht außer Acht lassen. So habe ich durch meine Biografiearbeit z.B. erfahren, dass mehr als die Hälfte unserer BewohnerInnen keine Milch mögen, obwohl sie nicht an einer Laktoseunverträglichkeit leiden; Kakao trinken sie jedoch durchaus. Viele der MilchtrinkerInnen sind übrigens in einem landwirtschaftlichen Betrieb groß geworden. Es heißt also, wie immer in der Arbeit mit dementen Menschen, ausprobieren; manchmal fehlt vielleicht nur das früher obligatorische Brot zum Mittagessen, wie es in vielen Kulturen auch heute noch gereicht wird: Weißbrot in Spanien, Ciabatta aus der Toskana oder das Fladenbrot aus der Türkei, aus Griechenland, aus weiten Teilen Asiens und aus dem gesamten Orient. Auch in Russland ist Brot tief in der Kultur des Landes verankert. Die Sitte, Gäste mit Brot und Salz zu begrüßen, ist ein sehr alter Brauch. Das erklärt vielleicht auch die Aktion „Brot für die Welt", wenn für hungernde Menschen irgendwo auf dem Globus gesammelt wird.

Allein unsere Sensibilität für die Möglichkeit, gustatorische Reize zu verschaffen und damit unter Umständen bei unseren demenzkranken BewohnerInnen angenehme Erinnerungen, mehr Wohlbefinden, weniger Fremdsein zu vermitteln, ist doch einen Versuch wert: Und manchmal kommen wir vielleicht selbst auf den (neuen) Geschmack.

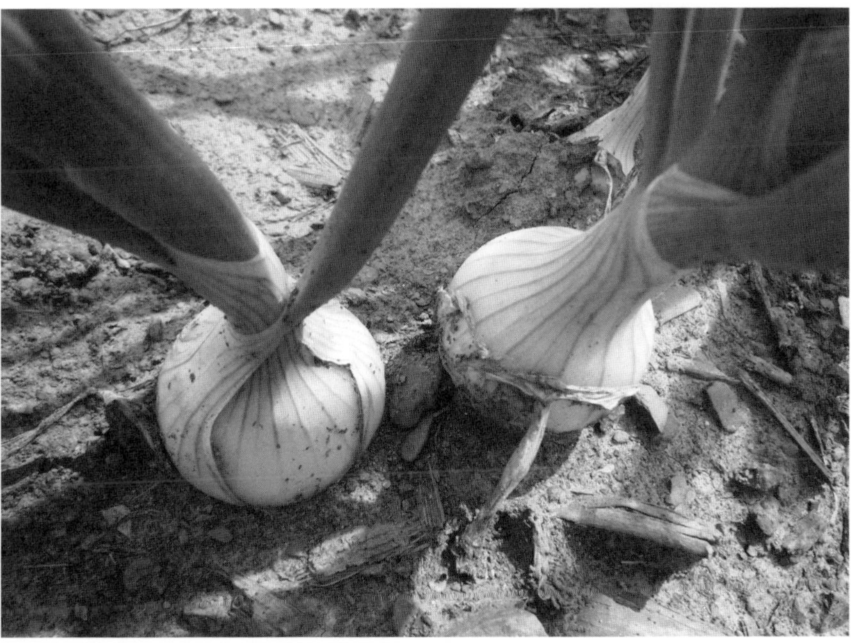

Wir arbeiten auf fruchtbarem Boden

Leitfaden

Ernährung

Herausforderung

- Eine ausreichende Ernährung unter Beachtung kulturspezifischer Ernährungsgewohnheiten und -vorschriften sichern;
- dem Patienten durch Sicherung individueller Ernährungsgewohnheiten ein Heimatgefühl vermitteln;
- rituelle Fastenzeiten und Gebräuche beachten;
- MitbewohnerInnen kulturspezifische Ernährungsgewohnheiten, Tischkulturen, andere Lebensmittel und Zubereitungen vorstellen;
- Lebensqualität erhalten und steigern.

Absprache und Dokumentation vor dem Einzug

- Kultur- oder religionsbedingte Besonderheiten der Ernährung;
- persönliche Vorlieben, Gewohnheiten und Abneigungen des Patienten;
- bevorzugte Lebensmittel zu bestimmten Tageszeiten (abends warm etc);
- Zubereitungsvorschriften (besondere Schlachtung, Gewürze etc.);
- verbotene Lebensmittel (Schweinefleisch, Alkohol u. a.);
- Ernährungsgewohnheiten zu besonderen Feiertagen (z. B. nur rote Ostereier, Weihnachtsoblaten);
- Fastenzeiten, Fastenbrechen und entsprechende Gewohnheiten;
- Möglichkeit der enteralen Ernährung bei Bedarf (Trinknahrung, Sondennahrung);
- Einsatz von Medikamenten zur Lebenserhaltung, die eventuell nicht den Vorschriften entsprechen (z. B. mit Alkohol);
- (regelmäßige) Essenszuwendungen der Angehörigen sind mit dem individuellen Ernährungs- und Trinkplan abzugleichen!

Regelmäßige Evaluation

- Ernährungszustand des Patienten;
- Gesundheitszustand des Patienten;
- Zufriedenheit des Patienten in Bezug auf Lebensqualität;
- besondere Wünsche im Menüplan;

- Zufriedenheit der Angehörigen;
- Akzeptanz der MitbewohnerInnen;
- neue Informationen und Tipps am „runden Tisch", z.B. Kooperation bei der Lebensmittelbeschaffung, Austausch besonderer Rezepte).

Auditive Reizwahrnehmung: Der Hörsinn

Die Begriffe „auditiv" und „akustisch" werden differenziert verwendet. *Akustik* (die Lehre vom Schall oder von den Schallverhältnissen) und die davon abgeleiteten Begriffe meinen den physikalischen Reiz. Hingegen werden die anatomischen Grundlagen des Hörvorganges und die physiologischen Prozesse als *„auditiv"* bezeichnet. Sinnesorgane, die uns den Schall wahrnehmen lassen, werden durch Schwingungen unserer Umgebung stimuliert. So ist unser so genannter „Hör-sinn" nicht immer nur auf die Ohren angewiesen, wir „hören" auch, wenn wir Vibrationen an anderen Körperteilen wahrnehmen und empfinden. Dies können wir an einem einfachen Beispiel nachvollziehen:

Erinnern Sie sich vielleicht an einen mit Musikinstrumenten begleiteten Umzug (Spielmannszug), wie es sie bei uns zu Karneval, bei Schützenfesten usw. gibt? Haben Sie schon einmal am Straßenrand gestanden, wenn die Trommler vorbeimarschieren? Diese Trommelschläge z.B. nehmen wir durch innere Vibrationen sehr stark war.

Der Hörsinn ist einer der wichtigsten Sinne des Menschen. Er ermöglicht uns die Kommunikation mit anderen Menschen sowie mit unserer Umwelt und hilft uns, durch die Fähigkeit des Richtungshörens bei der Orientierung. Er warnt uns vor Gefahren (z.B. im Straßenverkehr) und ermöglicht uns, das Sprechen zu erlernen.

Wie wichtig das Hören für uns ist, lässt sich mit einem einfachen Experiment feststellen. Schalten Sie den Fernseher ein und den Ton aus. Betrachten Sie einige Minuten nur das Bild. Anschließend schalten Sie den Ton wieder ein, drehen Sie sich vom Fernseher weg und hören einige Minuten nur zu. Eigentlich würde man erwarten, dass es beim Medium „Fern-Sehen" vor allem auf das Bild ankommt. Sie werden jedoch feststellen, dass es Ihnen in der Regel leichter fällt, der Handlung zu folgen, wenn Sie nur den Ton hören, als wenn Sie nur das Bild sehen. Besonders spannende Szenen eines Films leben vom Ton, die Musik bereitet uns schon im Vorfeld auf kommende Ereignisse vor.

Der Hörsinn ist der erste Sinn, der sich entwickelt und laut Forschungen der letzte, der uns erhalten bleibt. Deshalb können wir, auch wenn gutes Hören beim alten Menschen nachlässt, durch den Einsatz unserer Sprache, durch vertraute Töne, Geräusche und Musik auch bei Demenzkranken oft noch sehr viel erreichen. Vor allem in der Bezugspflege und dem täglichen Umgang mit unseren PatientInnen, ist ihnen unsere Stimme vertraut. Sie hören und verstehen den Unterschied in Tonhöhe, Klangfarbe und Sprachrhythmus und begreifen auch in fortgeschrittenem Stadium einer Demenz, ob Worte liebevoll und tröstend, ärgerlich, ungehalten oder gleichgültig klingen. Oftmals erleben wir ihre Reaktion auf unsere Stimme sofort. Wichtig ist auch ein Zusammenspiel verschiedener Sinneseindrücke zum Wohlbefinden, die vertraute Stimme, ein Lächeln, ein beruhigender, tröstender oder aufmunternder Händedruck.

Die Musik

> „Musik drückt das aus, was nicht gesagt werden kann und worüber zu schweigen unmöglich ist."
>
> Victor Hugo (1802–1885)

DemenzpatientInnen brauchen eine möglichst reizarme Umgebung ohne zu viele Geräuschquellen, etwa Radio oder Fernseher. Diese führen zu Reizüberflutung, flößen Angst ein oder bewirken, dass die PatientInnen sich durch die „Dauerberieselung" auch körperlich unwohl fühlen, ohne sich vielleicht wehren zu können. Gönnen wir ihnen also genügend Ruhepausen und auch einmal Zeit für sich allein, um die Höreindrücke verarbeiten zu können. Das heißt natürlich nicht, sie alleine zu lassen – genauso wie gemeinsam Musik hören, kann man auch wunderbar gemeinsam schweigen.

Setzen wir Musik ganz bewusst ein, sie kann aktivierend wirken. So begleitet sie z. B. gymnastische Übungen oder verleitet sogar zum Tanz. Gemeinsames Singen bei einem Spaziergang, auch in der Gruppe, schafft ein aktivierendes, aber auch stressabbauendes Erlebnis, ermöglicht Abstand vom Alltag und kann zur Verbesserung der Lebenssituation beitragen. Vielleicht ist es möglich, Unruhezustände und auffälliges Verhalten unserer dementen BewohnerInnen zu reduzieren, indem wir diesen Bewegungsdrang in körperliche Übungen zur Musik einfließen lassen und den PatientInnen so ein Ventil verschaffen. Versuchen wir, den Rhythmus und die Lautstärke zu verändern und immer zum Ende der Gymnastik zu reduzieren, Musik und Bewegung „auslaufen" zu lassen und zum Schluss zu entspannen.

Genauso kann Musik auch in entsprechender Atmosphäre beruhigend und ausgleichend wirken und so die Möglichkeit schaffen, ganz bei sich zu sein, der Musik zu lauschen, sich fallen zu lassen, mit der Musik zu atmen und zu träumen. Besonders in dem Bewusstsein: „Es ist jemand neben mir, der mich hält, mich versteht, mich auffängt, mit mir träumt". Durch aktives und bewusstes Beobachten unserer PatientInnen erfahren wir mehr darüber, welche Musik sie erfreut und ihnen gut tut als aus Berichten der Angehörigen oder aus ihrem Biografiebogen. Musikalische Vorlieben sind dem Wandel unterworfen, passen sich vielleicht der Befindlichkeit, dem Gesundheitszustand an, entstehen auch schon einmal aus einer Laune heraus oder sind mit der jeweils aktuellen Lebenswelt verknüpft. Meistens sind Hörereignisse mit persönlichen Erfahrungen verbunden. Diese Einflüsse sind hochgradig individuell. Wir können unsere Wahrnehmungen am einzelnen Patienten nicht ohne weiteres verallgemeinern. Jeder Mensch hat seine eigene (musikalische) Lebensgeschichte, die aus persönlichen positiven wie negativen Erlebnissen entstanden ist. Wenn wir Musik in der Betreuungsarbeit einsetzen, können wir Stimmungen schaffen, Geselligkeit und Gemeinschaft fördern und erfahren, auch Verhalten manchmal beeinflussen. Die heutige „ältere Generation" hat einen ganz besonders engen Bezug zur Musik. Aufgrund fehlender Medien wurde sehr oft, und meist in Gemeinschaft, gesungen – in der Schule, bei der Arbeit, im Verein, in der Kirche, bei Fest- und Feiertagen (Geburtstag, Weihnachten etc.). Lieder aus diesen Zeitabschnitten stellen für unsere BewohnerInnen eine direkte Verbindung zu dieser Zeit und oft auch zu ganz bestimmten Ereignissen dar.

Haben Sie sich schon einmal gefragt, warum Menschen, je älter sie werden, behaupten, dass „die Zeit rennt"? Hat nicht jeder Tag für jeden von uns 24 Stunden? Liegt es daran, dass wir unser Denken im Laufe der Jahre verändern? Daran, dass viele Dinge und Ereignisse „normal", weil zur Gewohnheit geworden sind? Dass wir uns nicht mehr „vorfreuen", so dass uns die Zeit bis zu einem bestimmten Ereignis lang wird? Erinnern wir uns an Vergangenes, denken wir meist an Höhepunkte, an besondere Tage, die zu unseren persönlichen „Feiertagen" geworden sind, weil sie eine besondere Bedeutung in unserem Leben haben und einmalig sind. Jahre, die wir mit Streben und Arbeit, ohne erwähnenswerte Erfolgserlebnisse verbracht haben, vielleicht auf dem Weg zu einem fernen Ziel oder Abschluss, erscheinen im Rückblick als sehr kurz – diese Zeit ist in unserer Erinnerung nicht ausgefüllt. Im Streben nach einem erfüllten Leben heißt es also folglich, Höhepunkte zu schaffen, an die wir uns erinnern können.

Das heißt, bezogen auf unsere Arbeit mit dementen Menschen, auch ihnen, die sich heute nicht mehr an gestern erinnern, tägliche Höhepunkte zu schaffen, an denen sie sich messen können, täglich ihren Erfolg ablesen können und immer wieder ihren Wert (auch Selbstwert) erkennen – das ist meine Definition von wertschätzendem Umgang. Nicht umsonst schreibt uns der MDK die tägliche, ganz persönliche Beschäftigung mit den PatientInnen vor – und das nicht, um die Dokumentationsmappen zu füllen, sondern um Höhepunkte zu schaffen, um die Bewohnerbeobachtung zu schärfen, um auf Veränderungen besser reagieren zu können und um unsere Arbeit patientenorientiert individuell anzupassen. Dieser Prozess der Veränderung, genau wie unsere tägliche Arbeit, ist also keine feste Konstante.

So ist auch die musikalische Demenzarbeit ständigen Veränderungen unterworfen. In einigen Jahren, spätestens zu dem Zeitpunkt, wenn wir selbst „in die Jahre gekommen sind“, wird Rock und Pop in die Altenpflegeeinrichtungen einziehen und als Musik unserer Jugend die Volksmusik der heutigen alten Generation ablösen.

Betrachten wir den Lebenskreislauf als Faszination in der Natur: Kommen, Wachsen, Blühen, Welken und Gehen. Im Frühling Erntelieder zu singen oder im Sommer vom leise rieselnden Schnee, erscheint unpassend. Ebenso wird „Guten Abend, gute Nacht“ kurz nach dem Frühstück der Tageszeit nicht gerecht. In unsere Betreuungsarbeit von dementen Menschen ist dieser natürliche Rhythmus durchaus übertragbar, wenn wir den Lebenskreislauf vergleichen und die musikalische Begleitung an die jeweilige Lebenswelt anpassen. Dazu ist eine aufmerksame Beobachtung unserer BewohnerInnen vonnöten: In welchem Lebensbereich befinden sie sich? Leben sie in ihrer Jugend, in ihrem „Frühling“? Wenn ja, werden sie aus der Musik der damaligen frühen Zeit in ihrem Leben, und demzufolge aus der durch sie vielleicht angestoßenen Erinnerung, den größten Nutzen ziehen (Kinderlieder). Oder befinden sie sich im „Sommer ihres Lebens, in der Zeit der Kindererziehung, schaukeln im Tagesverlauf viele Dinge wie „ihr Kind“? Schulen wir also unser Empathievermögen ganz individuell und situationsbezogen und passen uns in unserer Arbeit dem jeweiligen Befindlichkeitsstand an. Durch unser Verstehen schaffen wir eine besondere Vertrauensbasis, wir erkennen unsere BewohnerInnen an, begleiten sie in ihrer jeweiligen Situation, persönlich und musikalisch.

Es kann gelingen, dass sich manche PatientInnen an den musikalischen Ritualen orientieren, denken wir an das Pausenklingeln in der Schule oder an den Mittagsgong in alten Filmen. Auch Kirchenglocken „rufen", es gibt immer denselben Gong zur Tagesschau usw. Durch immer wiederkehrende, gleiche Töne oder Melodien, gleich bleibende passende Rituale, können wir Ordnung und Orientierung schaffen und vielleicht auch ein wenig zur inneren Harmonie beitragen.

Eine positive Gruppendynamik entwickeln

In der gemischten Gruppenarbeit (dement/nicht dement) kann bewohnerbezogen individuell gearbeitet werden, indem wir andere PatientInnen motivieren, den Einzelnen und uns durch den gemeinsamen Gesang zu unterstützen – oder sich auf bestimmte Situationen einzulassen („Stellen sie sich vor ..."). Meiner Beobachtung nach übernehmen alte Menschen immer noch gerne Verantwortung, auch füreinander, erinnern sich gegenseitig, z.B.: „Hörst Du? Das Geschirr klappert schon, komm wir gehen zum Essen".

Menschen mit Demenz sind oft noch sehr kreativ, können vielleicht noch auf alte Fähigkeiten und Fertigkeiten zurückgreifen, von denen wir bisher nichts wussten. Bieten wir ihnen Gelegenheit, sich musikalisch zu betätigen. Gibt es Musikinstrumente in der Einrichtung oder können wir diese besorgen? Manchmal kann eine Kinder- oder Jugendgruppe diese beim nächsten generationenübergreifenden Programm mitbringen. Trommeln, ein Glockenspiel, eine Triangel, Kastagnetten, Klangstöcke sind leicht zu bedienen. Für ein gemeinsames „Konzert" lassen sich Instrumente sogar aus Posterverpackungen (verschließbare Rollen aus Hartpappe) herstellen, die wir mit Reis, getrockneten Erbsen oder kleinen Metallkugeln füllen, sodass sie rasseln. Gemeinsames kreatives Ausprobieren schafft schöne Erlebnisse und auch Bestätigung. Denken wir auch hier an ein sanftes Ausklingen des Treffens, damit unsere BewohnerInnen nicht aufgewühlt und beunruhigt den Gruppenraum verlassen. Werden wir langsam leiser, reduzieren die Lautstärke und die Instrumente nach und nach – bis zum Flüstern. Häufig erzeugt dieses leise Miteinander Nähe und Vertrautheit.

Der Musik und der musikalischen Begleitung und Betreuung kommt auch kultursensibel betrachtet eine wichtige Bedeutung zu. Aus musikalischer Perspektive wird Migration, besonders bei jungen Leuten, oft als Bereicherung erlebt. Für alte und vor allem für demente Menschen sind vertraute Klänge ein wichtiger Baustein ihrer Identitätsvergewisserung: die Verbindung zu ihrer alten Heimat und eventuell zu dem

Bewusstseinsstadium, in dem sie sich zurzeit befinden. Leben sie beispielsweise in ihrer Jugend, welche sie in Russland verbrachten, wird sie ein deutsches Volkslied auch als Hintergrundmusik unter Umständen verwirren, es passt nicht in ihr momentanes Bild, schafft Unsicherheit. Sie sind nicht in der Lage, zu urteilen, dass die Musik unstimmig ist, fühlen sich deshalb selbst deplaziert, „falsch", nicht zugehörig und verlieren das Vertrauen in ihre Umgebung.

Vertraute Musik zu hören, dabei zu singen und zu tanzen, schafft auch die nonverbale Möglichkeit, sich auszudrücken und sich mitzuteilen – in einer Art und Weise, bei der sprachliche Barrieren keine Rolle spielen. Alte Menschen, vor allem aus Kulturen, die über Gefühle nicht gesprochen haben, können sich in vertrauter Musik emotional wiederfinden, ihre persönliche (kulturelle) Identität festigen.

Natürlich ist es nicht ganz einfach, musikalisch jedem gerecht zu werden, Integration bedeutet auch, möglichst gute Regeln für das Zusammenleben verschiedener Menschen zu entwickeln. Eine Möglichkeit hierzu ist immer, Fremdes zu erklären. Genauso wie unsere neuen BewohnerInnen alte deutsche Lieder kennenlernen werden, die wir z.B. mit Feiertagen in Verbindung bringen und sie ihnen dementsprechend vorstellen können, lassen sich Musik und Gebräuche anderer Länder zu diesem Tag ergänzen. Fördern wir auch musikalisch die Offenheit gegenüber anderen Kulturen, lernen wir auch ihre Musik kennen. Mithilfe der modernen Technik ist es leicht, eine bunte Vielfalt an Melodien zusammenzustellen und sie gemeinsam anzuhören. Wie interpretieren wir die Lieder? Drücken sie Fröhlichkeit aus oder stimmen sie eher traurig und sehnsuchtsvoll? Animieren sie zum Tanz, hören wir das Wasser rauschen oder können wir uns weites Land vorstellen? Hören wir bestimmte Instrumente heraus und kennen wir diese, können wir sie vielleicht zumindest auf einem Foto ansehen oder gar ausprobieren? So ist z.B. orientalische Musik nicht zwangsläufig durch Oud (Kurzhalslaute aus dem Mittelmeerraum) und Qanun (Streichinstrument ähnlich einer Zither) gekennzeichnet, ebenso wenig wie ein Klavier oder eine Geige ein Indiz für westliche Musik ist. Wir können Musik unabhängig davon, aus welchem Teil der Welt sie kommt, hören und genießen – oder auch nicht mögen.

Wissen über Musik im jeweiligen Kulturkreis und über den Rahmen, in dem sie gespielt wird, lässt Neues weniger fremd erscheinen, Abneigungen aus Unkenntnis oder Misstrauen zurücktreten. Über den musikalischen Austausch können wir mehr Bewusstsein und auch gegenseitige Akzeptanz über eine Herkunftskultur erlangen, uns auf diesem Wege öffnen und besser kennenlernen, ein Miteinander finden – und auch eine positive Gruppendynamik entwickeln. Gemeinsames Erleben, auch fremder Musik, gemeinsames Klatschen, Bewegen oder Tanzen fördert Lebenslust und Freude. Neue Ressourcen können entdeckt, Selbstvertrauen kann gefördert werden. Alte Fertigkeiten werden gefördert und stabilisiert.

Die Beobachtung der Reaktion eines Demenzpatienten mit Zuwanderungsgeschichte ist von großer Bedeutung, wenn wir uns in der jeweiligen Musikgeschichte nicht auskennen. Unbekannte Melodien und Lieder können wir immer nur aus unserer Sicht, nach unserem musikalischen Empfinden beurteilen, sozusagen: „von der anderen Seite des Meeres – aus westlicher Sicht". Deshalb sollten wir, besonders bei Demenzkranken, über deren Biografie wir nicht bestens informiert sind, sehr behutsam vorgehen. Achten wir auf Mimik und Gestik. Bewegt sich unser Bewohner harmonisch zur Musik oder lehnt er sie eher ab? Wirkt er entspannt, atmet er ruhig und gleichmäßig? Auch hier möchte ich gerne wieder auf eine vertrauensvolle Kommunikation mit Angehörigen verweisen. Sicher bedarf es ein wenig Zeit, darzustellen, dass wir nicht nur die BewohnerInnen belustigen oder musikalisch berieseln wollen. Erklären Sie den Hintergrund, machen Sie deutlich, dass es uns wichtig ist, ein ganz individuelles Wohlfühlgefühl zu verschaffen. Arbeiten Sie in der Vorbereitung, oder auch während der musikalischen Begleitung zusammen. Vielleicht ist sogar geeignetes Material vorhanden oder ein Angehöriger erklärt sich bereit, eine gemütliche Stunde auf einem Instrument zu begleiten und gemeinsam die Reaktionen des Bewohners zu interpretieren. Eine so vertrauensvolle Basis ergibt sich nicht von vornherein, wir müssen sie erarbeiten, fördern und pflegen. Der Bewohner, ebenso wie die Familie muss uns in ihrer Welt zulassen, uns einladen, bereit sein, auch Emotionen mit uns zu teilen. Nehmen wir also diese Herausforderung an – und halten uns immer wieder vor Augen, dass wir ganz Privates auch nur mit wenigen Menschen teilen, mit denen, die wir als Freunde bezeichnen. Freund oder Freundin wird man eben nicht von heute auf morgen.

Leitfaden

Musik in der Pflege

Herausforderung

- Steigerung des Wohlbefindens;
- Vertrauen in sich und in die Umgebung fördern;
- Handlungsmöglichkeiten erkennen und Autonomie erfahren lassen;
- Teilnahme an der sozialen Gruppe fördern;
- Identifikation mit der eigenen Kultur fördern;
- akustische Reize als Ventil situationsbezogen einsetzen;
- Orientierung durch gleiche Musik zu bestimmten Vorgängen schaffen (Schlusslied, Essensgong etc.);
- Stabilisierung, Entspannung, aber auch Aktivierung durch altbekannte, erinnerungsträchtige Musik fördern.

Möglichkeiten

- Vertraute (evtl. eigene) Musik im Bewohnerzimmer sicherstellen (eigenes Instrument, Radiosender, CD);
- muttersprachlicher Radiosender, TV-Programm;
- Instrumente, Klangwürfel, -bälle nach Biografieerhebung zur Kurzaktivierung;
- Veeh-Harfe (nach Hermann Veeh – kann ohne Notenkenntnisse gespielt werden);
- Singstunden und musikalische Themenrunden (Volksmusik anderer Länder, Hymnen u. a. siehe Kap. 6);
- Sitztanz, Tanzen, Folklore;
- Besuch von Volkstanzgruppen;
- Musik bis hin zu sensibler Trauerbegleitung (Kap. 19).

Regelmäßige Evaluation

- Können verstärkt Möglichkeiten geschaffen werden, gemeinsam Musik zu hören? Reaktion und Einfluss dokumentieren!
- Beobachtung: Reaktion des Patienten auf die Stimmlage der Pflegekraft (Selbstreflexion);
- Reizüberflutung und Dauerberieselung vermeiden!

17 Feiertage

Wie mit den Lebenszeiten,
so ist es auch mit den Tagen.
Keiner ist ganz schön,
und jeder hat, wo nicht seine Plage,
doch seine Unvollkommenheit,
aber rechne sie zusammen,
es kommt eine Summe
Freude und Leben heraus.

Friedrich Hölderlin

Brauchtum vermittelt Halt und Sicherheit

Feierlichkeiten und Festtage sind mit stets wiederkehrenden Handlungsabläufen (Ritualen), Reden, Gedichten und Liedern verknüpft, die individuell oder gesellschaftlich oft eine bestimmte Bedeutung haben. Durch die immer gleiche Art und Weise in der Feiertage begangen und Feste veranstaltet werden, können sie dem Menschen Halt und Sicherheit vermitteln. Dazu kann das „gute Kleid" gehören, aber auch die Geburtstagstorte, der Weihnachtsbaum oder feierlich-festliche Zeremonien mit großem Symbolgehalt – wie die Hochzeit. Feste feiern gehört zum Leben, bei Feierlichkeiten treffen sich Verwandte und Freunde zum gemeinsamen Beisammensein – so jedenfalls war es alte Gewohnheit bei den heutigen Senioren. Feste und Feiern gliedern schon seit jeher die Zeit des Jahres. Persönliche Feiern werden oft zum Abschluss einer (erfolgreichen) Lebensphase veranstaltet, begleitet von guten Wünschen für den nächsten Lebensabschnitt. Mithilfe dieser kleineren Zeiteinteilungen versuchen die Menschen wohl, eine schwer fassbare Einheit (das Leben, die Unendlichkeit) zu handhaben. Neben religiösen und geschichtlich-bedeutsamen Tagen begehen sie jahreszeitliche und persönliche Feste.

Die Kultur des Feierns hat sich in den letzten Jahren verändert, die Anzahl und Vielfalt der Feste hat zugenommen und spiegelt häufig bestimmte wirtschaftliche Interessen und Marketingstrategien Einzelner oder von Organisationen wieder, sodass wir oft nicht alle Möglichkeiten zu feiern in unserem Terminplan unterbringen können. Feste und Feierlichkeiten haben eine neue Struktur bekommen, „man geht hin“ oder auch nicht, man kann wählen, ob man den Rummel mag oder lieber einen ruhigen Tag in vertrauter Umgebung verbringen möchte.

Diese Möglichkeit müssen wir den BewohnerInnen einer Altenpflegeeinrichtung ebenfalls bieten und ihren Rückzug in den Privatbereich ermöglichen und akzeptieren. Wir müssen zwischen den individuellen Bedürfnissen der PatientInnen, den Interessen der Wohngruppen und unseren Interessen als Dienstleister unterscheiden, um unsere Einrichtung öffentlichkeitswirksam am regionalen Markt zu präsentieren. Suchen wir also den goldenen Mittelweg, um den HeimbewohnerInnen ein umfassendes Angebot an Veranstaltungen und Freizeitaktivitäten zu schaffen, ihnen Abwechslung und Unterhaltung zu bieten und trotzdem ihrem Bedürfnis nach Ruhe, Sicherheit und Privatsphäre gerecht zu werden. Schaffen wir den SeniorInnen ein ansprechendes Lebensumfeld, akzeptieren und schätzen wir auch ihre Bedürfnisse, den Lebensabend ohne Verpflichtungen genießen zu können.

Sicherlich stellt es für Unternehmer in Zukunft eine große Herausforderung dar, mit neuen und innovativen Konzepten klassische Dienstleistungen einer Einrichtung durch vielfältige Serviceangebote zu ergänzen und sich den Wünschen des sich verändernden Marktes anzupassen. Immer aber ist zu beachten, dass sich das Angebot am Menschen orientiert und nicht andersherum. Unsere heutigen BewohnerInnen sind in den Kriegsjahren und somit mit anderen Bedürfnissen aufgewachsen als wir, was sich auch heute noch in ihrer Kleidung, in der Ernährung, in der Wohnumfeldgestaltung oder im Umgang mit „moderner Technik“ widerspiegelt. An vielen Beispielen aus dem Arbeitsalltag habe ich dieses beobachten können. So bietet die Dolby-Surround-Anlage beim Kinonachmittag sicher ein einmaliges Klangerlebnis, erschreckt aber viele BewohnerInnen, da sie den Ton ausschließlich vom Abspielgerät erwarten. Ebenso erfreut es Kinder und Enkel, wenn sie „Pangasiusfilet an Zitronen-Dill-Jus mit Pommes Julienne“ auf dem Speiseplan lesen, alte Menschen entscheiden sich an solchen Tagen größtenteils für „Menü 2“: Rindergoulasch mit Blumenkohlröschen und Salzkartoffeln. Warum wohl? Sind wir nicht auch glücklich, wenn wir an unserem fernen Urlaubsort Speisekarten mit deutscher Übersetzung finden? Warum verunsichern wir dann unsere BewohnerInnen in ihrem eigenen „Zuhause“? Böse Zungen könnten uns sogar wirtschaftliche Interessen unterstellen, wenn die für die alten Menschen attraktivere, weil bekannte Alternative stets ein kostengünstiger Eintopf ist. Unser Produkt „Heimplatz“ ist wahrlich nicht leicht zu verkaufen, es muss generationenübergreifend gefallen.

Die Sorge der Angehörigen, den lieben alten Menschen bestmöglich unterzubringen, ist nicht außer Acht zu lassen. Aber letztendlich gilt auch hier ein altes Sprichwort: „Der Wurm muss dem Fisch schmecken, nicht dem Angler". So sollte es auch für besorgte Angehörige verständlich und von vorrangiger Bedeutung sein, dass sich eine Einrichtung in erster Linie am Bewohner orientiert, den alten Menschen ein Heim bietet, welches ihren individuellen Bedürfnissen entspricht. Ein vertrauter Ort, wo sie nach modernsten Kenntnissen gepflegt und betreut werden. Personal, das die Menschen entsprechend ihrer persönlichen Ressourcen fördert, aber nicht überfordert – angefangen von der Speisekarte bis hin zu modernen Feiertagen (wie z. B. „Halloween", ein Fest am Vorabend des 1. November, welches erst seit den 90er Jahren verbreitet in Europa gefeiert wird und dessen Sinn und Herkunft laut Enzyklopädie unklar ist).

Natürlich müssen wir vorausschauend arbeiten und zukunftsorientierte Marketingstrategien entwickeln, aber auch nicht aus den Augen verlieren, dass für unsere heutigen BewohnerInnen, SeniorInnen die in der Regel Anfang der 30er Jahre geboren wurden, Wellnessoasen und ähnliches keine vorstellbaren Wohnformen darstellen, von einigen Ausnahmen der eher gehobenen Gesellschaft einmal abgesehen. Feiern wir also unsere Feste, wie sie den Bedürfnissen unserer PatientInnen angepasst sind, so, wie sie es von früher gewohnt sind: fröhlich, festlich, im kleinen und ab und zu auch im größeren Rahmen, mit lieben Gästen und um ein paar Stunden lang den normalen Alltag zu vergessen.

Halten wir uns vor Augen, dass Feste sowie Feiertage – und die Vorbereitung darauf – die Möglichkeit bieten, uns deren transzendenten Sinn zu verdeutlichen, welcher durch lebendiges Brauchtum, Symbole, Rituale oder Geschichten wieder erlebt werden kann, auch um unsere eigene Kultur nicht zu vergessen.

Feiern mit dementen Menschen

Feierliche Traditionen kommen dem vertrauten Umgang mit dementen BewohnerInnen ebenfalls entgegen, Bekanntes bietet auch hier Sicherheit. Verzichten wir nicht darauf, z. B. den Geburtstag eines Alzheimer-Patienten mit ihm zu feiern, nur weil er seine Gefühle uns gegenüber nicht deutlich machen kann. Viele Angehörige haben zwiespältige Empfindungen, wenn persönliche Feste der Kranken nahen. Liebe, Verantwortung und Fürsorge sind jedoch immer ein Grund, sich mit dem dementen Menschen zu beschäftigen, es muss ja kein rauschendes Fest im großen Stil sein. Eine gemeinsame Mahlzeit im Familienkreis, ein

Geburtstagskuchen, alte Lieder, bekannte Fotos – Ziel ist in erster Linie ein harmonisches Miteinander und das offensichtliche Wohlbefinden des Patienten.

Vielleicht gelingt es uns, durch die Verbindungen zu alten Ritualen die manchmal verlorene Beziehung zu einzelnen Familienangehörigen herzustellen, vielleicht beobachten wir, dass er zur Musik mit den Füßen wippt. Die Enttäuschung über nicht vorhandene Reaktionen liegt meist in zu hohen Erwartungen. Und was spricht dagegen, den Geburtstag eines lieben Menschen nur mit einem gemeinsamen Rundgang durch den Park zu „feiern", wenn es ihm gut tut und es ihm gefällt?

Die Antworten auf meine Fragebögen zum Thema „Feste und Feierlichkeiten in anderen Kulturkreisen" waren überaus vielfältig – eine riesige Auswahl an Informationen über Brauchtumsfeste, Naturfeste, biografische und religiöse Feiertage usw.

> Allein das Neujahrsfest wird auf eine jeweils spezifische Art begangen, die von örtlichen Traditionen, der Religion oder der gesellschaftlichen Stellung abhängt; es beruht auf der jeweiligen Kalenderrechnung und wird oft über mehrere Tage gefeiert. In vielen Ländern weicht das Datum des Neujahrsfestes von unserem ab, insbesondere, wenn die meist religiös geprägte Kalenderrechnung neben dem Sonnenlauf auch das so genannte „Mondjahr" berücksichtigt. So kann ich in meinen Recherchen Neujahrstermine rund um unser Kalenderjahr ablesen. Auch wenn das Fest in jeder Religion eine eigene Charakteristik hat, gibt es eine Reihe gemeinsamer Elemente: Rückblicke und Ausblicke sowie Glückwünsche oder Segnungen im Kreis der Familie gehören meistens dazu, ebenso das „Danke" sagen in verschiedene Richtungen, die allgemeine Tendenz zum Gebet, das Nachdenken und Meditieren. Besondere Speisen und Getränke, manchmal mit symbolischem Charakter, werden aufgetischt.

Nicht nur beim Jahreswechsel sind, neben den materiellen und gesellschaftlichen Aspekten auch Religion und Weltanschauung, Klima oder nationale Geschichte u.a. Gesichtspunkte so vielfältig, dass eine diesbezügliche Aufzählung oder eine Erstellung relevanter „Arbeitsanweisungen" für unseren Beruf kaum möglich – und meiner Meinung nach auch im Alltag nicht umsetzbar – sind. Manche kulturellen oder religiösen Hintergründe können wir mit unserer westlichen Mentalität nicht nachvollziehen, wir haben die Wertigkeit des Festes für den Einzelnen oder für die Gruppe nicht verinnerlicht. Wohl aber können wir, immer in dem Bestreben, unser Wissen zu erweitern und sensibilisiert für die Bedeutung, welche ein bestimmter Feiertag (mitsamt seiner Rituale) für den Einzelnen haben kann, nach Grundregeln des menschlichen Miteinanders handeln. Als solche gelten unter anderen (und nicht nur für unseren Berufszweig) Achtung, Wertschätzung, Rücksicht, Toleranz und Akzeptanz. Natürlich können wir in einer Altenpflegeeinrichtung nicht alle Feste dieser Welt feiern, aber wir haben vielfältige Möglichkeiten, uns darüber zu informieren. Im bereits erwähnten interkulturellen Kalender sind buddhistische, christliche, hinduistische, islamische und jüdische Feiertage markiert und aufgezählt. Je nach Zuwanderungsgeschichte eines Bewohners lassen sich zu jedem dieser Tage Geschichte, Rituale, Bräuche und Besonderheiten leicht recherchieren. Diese so erworbenen Kenntnisse müssen persönlich mit dem Bewohner oder den Angehörigen abgeglichen werden. Grundsätzliche Verfahrensabläufe zu erstellen, ist aufgrund subjektiver Bewältigungsmöglichkeiten des Einzelnen zu diesem Tag nicht möglich, sie wären nicht von allgemeiner Relevanz.

Erlauben wir uns also nicht, ohne Unterstützung ein Fest auszurichten, welches weder unserer Religion noch unserem persönlichen, kulturellen Hintergrund entspricht. Guter Wille könnte als Anmaßung oder, schlimmstenfalls, als Verunglimpfung interpretiert werden.

Durch gezielte Vorbereitung kann es uns gelingen, wichtige Feier- und Gedenktage unserer BewohnerInnen gemeinsam zu begehen, sofern sie dies wünschen. Sehen wir uns als MittlerInnen und richten unsere Aufmerksamkeit bewusst auf die jeweiligen Bedürfnisse, Interessen, Einstellungen und Motive, denn je emotionaler unsere Wahrnehmung ist, umso sensibler können wir reagieren. Seien wir neugierig und wecken auch die Neugier unserer PatientInnen auf Neues.

Ein Beispiel aus der vierwöchigen Adventszeit möchte ich gerne aufgreifen, vielleicht kommt es Ihnen aus Ihrem Berufsleben bekannt vor. Das ganze Haus ist weihnachtlich dekoriert, das Programm für die nächsten Wochen erstellt, in jeder Wohngruppe glänzt ein Weihnachtsbaum in Rot-Gold. Wir lesen in gemütlicher Runde Gedichte, Geschichten, singen alte, bekannte Weihnachtslieder und essen Selbstgebackenes; wir sind, ebenso wie unsere BewohnerInnen gerührt und festlich gestimmt. Eine Woche lang, vielleicht zwei. Ein Musikverein spielt alte Weisen, ein vorweihnachtliches Konzert begeistert, ein Kinderchor ebenfalls. Das Radio spielt Weihnachtslieder, wir singen und singen – bis wir dann, ganz ehrlich, genauso wie die Mehrzahl unserer BewohnerInnen, die Lieder am Heiligen Abend nicht mehr hören können.

Würde es Sie nicht reizen, auch in die tief verwurzelten Weihnachtsbräuche etwas Neues einfließen zu lassen, ohne der festlichen Stimmung einen Abbruch zu tun? Egal ob und wie viele BewohnerInnen (oder auch Pflege- und Betreuungskräfte) mit Zuwanderungsgeschichte im Haus verweilen – widmen wir uns doch einmal den Weihnachtsbräuchen anderer Länder und stellen diese vor. Sicher interessiert es unsere SeniorInnen auch, ob und wie der „Nikolaustag" in anderen Nationen gefeiert wird. Vielleicht haben sie noch nie vom „Luciafest", einem vorweihnachtlichen, schwedischen Brauchtumsfest am 13. Dezember gehört? Wie schmeckt „Plumpudding", wo heißt der Weihnachtsmann „Père Noël", warum ist im griechischen Kuchen aus Hefeteig, dem „Vassilopita" eine Münze versteckt? Würden Sie sich unter einem Mistelzweig ungefragt küssen lassen, können Sie sich vorstellen, dass Lichterketten in Palmen hängen und wo kommt der Weihnachtsbaum überhaupt her? Antworten auf diese Fragen, Gedichte, Geschichten, Lieder inkl. Noten sowie vielerlei Rezepte zum Backen etc. finden Sie in jeder Bibliothek, besonders als Lehrbuch oder Lernwerkstatt für den Schulbereich (z.B. Kindersley 2009: Das große Fest: Kinder feiern rund um die Welt).

Auch der obligatorische Christbaumschmuck kann bewohnerorientiert und ganz individuell gestaltet werden. Vielleicht möchten die alten Menschen Grüße oder Wünsche auf vorbereitete Kärtchen schreiben (lassen) oder glasklare Plastikkugeln mit eigenen kleinen Gegenständen füllen oder bemalen – dies ist auch mit Fingerfarben möglich, sodass wir auch PatientInnen, die auf weniger verbleibende Ressourcen zurückgreifen können, in die Vorbereitungen einbeziehen können. Unserer Ideenvielfalt sind keine Grenzen gesetzt. Wir werden viel mehr voneinander erfahren, jeder wird sich persönlich mit seiner Weihnachtskugel am Tannenbaum identifizieren, unsere Tischdekoration wird vielfältiger, unser Speiseplan reichhaltiger – alle Jahre wieder.

Wir können Ideen zu allen Gelegenheiten des Jahres umsetzen, Bräuche und Rituale, soweit bekannt, erklären und auf einfache Art integrieren, Fremdes vorstellen und so Ängste und Vorurteile abbauen. Und wer wird dann noch behaupten wollen, dass alte Menschen nicht integrierbar sind?

Natürlich werden sich bei diesen Vorbereitungen kleinere Gruppen herauskristallisieren, und es ist nicht unsere Aufgabe, dies zu verhindern. Überdenken wir unser eigenes Verhalten z.B. beim Urlaub in fremden Ländern. Freuen wir uns nicht auch, wenn wir ab und zu Menschen treffen, die unsere Sprache sprechen? Oder haben wir nicht schneller Kontakt zu anderen, die das gleiche Hobby teilen? Gibt es nicht auch eine Gruppenbildung unter deutschen HeimbewohnerInnen? Soviel Integration wie möglich, aber auch soviel Individualität wie nötig ist eine realistische Zielsetzung.

Ist es nicht eine große Herausforderung, die Individualität jedes Einzelnen, auch in der Gemeinschaft zu fördern und zu stärken, ohne dass seine Person und seine Persönlichkeit, seine Existenz und sein „Dasein" bis zur Unkenntlichkeit in tristen Einheiten verschmelzen? Wollen wir nicht selbst hinter dem Vorhang der notwendigen Gemeinsamkeiten, der Konventionen, Absprachen und Regeln „wir selbst“ sein, uns selbst treu bleiben können? Macht das nicht unser Selbstvertrauen aus? Und ist es nicht ein großer Vertrauensbeweis eines anderen Menschen, auch unserer (unfreiwillig) pflegebedürftigen BewohnerInnen, wenn sie mit uns feiern, sich uns „überlassen“, darauf vertrauen, dass wir sorgsam mit ihrer Person, ihrer Kultur, ihrer Religion, ihrer ganz eigenen Geschichte umgehen? Zeigen wir uns also vertrauenswürdig, indem wir sie in unserem Integrationsbemühen auch „sein lassen“. Unsere größte Belohnung wäre, nach einem alten Gedicht von Johann Gaudenz von Salis-Seewis (Schweizer Dichter, 1762–1834), zu den „Auserwählten“ zu gehören:

Mit vielen teile deine Freuden,
Mit allen Munterkeit und Scherz,
Mit wenig Edlen deine Leiden,
Und Auserwählten nur dein Herz.

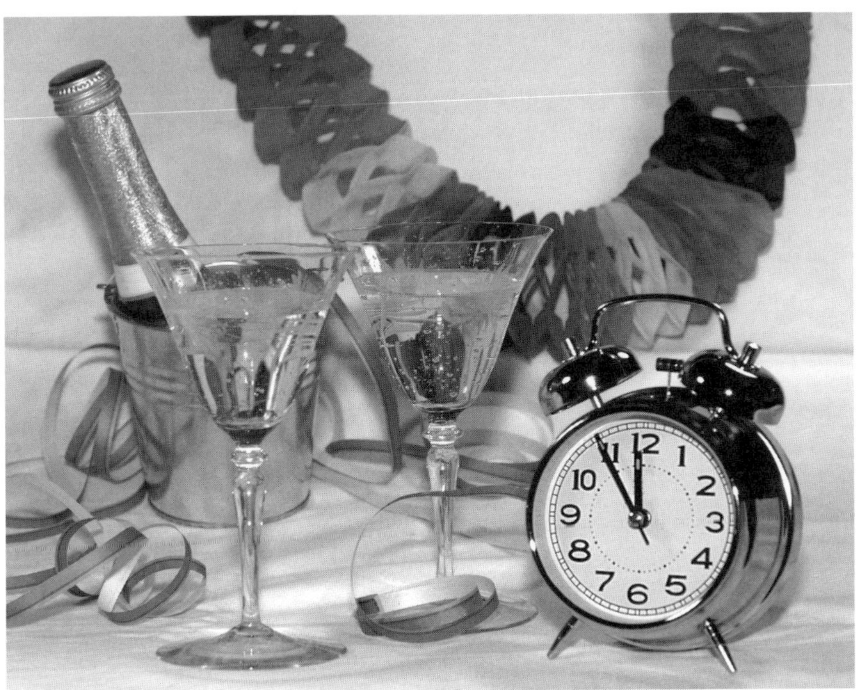

Ein neues Jahr – viele neue Möglichkeiten

Leitfaden

Kulturspezifische Feiertage kennenlernen

Herausforderung

- Lebenszeit in fassbare Einheiten einteilen;
- Erinnerungen an Feierlichkeiten in der Vergangenheit wecken;
- durch bekannte Rituale Sicherheit vermitteln;
- Gemeinsamkeit fördern;
- Kontakt zu Angehörigen pflegen;
- Verantwortung übergeben und übernehmen lassen (s. Kap. 7);
- bei persönlichen Festen BewohnerIn in den Mittelpunkt stellen, soweit er/sie es möchte;
- allen BewohnerInnen unbekannte Feste, Feierlichkeiten und Hintergründe nahebringen;
- den Alltag durch erweitertes Angebot bereichern;
- Kundengewinnung durch Öffentlichkeitsarbeit (Tag der offenen Tür etc.).

Möglichkeiten

- Kultursensibles Wissen aus verschiedenen Quellen erwerben (BewohnerInnen selbst, Angehörige, interkultureller Kalender, Kulturverein usw.);
- vielfältige Lektüre;
- evtl. mit anderen Einrichtungen kooperieren, Erfahrungen austauschen, Feste gemeinsam ausrichten;
- evtl. generationenübergreifend arbeiten (Schule, Kindergarten).

Regelmäßige Evaluation

- Werden PatientInnen nicht überfordert, haben sie eine Möglichkeit, sich bei Bedarf zurückzuziehen?
- Steht in der Einrichtung ein geeigneter Raum für persönliche Feste einzelner BewohnerInnen zur Verfügung?
- Besteht die Möglichkeit, den Bewohner in seiner Funktion als Gastgeber zu unterstützen?
- Selbstreflexion: Erkennt die Bezugsperson den Wert und die Bedeutung des jeweiligen Feiertages für den Bewohner an und kann dies auch vermitteln?

18 Religion

Integration zu ermöglichen oder ein heimatliches Gefühl zu entwickeln, ist immer ein gesamtmenschlicher Prozess; Religion und Spiritualität als innere Haltung gehören dazu. Auch nicht religiöse Menschen haben zumeist weltanschauliche und ethische Überzeugungen, an denen sie sich orientieren. Wir alle brauchen Werte und Normen, die unserem Leben eine Richtung geben und dabei helfen, unseren Platz in der Gesellschaft zu finden. Mehr oder weniger bewusst findet eine Suche nach grundsätzlicher Orientierung während des ganzen Lebens statt. Oftmals können wir zum Lebensende hin beobachten (manchmal auch durch indirekte Fragen unserer BewohnerInnen), dass eine Art Lebensbilanz gezogen wird. Der alte Mensch setzt sich in Beziehung zu dem, was ihn religiös bewegt, sei es in Gebeten, durch Meditation oder auch durch Körperübungen wie Yoga. Spiritualität basiert oft auf der jeweiligen Religion mit ihren bestimmten Inhalten. Religion kann auch als Versuch bezeichnet werden, die Welt anders zu sehen und dem eigenen Sein einen Sinn zu geben.

Ein zentrales Ziel in der Pflege- und Betreuungsarbeit sollte es also sein, dem Verhältnis unserer PatientInnen zur Religion mit Toleranz zu begegnen. Mehr noch als um Grundwissen geht es also um unsere Grundhaltung, um ein differenziertes Verständnis anderer Positionen ebenso wie um einen begründeten eigenen Standpunkt. Dies gilt auch und gerade für die Erfahrung fremder Religionen. In der offenen Begegnung mit Menschen anderen Glaubens liegt die Chance zur Entwicklung gegenseitiger Akzeptanz. Die Auseinandersetzung mit fremder Religiosität erweitert die Sicht von „Ich“ und „Welt“, lässt die eigene Identität klarer erscheinen und dient dem tieferen Verständnis und der Achtung des Fremden.

Betrachten wir als Beispiel das wie folgt formulierte Leitbild einer Altenpflegeeinrichtung: „Unser vorrangiges Ziel ist es, unabhängig von Geschlecht, Gesundheitszustand, Religion und Nationalität eines Patienten seine Unabhängigkeit, Selbständigkeit, Selbstbestimmung und Wertschätzung seiner Persönlichkeit zu erhalten und zu fördern“. Was bedeutet dies für den täglichen Umgang unter religiösen Gesichtspunkten? Meiner Erfahrung nach bewirken die bewusste Annahme des

Lebensendes und der Rückblick auf den eigenen gegangenen Lebensweg häufig das Bedürfnis, Frieden zu schließen. Das Anliegen, mit seiner Umwelt, mit der Familie und auch mit sich selbst (und seinem „Gott") ins Reine zu kommen, tritt hervor. Obwohl die Religiosität älterer und alter Menschen ein wesentliches Thema in unserem Berufsalltag darstellt, erscheint mir die Forschung zu Religiosität und Alter sowie zu religiösen Ritualen alter Menschen unzulänglich.

So liegt unsere Herausforderung insbesondere darin, einen Bezugsrahmen herzustellen, in dem individuelle und kreative Antworten auf kritische und belastende Lebenssituationen unserer BewohnerInnen gefunden werden können. Kreativ deshalb, weil Menschen gleiche Lebensereignisse, wie etwa den Tod eines Angehörigen, auf höchst unterschiedliche und eigene Weise betrachten, bewerten und verarbeiten.

Es kommt also darauf an, in unserem Umfeld sehend und hörend präsent zu sein, dass Leben unserer BewohnerInnen auf eine besondere Art und Weise zu teilen, sich für sie zu interessieren, sich auf sie einzulassen, sie anzunehmen und sich unter Umständen auch mit ihnen zu solidarisieren. Es geht auch darum, Zeit und Raum für eine Auseinandersetzung mit dem Thema „Religion" zu schaffen und die Einzigartigkeit der Situation sowie der Bewältigung anzuerkennen, ohne mit eigenen vorschnellen Lösungen aufzuwarten.

Spiritualität beschränkt sich nicht auf Symbole

Spiritualität beschränkt sich nicht unbedingt auf die für uns erkennbaren religiösen Symbole. So kann sie für unsere BewohnerInnen ein vertrauensvolles Beisammensein, ein verständnisvolles Gespräch, ein „Gehalten werden", ein wertfreies Zuhören ihrer Lebensgeschichte sein, ebenso wie die gemeinsame Beobachtung einer wachsenden oder auch welkenden Pflanze im Blumentopf und die vielleicht daraus resultierenden Gedanken über das Sein und Werden. Spiritualität kann eine Ressource in der Bewältigung existentieller Nöte und schwer verständlicher Ereignisse sein, aus der die PatientInnen Kraft schöpfen und größere Lebenszufriedenheit erlangen.

In den USA ist z. B. „religious counseling" weithin akzeptiert. Durch TherapeutInnen, welche sowohl weltlich als auch christlich geschult sind, werden den PatientInnen seelsorgerische Hilfen angeboten, die möglichst nahe an den individuellen Problemen der PatientInnen ausgerichtet sind. Im deutschsprachigen Raum beziehen Pflegeeinrichtungen religiöse Inhalte erst allmählich in ihre Konzepte ein. So ist es für uns als MitarbeiterInnen unter Umständen nicht einfach, sich „die Zeit dafür zu nehmen". In der pflegerisch- und betreuenden Arbeitsorganisation bedarf es also diesbezüglich insbesondere der Einbeziehung des Teams und der Akzeptanz der Vorgesetzten. „Präsenz" muss als personale Qualität von nicht zu unterschätzendem Wert und auch als „Arbeitsleistung" anerkannt werden.

Aufgrund jahrelanger Begleitung und Beobachtung dementer PatientInnen, oft bis hin zum Tod, aufgrund persönlicher Interpretation und Reflexion sowie durch zahlreiche Biografieerhebungen und den regelmäßigen Austausch mit Betroffenen (PatientInnen, Angehörigen, Fachkräften) kann ich feststellen, dass Spiritualität und Religiosität in Bezug auf den Gesundheitszustand und die Lebensqualität der DemenzpatientInnen einen erheblichen Einfluss haben. Wie in allen anderen Bereichen des täglichen Umgangs mit unseren BewohnerInnen ist auch hier ein großes Empathievermögen notwendig, aber auch Toleranz ist gefordert. Die Zurückhaltung eigener Überzeugungen, wenn der Bewohner seinen Glauben äußert und weitestgehend auch ausüben möchte, ist angebracht, wobei eigene Ansichten auf Nachfrage durchaus achtsam mitgeteilt werden können.

„Nicht allein gelassen werden" ist ein Wunsch, den sehr viele PatientInnen haben, auch wenn sie ihn oft nicht mehr mit Worten ausdrücken können. Wir beobachten, dass unsere Bewohnerin ruhiger wird, wenn wir ihre Hand nehmen, sie hält sie fest, atmet gleichmäßiger, reagiert auf unsere Stimme. Biografiebezogen spielten oft religiöse Worte oder Bibelsprüche eine Rolle im Leben, viele alte Menschen bewältigten ihr Leben auch, weil sie aus ihrem Glauben und/oder aus der Zugehörigkeit zu einer Glaubensgemeinschaft Kraft schöpfen konnten. Für viele Glaubensrichtungen ist es uns möglich, mit Gebet- und Gesangbücher zu arbeiten. Bekannte alte Gebete vom Morgen- bis zum Abendgebet, aber auch zu bestimmten Feiertagen, sind so leicht nach- und vorzulesen. Vielleicht haben Sie als Pflege- und Betreuungspersonal das Glück, dass ein altes Gebetbuch bei den Angehörigen keine große Verwendung mehr findet und zur Verfügung gestellt wird. Erklären Sie, welch guten Zweck Sie damit verfolgen, dass sie auf religiöse und spirituelle Wahrnehmungen in den Äußerungen der BewohnerInnen reagieren möchten, dass sie so vielleicht den Alltag der alten Menschen individuell organisieren und zu größerer Lebensqualität, vielleicht auch zu mehr Freude oder Ausgeglichenheit beitragen möchten.

So hat mir im Rahmen meiner Recherchen z. B. ein in Weimar amtierender Priester, Joachim Edward Wietrznick, den „Weg zum Himmel" empfohlen. Ein oberschlesisches Gebet- und Gesangsbuch („Droga do nieba") in deutscher und polnischer Sprache, welches 1903 herausgegeben wurde und sich seit 1989 wieder größter Beliebtheit erfreut.

Außer zahlreicher Predigten über die Evangelien auf alle Sonn-, Fest- und Feiertage sind für unsere Betreuungsarbeit hilfreiche Segenssprüche, Gebete, bis hin zur Sterbebegleitung und Lieder für sehr viele Gelegenheiten enthalten.

In der Arbeit und dem täglichen Umgang mit dementen Menschen heißt es, sehr sensibel auf religiöse und spirituelle Äußerungen zu reagieren, die sich nicht nur in Worten darstellen, sondern ebenfalls unsere ganzheitliche Wahrnehmung herausfordern. Wir erkennen den Bezug unserer BewohnerInnen nicht nur am Vorhandensein religiöser Symbole, sondern auch z.B. am Umgang mit ihren Mitmenschen, am Mitgefühl, am Trost, manchmal sogar an einem Ausspruch wie: „Heiliger Antonius, mein Schlüssel ist weg!“ (Antonius von Padua, Patronat für verlorene Sachen – ein Ruf nach Hilfe also, auf den wir reagieren können). Für alte Menschen, auch für Demenzkranke kann der Besuch eines Gottesdienstes sehr viel bedeuten, vertraute Rituale, festliche Zeremonie, Gebete und sinnliches Erleben (Kerzen, Weihrauch, Musik) unterbrechen nicht nur den Alltag, sondern können Halt geben, innere Ruhe und Frieden vermitteln, sogar Bestätigung und das Gefühl des Dazugehörens verschaffen.

Wie in vielen Bereichen des täglichen Umgangs sind auch der Gottesdienstbesuch und andere religiöse Praktiken individuell und patientenbezogen zu betrachten. Das Vorhaben kann, bei allem guten Willen unsererseits, auch ins Gegenteil umschlagen. Wir könnten Erinnerungen an Ereignisse wecken, die vielleicht zu den unangenehmen und Angsteinflößenden gehören. Im frühen Lebensalter unserer BewohnerInnen bestand vielleicht noch die „Kirchenpflicht“ an jedem Sonntag oder zu jeder Andacht, was bei Nichtbefolgen bestraft wurde. Auch unangenehme Gedanken an Geschichten über „Gottesstrafen, Fegefeuer und Hölle“ etc. könnten aufkommen. Dann ist wieder einmal unsere soziale Kompetenz in hohem Maße gefordert. Ganz sicher gelingt es uns, den verängstigten Menschen zu beruhigen, indem wir besonders erwähnen, dass er durch seinen Fleiß, seine Unterstützung oder seine Hilfsbereitschaft „ganz sicher nichts zu befürchten habe“.

Gespräche über Religion, Bräuche, Symbole und Rituale sind auch in der Einzel- und Kleingruppenbetreuung nicht zu unterschätzen. Oftmals bedarf es nur eines kleinen Anstoßes unsererseits. Durch Bildbetrachtungen (z.B. in einem alten Heiligenlexikon), aber auch beim Abstauben eines Kreuzes können wir diese Gespräche sanft forcieren. Eine Kommunion/Konfirmation im Familienkreis könnte Anlass sein, über das eigene Fest vor vielen Jahren zu sprechen. Erinnern wir uns an den Tag, die Feier, die Gäste, den Pfarrer? Gab es Geschenke, ein Kreuz, einen Rosenkranz, Andachtsbildchen? Auch nach Hochzeiten oder

Todesnachrichten Prominenter aus Funk und Fernsehen lassen sich erste Anknüpfpunkte finden. Die Reaktionen und eventuelle persönlich bedeutsame Erkenntnisse über die PatientInnen sollten unbedingt dokumentiert werden. Bei fortgeschrittenem Krankheitsverlauf einer Demenz, wenn verbale Kommunikation nicht mehr möglich ist, oder auch bei eventueller Sterbebegleitung können wir dann entsprechend reagieren und auch die „letzten Wünsche" unserer BewohnerInnen respektieren und bestmöglich erfüllen.

Der Ausdruck der eigenen Spiritualität und die Bewahrung der Religiosität sind auch für demente Menschen durchaus vielfältig und von vielen Faktoren und Lebenserfahrungen abhängig. Gehen wir immer davon aus, dass auch dieser Teil ihrer Persönlichkeit unbedingt bewahrt und wertgeschätzt werden sollte, weil er in gewissem Sinn als Orientierungshilfe zu verstehen ist und sie, zumindest im Unterbewusstsein, trägt.

Um eine Altenpflegeeinrichtung kultursensibel zu betreiben, reicht die Einstellung nicht aus: „Was dem Einen der Rosenkranz, ist dem anderen die Gebetskette". Wir begegnen Menschen, die unterschiedlicher ethnischer und religiöser Herkunft entstammen. Es ist also wichtig, zu verstehen, dass Religion in den verschiedenen Kulturen ganz unterschiedlich gestaltet und Glaube anders gelebt oder ausgedrückt werden kann. Ein Mangel an Verständnis für die Religion anderer Menschen kann Missverständnisse hervorrufen, Stress verursachen und Barrieren aufbauen. Natürlich ist es erstrebenswert, dennoch kann nicht erwartet werden, dass das Pflege- und Betreuungspersonal tiefgehende und umfassende Kenntnisse aller Religionen besitzt. Vor allem, da es eine Vielzahl unterschiedlicher Einschätzungen in der Bewertung religiöser Ansichten und Riten in allen Religionen und Kulturen gibt, welche in keiner relevanten Ausbildung umfassend gelehrt wird. Wohl aber kann große Sensibilität für dieses Thema erwartet werden sowie die Bereitschaft, sich bei Bedarf ganz individuell und patientenbezogen bestmöglich zu informieren, wie angemessen auf die religiösen und kulturellen Bedürfnisse eingegangen werden kann. Diese Informationen sind zu dokumentieren und bereichsübergreifender Zugriff zu gewähren, sodass Fehlendes ergänzt und Feststehendes für jeden Mitarbeiter einsehbar ist. Eine regelmäßige Supervision ist empfehlenswert, z.B. um problematische Szenen aus der Praxis zu reflektieren, die Einzelne im Pflegealltag erlebt haben – oder auf die sie sich vorbereiten wollen. Auf dieser Basis können Ziele und Handlungsabläufe formuliert werden, um diese im allgemeinen Miteinander aller am Pflege- und Betreuungsprozess Beteiligten zu verfolgen und umzusetzen. Machen wir uns bewusst, dass unsere innere Einstellung das Verhalten und die Interaktion mit anderen lenkt und beeinflusst. Durch diese Einstellung, durch unsere Haltung und unsere Ansichten beziehen wir Position, offenbaren unsere Gefühle und Stimmungen. Diese innere Einstellung, unsere Meinung in Bezug auf eine andere Person, äußert sich in unserem persönlichen Verhalten. Es kann also freundlich, aufmerksam und liebevoll, aber auch herablassend, furchtsam oder gar feindselig sein. Bedenken wir, dass jeder Mensch einzigartige Merkmale hat, wir es immer mit einer eigenen Persönlichkeit zu tun haben, die wir mit Worten und Taten erreichen wollen. Das bedeutet, wir müssen lernen, dass unsere ZuhörerInnen (PatientInnen) uns sowohl verbal als auch nonverbal, durch unser Verhalten verstehen, wir also auf allen Ebenen miteinander kommunizieren können.

Für viele Menschen ist Religion der Weg, welcher Streben nach Glück, nach Geborgenheit, manchmal auch nach Reinheit und Vollkommenheit ausdrückt. Jede Kultur hat ihre eigene Interpretation von Wahrheit und Wirklichkeit erschaffen, worauf Sitten, Regeln und Gebräuche beruhen. So definieren sie, was in ihrem Alltag real und existentiell ist. Jede Gesellschaft bringt ihren Mitgliedern, schon im Kindesalter ihre Weltanschauung nahe, indem sie ihre Traditionen lehrt. Vielleicht erleben wir bei jüngeren Menschen, dass diese Traditionen und Weltanschauungen in den letzten Jahren fließend geworden sind. Vielfach kann man lesen, dass Menschen in ihrem eigenen Land nicht so streng religiös leben würden. Vielleicht möchten auch Sie über den nachfolgenden Ausschnitt einmal nachdenken:

> In „Fikrun wa Fann/Art and Thought", der Kulturzeitschrift des Goethe-Instituts für den Dialog mit der islamischen Welt, war in einem Artikel über Gotteshäuser in der Migration nachzulesen, dass Gotteshäuser „oftmals weit mehr als Orte sind, an denen man sich zum Gebet trifft". Für die Gemeindemitglieder können es „Inseln in dem sie umgebenden Chaos" sein. „Wenn man die Schwelle dieser Kirchen, Synagogen, Moscheen betritt, verlässt man diese Umgebung und betritt einen Raum, in dem Herkunftsland und Heimatregion in Gerüchen, Umgangsformen und Einrichtungsstil präsent sind. Auf einmal fühlt man sich in die Türkei, nach Griechenland oder nach China versetzt.
>
> Die tiefe Kluft zwischen diesem Raum und der weiteren Umwelt liefert einen ersten Schlüssel für das Verständnis der Religiosität der ersten Generation. Es ist eine defensive Religiosität, die bestimmt ist von dem Wunsch, den Ängsten des Verlorengehens in der Fremde, den Sinnkrisen, die jeden Migranten heimsuchen („Was mache ich hier eigentlich?") und der Angst vor der Entfremdung von den Kindern, für die man letztlich emigriert ist, etwas entgegenzusetzen" (Schiffauer in Goethe Institut 2006).

In der Interpretation des Artikels müssen wir also mehr Verständnis für alte Menschen aufbringen, die unter Umständen sehr religiös leben wollen und ihre Riten und Gebräuche streng vollziehen möchten, um ihr inneres Gleichgewicht (welches zweifelsohne Auswirkungen auf ihr gesundheitliches Wohlbefinden hat) zu stärken. In jeder Religion gibt es Aspekte, die im Pflege- und Betreuungsbereich beachtet werden müssen. In meinen Recherchen ist die Auswahl mehr oder weniger pflegerelevanter Informationen ungeheuer vielfältig. Nach Absprache mit meinem Team werde ich im nächsten Kapitel einige vorrangig wichtige Aspekte aufzählen, denn Bedürfnisse religiöser Praxis sollten bereits im Erstgespräch mit dem jeweiligen Bewohner bzw. für ihn abgesprochen werden. Möglichkeiten der religiösen Ausübung und ihre alltagstaugliche Umsetzung können so im Vorfeld überprüft oder geschaffen werden – im Zweifelsfall kann auch nach angemessenen und passenden Alternativen gesucht werden.

Besonders in Bezug auf die Pflege und Betreuung demenzkranker Menschen aller Religionen sollten wir nach Möglichkeiten suchen, sie ihre religiösen Riten und Praktiken vorzugsweise ursprünglich (gemäß den Gebräuchen ihrer Jugendjahre) durchführen zu lassen und zu erleben.

Aus meiner Erfahrung kann ich berichten, dass alte Menschen oft beklagen, dass z. B. ein Wortgottesdienst zu einem hohen kirchlichen Feiertag unzureichend erscheint, „es fehlt etwas". Ein anderes Beispiel sind „moderne Kirchenlieder"; ist es doch oftmals gängige Praxis, diese vor dem Gottesdienst gemeinsam zu „üben".

Bei einer Demenz können wir, auch wenn über religiöses und spirituelles Verhalten keine differenzierten Studien zur Verfügung stehen, erfahrungsgemäß davon ausgehen, dass sich die Kranken auch in diesem Bereich durch die Stimulation sensorischer Reize erinnern. Wie aber soll ein demenzkranker Mensch ausdrücken, dass etwas „unstimmig" erscheint (wenn z. B. die Eucharistie fehlt)? Wie interpretieren wir eine eventuelle Unruhe während oder nach dem Gottesdienst? War es zu laut? Zu viele Menschen? Überforderung? Ist dieses auffällige Verhalten doch nach dem vorigen (viel größeren) Gottesdienst nicht aufgetreten … Um dieses „Rätselraten" – und vor allen Dingen, um eine eventuell daraus resultierende falsche Therapie (und sei es auch „nur" das zukünftige Vermeiden eines Gottesdienstes) – auszuschließen, ist es empfehlenswert, „Neues, Falsches, Unstimmiges, Beunruhigendes, Verwirrendes" auf ein Minimum zu reduzieren. Eine Empfehlung, die nicht damit gleichzusetzen ist, unsere BewohnerInnen in Watte zu packen; schließlich wollen wir gemeinsam am Leben teilhaben – aber die Regeln für ihr Leben bestimmen sie weitestgehend selbst!

Im Betreuungsbereich zu beachtende religiöse Aspekte

Buddhismus: Buddhistische BewohnerInnen wissen Ruhe und Zeit zur Meditation und Rezitation zu schätzen. Es sollte ermöglicht werden, religiöse Bedürfnisse nach eigenem Ermessen der alten Menschen zu erfüllen. Ein ruhiger Raum, den der Bewohner/die Bewohnerin nach persönlichen Präferenzen, vielleicht mit einem kleinen Altar, Buddha-Statuen oder Symbolen einrichtet, ermöglicht die Sinnfindung. Bei Bedarf können wir uns bei der Pflege und Betreuung Schwerkranker oder von DemenzpatientInnen Rat und Hilfe bei buddhistischen Lehrerinnen und Lehrern holen. Regionale und internationale Ansprechpartner empfiehlt z. B. die „Deutsche Buddhistische Union e. V." (DBU) als Dachverband der Buddhisten und buddhistischen Gemeinschaften in Deutschland.

Unbedingt zu vermeiden ist, Buddha-Bildnisse nach unserem persönlichen Gefallen zu dekorieren, denn die Ikonografie der Buddha-Statuen wird in verschiedenen Ländern unterschiedlich definiert. Einige im Buddhismus verbreitete Symbole sind allgemein bekannt und so auch ein „Gesprächsaufhänger" für die Kleingruppe, z. B. Lotosblumen, Endlosknoten und Mandalas.

Weiterführende Literatur:

Weil, A. (2007): Morgenröte und heller Tag. Beyerlein u. Steinschulte

Sach J., Faust J., Liebl E. (2004): Zen: Entspannung für Körper und Geist. Kraft und Frieden für die Seele. Lotos

Christentum: Im Christentum wird der Sonntag als Tag der Auferstehung Christi, als ein Tag der besonderen Anbetung angesehen. In vielen Einrichtungen gibt es einen Gebetsraum oder eine kleine Kapelle, wo christliche Gottesdienste und/oder kurze Andachten gefeiert werden. Für bettlägerige PatientInnen wird oft sogar die Voraussetzung geschaffen, dem Geschehen über den Lautsprecher oder über das hausinterne Fernsehprogramm beizuwohnen. Dabei wird das Abendmahl oder die Eucharistie als Angebot gerne angenommen und diese Feier auf Wunsch auch schwerkranken PatientInnen regelmäßig im Bett ermöglicht. Das wichtigste Symbol des Christentums ist das Kreuz, weit verbreitet sind auch der Fisch des Ichthys, das Christusmonogramm XP sowie Alpha und Omega, der erste und der letzte Buchstabe des griechischen Alphabets, welche Anfang und Ende darstellen sollen. Engel haben übrigens sowohl im Christentum als auch im Islam und im Judentum eine Bedeutung und werden ähnlich visualisiert.

Einen regionalen Ansprechpartner christlicher Gemeinschaften finden wir im örtlichen Telefonbuch unter dem Eintrag: „Kirchen" oder überregional bei der „Arbeitsgemeinschaft Christlicher Kirchen in Deutschland e.V.".

Weiterführende Literatur:

Maurer A., Reber J., (2008): Bleibe bei uns, Herr: Gottesdienste und Rituale in Einrichtungen der Altenpflege. Schwabenverlag

Pagel, M. (2009): Jeder Tag hat seine Würde: Gottesdienste mit dementen Menschen in Alten- und Pflegeheimen. 2. Aufl. Pustet

Hinduismus: Je nach Tradition kann die Möglichkeit erwünscht sein, Mantra-Rezitationen, Gebete, Meditation, Gesang etc. durchzuführen. Angehörige des Hinduglaubens beten zu Tagesbeginn, nach der Körperreinigung und vor den Mahlzeiten. Im Hinduismus werden eine Vielzahl von Göttern und Göttinnen verehrt, Darstellungen von Gottheiten mit vier Köpfen oder vier Armen sind nicht ungewöhnlich, erscheinen alten Menschen anderer Religion jedoch manchmal fremd oder furchteinflößend. Literatur (z.B. „Schnellkurs Hinduismus" von Werner Scholz) bietet die Möglichkeit, sich schnell und umfassend über alle möglichen Facetten des Hinduismus zu informieren. So ist mitunter die Abbildung der Göttin Brahma, die in alle vier Himmelsrichtungen blicken soll, verständlicher zu erklären – und so weniger befremdlich. Entsprechende Hilfe finden wir bei verschiedenen Kulturvereinen, z.B. „Afghan Hindu Kultur Verein e.V." in Köln, „Hannoverscher Tamilischer Hindu-Kulturverein e.V." in Hannover oder dem „Zentralrat der afghanischen Hindus und Sikhs in Deutschland e.V." in Köln.

Weiterführende Literatur:

Michaels, A. (2006): Der Hinduismus: Geschichte und Gegenwart. Beck

Ghandi, M. Gräfe, U. (2006): Was ist Hinduismus? Insel

Islam: Das Gebet stellt für einen Muslim unter anderem die Vorbereitung auf die Zeit nach dem Tod dar. Durch das regelmäßige Gebet nach der rituellen Reinigung legt ein Muslim Rechenschaft über sein Handeln und Tun ab, um sich von früheren Fehlern zu reinigen. Gängige Ruhe- und Schlafzeiten in den meisten deutschen Altenpflegeeinrichtungen decken sich nicht mit den Gebetszeiten, zu denen praktizierende erwachsene Muslime fünf Mal täglich angehalten sind. Auch wenn für kranke und sehr alte Menschen Ausnahmeregeln bestehen, sollte einem gläubigen Bewohner das Leben nach seinen Glaubensvorstellungen weitestgehend ermöglicht werden. Sollte in der Einrichtung (noch) kein gesonderter Gebetsraum zur Verfügung stehen, ist das Beten in einem ruhigen Raum auf einem nach Mekka gerichteten Gebetsteppich zu ermöglichen. Dieser Teppich soll verhindern, dass das Gebet durch Unreinheiten auf dem Boden (wie Urin oder Blut) ungültig wird. Am Freitag, der als „heiliger Wochentag" gilt, kommt dem Mittagsgebet eine zentrale Bedeutung zu. Allah gilt als das Wort für den einen und einzigen Gott, Mohammed als sein Gesandter.

Auch nach Einzug in eine Altenpflegeeinrichtung ist es möglich, dass der Bewohner/die Bewohnerin den Wunsch äußert, zum zentralen Heiligtum des Islams, der Kabaa zu pilgern. Dieser Wunsch ist, sofern es der Gesundheitszustand erlaubt, unbedingt zu respektieren; er gehört, wie das Glaubensbekenntnis, das Gebet, die Almosensteuer und das Fasten im Ramadan zu den fünf Grundpflichten der Muslime, den Säulen des Islams. Das Fest des Fastenbrechens am Ende des Ramadans ist nach dem Opferfest der höchste islamische Feiertag. Die Kalligraphien des arabischen Originaltextes des islamischen Glaubensbekenntnisses sowie die 112. Sure (Kapitel) des Koran gelten als religiöse Symbole des Islam. Für viele Muslime steht das Wort „Koran" oder „Qur'an" für den arabischen Urtext; eine Übersetzung ist so automatisch nicht mehr der Koran. Eine Übersetzung wird von ihnen als „Erläuterung des Qur'an-Textes" oder „Bedeutung des Koran" bezeichnet. Dies kann bei LeserInnen, die einen Korankommentar oder eine Übersetzung suchen, zu Irritationen führen. Im Bedarfsfall finden sich hier erste Ansprechpartner, die gerne regional vermitteln: „Zentralrat der Muslime in Deutschland" (ZMD) in Köln.

Weiterführende Literatur:

Das Islamische Wort: Muslimische Glaubensbeiträge im SWR: http://www.swr.de/islamisches-wort

Ammann L. (2007): Islam: Wissen was stimmt. Herder

Judentum: Stehen vor Ort keine Angehörigen zur Verfügung, gibt der „Zentralrat der Juden in Deutschland K.d.ö.R." in Berlin gerne Auskunft über regionale Ansprechpartner, denn religiöse Bedürfnisse variieren oft sehr stark. Das tägliche dreimalige Gebet verrichten Juden stets mit einer Kopfbedeckung. Zu den rituellen Gegenständen die ein Bewohner beim Einzug in die Einrichtung bei sich trägt, können Gebetsriemen gehören; in den „Gebetskapseln" sind Schriftrollen mit Bibelversen enthalten. Bei einer Demenzerkrankung können die Gebetsriemen („Tefillin") unter Umständen nicht mehr gehandhabt werden, auch deshalb ist der Kontakt zu einem jüdischen Geistlichen zu empfehlen. Gleiches gilt für den Tallit (ein Vierecktuch, welches auch als Gebetsmantel bezeichnet wird).

Zusätzlich zu den Gebeten sagen Juden unter Umständen Lobsprüche zu vielen Gelegenheiten, die ein Bewohner, z.B. vor dem Genuss von Speisen und Getränken vermissen könnte. Der Sabbat als „heiliger Tag" und Ruhetag im Judentum wird von Freitag kurz nach Sonnenuntergang bis Samstag zum Einbruch der Dunkelheit begangen. Große jüdische Feiertage sind oft mit Fastenritualen verbunden, jedoch muss hier der Gesundheitszustand eines alten Menschen beobachtet und personalisiert gehandelt werden. Der Davidstern gilt als Symbol des Judentums und des jüdischen Volkes.

Weiterführende Literatur:

Zinvirt, Y. (2009): Tor zum Talmud. Lit
Zinvirt, Y. (2002): Feste Israels in Papierarbeiten. Scm Hänssler

Dieser kleinen Auflistung ist sicher vieles hinzuzufügen, Literatur über die Religionen anderer Kulturkreise füllen Regale in Bibliotheken. „Kultursensibel" arbeiten – gliedern und betrachten wir einmal diesen Begriff: „*Kultur*" (als Gesamtheit des vom Menschen Geschaffenen und damit ein wesentlicher Teil seiner Lebenswelt) und „*sensibel*" (als empfindlich auf geistiger Ebene). Verstehen wir Pflege und Betreuung in diesem Zusammenhang also als Aufgabe, Menschen, die einem anderen Kulturkreis angehören, unter Berücksichtigung der kulturellen und religiösen Unterschiede, aber auch der vielen Gemeinsamkeiten, bestmöglich zu pflegen und zu betreuen. Die Betonung bei dem Begriff „kultursensibel" liegt sicherlich auf „Sensibilität". In der Physiologie und in der Wahrnehmungspsychologie versteht man unter „Sensibilität" den „fünften Sinn", das Fühlen; als „Hochsensibilität" bezeichnet man ein gesteigertes Wahrnehmungsvermögen. Es gilt also, hochsensibel, feinfühlig und einfühlsam zu arbeiten – selbst das unterscheidet sich nicht von unserer sonstigen Arbeitsmoral.

Stecken wir unsere Ziele sehr hoch, aber vergessen wir nicht, dass der Prozess der interkulturellen Öffnung einer Einrichtung einen transparenten und langfristigen Entwicklungsprozess auf allen Ebenen bedeutet. Und nehmen wir Hilfestellungen an, auch durch eine Zusammenarbeit können sich konstruktive Synergien entwickeln. Denn: „Was dir deine Arbeit einbringt hängt davon ab, wie sehr du dich in deiner Arbeit einbringst." (Verfasser unbekannt)

Leitfaden

Spirituelle Begleitung

Herausforderung

- Toleranz und Verständnis gegenüber dem Verhältnis des Bewohners zu seiner religiösen Einstellung entwickeln;
- grundsätzliche Orientierung nach persönlichen Werten und Normen ermöglichen;
- BewohnerInnen in der Sinnfindung sensibel unterstützen, um zu einer positiven Lebensbilanz zu gelangen;
- Präsenz zeigen und erkennen, wann ein erhöhter Zeitbedarf zur Bewältigung einer Situation gefordert ist (Gespräch, Zuhören, Spaziergang, Festhalten, Berühren etc.);
- eine offene und wertschätzende Kommunikation zu BewohnerInnen und Familien fördern, um größtmögliche Lebensqualität, auch durch die Ausübung der eigenen Spiritualität sicherzustellen.

Möglichkeiten

- Bereits vor dem Einzug (Erstgespräch) religiöse Bedürfnisse und deren räumliche Gestaltung erschließen;
- individuelle Erstellung der Pflegeplanung unter besonderer Berücksichtigung des Bereiches „Existenzielle Erfahrungen – Ausübung religiöser Praktiken";
- ermöglichen, dass der Bewohner (oder die Angehörigen) den persönlichen Bereich nach seinen religiösen Vorstellungen gestaltet, (z. B. Bild, Kerze, Ikone, Statue, Teppich, Kreuz etc.), sodass er seine Religion auch sichtbar leben und praktizieren kann. Dazu gehört u.U. auch, dass er die Position des Bettes ändern möchte;
- bei der Pflege, Hygiene, Ernährung, Alltagsgestaltung die individuellen religiösen Vorschriften respektieren und umsetzen lassen (Gebetszeiten, ungestörte Atmosphäre etc. – s. entsprechende Kap.);
- besonders Menschen im fortgeschrittenen Stadium einer Demenz soweit als möglich nach bekannten (= biografischen) religiösen Gesichtspunkten pflegen und betreuen sowie beobachten, reflektieren und dokumentieren.

Regelmäßige Evaluation

- Gespräch mit Bewohner und/oder Angehörigen: Fühlen sie sich in der Ausübung ihrer religiösen Verrichtungen respektiert?
- Besteht Bedarf der Unterstützung oder der Umorganisation (z. B. der Pflegezeiten)?
- Sind alle Möglichkeiten ausgeschöpft, den Bewohner – wenn es sein Gesundheitszustand erlaubt – am öffentlichen Gebet (in seiner religiösen Gemeinschaft) teilnehmen zu lassen? Oftmals bieten die Gemeinden einen Hol- und Bringdienst auch für Rollstuhlfahrer an; fragen lohnt sich.
- Bereichsübergreifende Teambesprechungen, um die persönlichen Wünsche der BewohnerInnen und die individuelle Gestaltung ihrer religiösen Vorschriften kennenzulernen, umzusetzen und zu dokumentieren.
- Besteht der Wunsch oder die Notwendigkeit einer Weiterbildung der Bezugskräfte (auch Hauswirtschaft oder Küche)?

19 Sterbebegleitung, Tod und Trauer

PatientInnen und Angehörige in ihrer Trauer zu begleiten, den Sterbeprozess unserer BewohnerInnen in uns selbst zu bewältigen und den alten Menschen ebenso wie ihrer Familie jedwede Hilfe und Unterstützung zukommen zu lassen, gehört zu unserem Berufsbild. Das sind Aufgaben, die sowohl professionell gelöst als auch emotional verarbeitet werden müssen, denn der Tod eines Menschen ist auch für Pflege- und Betreuungskräfte in vielerlei Hinsicht belastend. Ebenso nehmen viele unserer verbleibenden BewohnerInnen indirekt am Geschehen teil. Deshalb sind sowohl Vorgesetzte als auch jede(r) MitarbeiterIn verpflichtet, gute Bedingungen für ein würdevolles Sterben zu schaffen.

Das Sterben hat sowohl biologische als auch psychische, soziale und religiöse Ausmaße. Sterbebegleitung ist eine umfassend betreuende Aufgabe, die nicht mit dem Tod des Patienten endet. Definieren wir den Begriff „begleiten" in diesem Zusammenhang: Allgemein verwenden wir ihn, wenn wir mit jemandem mitgehen, ihm das Geleit geben, ihm zugewandt sind; wir sind ihm dann auf geistiger und körperlicher Ebene nahe, sind ihm emotional meist ebenso verbunden wie er uns. Jemanden zu begleiten, schließt auch ein, dass unser Mitmensch Spielraum für eigene Entscheidungen oder Handlungen hat, die er spontan festlegt oder im Vorfeld verfügt hat.

Als BegleiterIn schließen wir uns dem Sterbenden auf seinem Weg an, während er die Führung übernimmt. Einen sterbenden Menschen begleiten zu dürfen, bedeutet auch, er lässt uns zu. Ein solches Zulassen ist immer mit der Übernahme einer besonderen Verantwortung verbunden, auch der Verantwortung für uns selbst, für unser Handeln, für die Auseinandersetzung mit unserem eigenen Leben und dem Tod. Dies setzt sowohl die Übereinstimmung von Denken, Fühlen und Handeln (Selbstkongruenz) voraus, wie auch die Bereitschaft, sich auf den Menschen und die besondere Situation freiwillig und selbstbestimmt einzulassen.

Die Sterbekultur in der Einrichtung

Im Vorfeld sollten einige wichtige Belastungsfaktoren in diesem Zusammenhang als solche definiert werden und Grundsätzliches geregelt sein. Dazu gehören in einer Pflegeeinrichtung regelmäßige Schulungen, aber auch Teambesprechungen oder Supervisionen zum Thema „Sterben“, „Sterbebegleitung“ (auch Begleitung der Angehörigen) und „Tod“ sowie „Trauerbewältigung“. Ein weiterer wichtiger Aspekt ist das Zeitmanagement, sowohl das persönliche als auch das arbeitsorganisatorische.

Nur in dem Bewusstsein, als BegleiterIn Zeit zu haben, sich die Zeit nehmen zu können, werden wir dem Sterbenden die Sicherheit vermitteln, dass er sich Zeit lassen kann, dass wir uns seinem Tempo anpassen, ihn nicht „auf halber Strecke“ verlassen, sondern ihn bis zum Schluss begleiten.

Überprüfen wir einmal die Sterbekultur in unserer Einrichtung – sind wir auf den Notfall eingerichtet oder überfällt uns die Not? Anhand eigener Zahlen der Belegungsstatistik können wir uns anschauen, wie sich die Sterblichkeitsrate in den letzten Jahren entwickelt hat. Erwartungsgemäß wird sich die Anzahl der Sterbefälle tendenziell erhöhen, da alte Menschen, aufgrund verschiedener Faktoren immer später in eine Pflegeeinrichtung einziehen, meist erst dann, „wenn es nicht mehr anders geht“. Ist eine individuelle Verfügung für den Todesfall beim Heimeinzug dabei? Ist unser Kontakt zum Bewohner und zu den Angehörigen gut genug, offen, aber ebenso sensibel mit dem Thema „Sterben“? Machen wir unseren BewohnerInnen und auch den Angehörigen deutlich, dass wir unser Möglichstes tun werden, damit der alte Mensch bis zuletzt in Würde leben kann (auch in Form von teil-haben) und dann auch alles, damit er würdevoll und in Frieden sterben kann? Ganz besonders wichtig ist die Vorsorge für die ganz persönliche Sterbebegleitung eines demenzkranken Menschen; denn wir müssen einplanen, dass er sich eventuell zum Lebensende nicht mehr verbal äußern kann, dass wir seine Wünsche nicht richtig deuten und so die an sich schon oft „schwere Arbeit“ des Sterbens noch zusätzlich belastet ist.

Letzte persönliche Wünsche für die Sterbebegleitung sind nicht unbedingt Inhalt der Betreuungs- oder der Patientenverfügung bzw. des Testaments, deshalb sollten wir sie genau festhalten – auch wenn manche BewohnerInnen anfangs der Meinung sind, es sei doch schon alles geregelt. Zum Entwurf einer Verfügung können wir uns im Grunde genommen an einem großen Fest orientieren – eine Vorstellung, die meinen PatientInnen und auch den Angehörigen zusagt. Auch KollegInnen aus anderen Einrichtungen bestätigen am „runden Tisch“, dass bei sensiblem Umgang und gutem Kontakt zum Bewohner die persönliche, selbstbestimmte Vorbereitung des „letzten großen Festes" oftmals sogar Spaß macht, immer jedoch ein positives Bild hinterlässt. Sei es die Zufriedenheit, alles geordnet zu haben, bis zuletzt selbst zu entscheiden („was gut, wichtig und schön für mich ist, weiß ich selbst am besten") oder auch das gute Gefühl, durch vorausschauende Verfügung den Angehörigen Arbeit abzunehmen und bis zuletzt niemandem „zur Last zu fallen".

Meiner Erfahrung nach reichen die Vorbereitungen von der „Gästeliste" (der Personen, die zur Sterbebegleitung informiert werden sollen) bis zur Kleiderordnung, manchmal sogar einschließlich Friseur und Podologe. Sprechen Sie ebenfalls über Musikwünsche und Blumendekoration, sofern diese Vorlieben nicht schon im Biografiebogen vermerkt sind. Nicht immer wird nur eine klassische Trauermusik, wie z.B. von J. S. Bach, Händel oder Mozart gewünscht. Aussagen wie: „darauf habe ich mit meinem Mann früher Walzer getanzt" oder: „ich nehme die braune Decke mit zu meinem Johann in den Himmel, darunter haben wir immer auf dem Sofa gelegen", sind nicht ungewöhnlich, wobei weibliche Bewohnerinnen ihre Vorbereitungen meist umfassender planen. Aber auch Männer können den Wunsch nach dem „guten Anzug" oder „der Mundharmonika, die hat mich mein ganzes Leben lang begleitet", aussprechen. Bedenken Sie, dass, wenn der Wunsch besteht, nach Möglichkeit in der Einrichtung und nicht im Krankenhaus zu sterben, die gewohnte Umgebung erhalten bleiben sollte. Bei Doppelzimmerbelegung ist es vielleicht notwendig, einen Patienten vorübergehend „auszuquartieren". Sprechen Sie einfühlsam mit dem Mitbewohner und appellieren Sie an sein Verständnis. Erwähnenswert ist im Zusammenhang mit der Sterbekultur in unserer Einrichtung auch der Umgang mit sehr kranken, sterbenden oder verstorbenen BewohnerInnen im Allgemeinen. Seien wir uns bewusst, dass sich die anderen SeniorInnen gedanklich mit unserem Verhalten in diesen Situationen beschäftigen und vielleicht Rückschlüsse ziehen, wie wir einmal mit ihnen umgehen werden – bei einer eventuellen Krankheit oder bei ihrem Ableben. Reflektieren wir also die Prozesse und unser Vorgehen aus Bewohnersicht: Gibt es die Möglichkeit, auf persönlichen Wunsch bettlägerige PatientInnen zu besuchen oder „schotten" wir diese ab? Bereiten wir die alten Menschen sanft darauf vor, dass ein Mitbewohner ins Krankenhaus geht oder im Sterben liegt? Geben wir ihnen die Möglichkeit, sich zu verabschieden? Gibt es einen neutralen Ort zu beten, eine Kerze anzuzünden, in Ruhe oder auch in Begleitung zu trauern? Oder gehen wir zum Tagesgeschehen über in dem Glauben, wenn wir nicht darüber sprechen, sei der Verlust für unsere BewohnerInnen leichter zu ertragen? Haben wir schon einmal darüber nachgedacht, dass hier ebenso Trauerarbeit zu leisten ist wie bei nahen Angehörigen? Wir haben schließlich „zusammen-gelebt", miteinander gegessen, gemeinsam gefeiert – ein würdevoller Abschied sollte also selbstverständlich möglich sein.

Denkbar ist z. B. ein kleines Trauerheft, welches wir mit einigen Fotos des Verstorbenen aus unserem „Jahresarchiv" gestalten. Vielleicht denken wir mit betroffenen BewohnerInnen nach: „Was gehört noch hinein? Was erinnert uns an den Verstorbenen? Welche Motive können wir einkleben (hatte er Vorlieben)? Welche Sprüche einschreiben? Wer möchte Persönliches hinzufügen, unterschreiben, hinein malen? Möchte das Personal noch etwas hinzufügen? Ein Büchlein, das jeweils zur Abschiedszeremonie werden könnte und über das sich Angehörige, wenn wir nach einer angemessenen Zeit noch einmal zur Begegnung einladen, vielleicht freuen.

Der Umgang mit dem an sich oft tabuisierten Thema „Sterben und Tod" sollte entsprechend geschulten, auf jeden Fall aber sozial- und emotional kompetenten MitarbeiterInnen vorbehalten sein. Die Fähigkeit, mit eigenen und fremden Gefühlen umgehen zu können, sie im konkreten Kontext richtig zu bewerten und so einfühlsam zu arbeiten, ist nicht automatisch kongruent zu Fachkenntnissen. Sie sollte grundsätzlich als Meta-Fähigkeit verstanden werden, die darüber entscheidet, wie der Mitarbeiter/die Mitarbeiterin seine/ihre vielfältigen Einzelfähigkeiten einzusetzen versteht. Um im Prozess der Sterbebegleitung einen guten Dienst zu erweisen, braucht z. B. eine Begleiterin Einsichten und Erkenntnisse in ihre ureigene Bedürftigkeit und muss, immer zum Wohle des Sterbenden, offen damit umgehen können. Die Zuwendung und das Vertrauen des Sterbenden ist ein sehr hohes Gut, er lässt uns teilhaben an einem wesentlichen Geschehen; es geht um Nähe, Verbundenheit und Berührtheit, Bewusstwerdung und Toleranz im gegenseitigen Geben und Nehmen.

Sterbekultur muss in das Gesamtkonzept einer Einrichtung eingebunden werden. Integraler Bestandteil der Heimkonzeption sollte sein: Ein würdevolles Sterben in einer einfühlsamen, geborgenen und geduldigen Umgebung zu sichern.

Auch die Betreuung der Angehörigen, die ihrer körperlichen und emotionalen Bedürfnisse, ist ein Baustein des Sterbekonzeptes einer Einrichtung. Angehörige sind in der Regel die wichtigsten Bezugspersonen unserer BewohnerInnen. Bei einem demenzkranken Menschen gehört das schrittweise Abschiednehmen über einen besonders langen Zeitraum zum Alltag der Familie und der Freunde. Trotzdem ist für die Kinder das Sterben der eigenen Eltern oft mit unerwarteten und sehr starken Gefühlen verbunden. Die Kindheit (das Kindsein) endet mit diesem Ereignis vollkommen, die Erinnerung daran wird vielleicht noch einmal belebt. Auch das Bewusstsein, dass Kinder nach dem Tod der Eltern in der Generationsfolge nachrücken, führt die eigene Endlichkeit vor Augen, sie wird konkreter und greifbarer.

Obwohl vielerorts typische Trauerphasen beschrieben werden, trauert letztendlich jeder Mensch individuell. Gegebenenfalls sind Angehörige froh, wenn sie kleine Handreichungen übernehmen können, leiten Sie sie sanft dazu an, z.B. die Stirn des Sterbenden abzutupfen oder etwas vorzulesen. Erklären Sie, dass sterbende Menschen auch dann noch vieles wahrnehmen können, wenn sie sich selbst nicht mehr artikulieren können; ermutigen Sie die Familie, dem Sterbenden gegenüber noch auszusprechen, was ihnen wichtig ist. In jedem Fall haben die Angehörigen das Recht, selbst zu entscheiden, ob sie eine Verabschiedung wünschen.

In den letzten Jahren hat sich die Versorgung schwerkranker, auch demenzkranker Menschen und deren Angehörigen durch die Ausbreitung der Hospizidee stark verbessert. Im deutschen Sprachraum wird mit „Hospiz" meist eine spezielle Pflegeeinrichtung bezeichnet, die Sterbende im Sinne der Palliativpflege umfassend versorgt (die Palliativmedizin trägt Sorge für Schmerzfreiheit und Lebensqualität). Träger dieser Häuser der Sterbebegleitung sind zumeist gemeinnützige Vereine oder Organisationen, aber auch Kirchen oder Stiftungen. „Hospiz" beschreibt auch ein ganzheitliches Konzept der Sterbe- und Trauerbegleitung.

Die Zusammenarbeit von Altenpflegeeinrichtungen und ambulanten Hospizdiensten ist vielerorts noch in der Aufbauphase. Obwohl ich diese Zusammenarbeit grundsätzlich sehr begrüße, gilt es in der letzten Lebensphase eines Demenzkranken zu bedenken, dass die MitarbeiterInnen mit dem Krankheitsbild und der besonders sensiblen Handhabung vertraut sein müssen. Deshalb ist eine längerfristige, konstante und vertrauensvolle Zusammenarbeit empfehlenswert, um nicht im Bedarfsfall noch Grundsätzliches klären zu müssen. Die speziell geschulten MitarbeiterInnen des ambulanten Hospizdienstes sind bereits im Vorfeld über die Pflegeeinrichtung und die Gegebenheiten vor Ort informiert und haben in der Pflegedienstleitung oder im Sozialen Dienst einen festen Ansprechpartner. Im Gegenzug sind die Möglichkeiten im Rahmen einer (ehrenamtlichen) Begleitung durch die Hospizbewegung bekannt und können den Angehörigen empfohlen werden. Die MitarbeiterInnen eines Hospizdienstes unterliegen der Schweigepflicht. Im Vorfeld der Sterbebegleitung ist ihnen der Zugang zu Patienteninformationen sowie zu der biografischen Erhebung zu gewähren und die

Kontaktaufnahme zu BewohnerInnen und Angehörigen zu begleiten. Vergessen wir ebenfalls nicht, die (ehrenamtliche) Bezugsperson über einen stationären Krankenhausaufenthalt unseres Bewohners zu informieren oder zeitnah die Möglichkeit des persönlichen Abschieds zu geben, wenn sie beim Tod des Bewohners nicht anwesend sein kann.

Sterben Menschen mit Demenz anders?

Die Beurteilung darüber, ob Menschen an einer Demenz sterben, sind zwiespältig. Laut der letzten Veröffentlichung des statistischen Bundesamtes ist die Alzheimer-Krankheit als Todesursache von nicht einmal 5.000 von über 827.000 Menschen in Deutschland verzeichnet (Statistisches Bundesamt 2007). Keine Hinweise gibt es darüber, wie viele Menschen mit anderer Todesursache dement waren. Ein Mensch kann in jeder Phase der Demenz sterben – als Folge einer anderen Erkrankung oder eines Unfalls. Schauen wir wieder in die eigene Statistik unserer Einrichtung, wird sich bestätigen, dass Demenz als eigentliche Todesursache in seltenen Fällen bescheinigt wird, was mich die Aussage der offiziellen Statistiken infrage stellen lässt.

Viele Fachleute setzen als gesicherte Erkenntnis voraus, dass dementen Menschen, aufgrund ihrer kognitiven Einschränkungen die Einsicht in die eigene Endlichkeit fehlt. Es gibt aber nicht nur ein verstandesmäßiges Erfassen von Sterben. Oftmals scheint es, dass auch Menschen mit Demenz ihr herannahendes Ende spüren. Es kann aber nur vermutet werden, welche Bedeutung das Sterben bzw. der Tod für einen Demenzkranken hat und ob er eine Lebensbilanz zieht. In jedem Fall aber steht ihm das Recht zu, bis zum Ende als lebender Mensch behandelt zu werden und sich ein Gefühl der Hoffnung zu bewahren, egal, wie subjektiv diese auch sein mag.

Gehen wir also davon aus, dass jeder Mensch anders stirbt – ob dement oder nicht –, dass wir die Demenz in der Dimension eines jeweiligen Lebens abseits aller Phasenhaftigkeit begreifen. Vor dem Hintergrund, dass wir auch nonverbal kommunizieren können, müssen wir jede Aktion und Reaktion unseres Patienten als Ursache eines Bedürfnisses ansehen und die Beurteilung seines Willens und seiner Lebensqualität mit äußerster Sensibilität vornehmen. Die Bedürfnisse des Sterbenden sind in den Mittelpunkt zu stellen, insbesondere die Sicherung der Lebensqualität, die Linderung der körperlichen Beschwerden (u.a. den Schmerz) und das Bedürfnis nach Geborgenheit. Bis zuletzt können Demenzkranke über die Sinnesorgane erreicht werden (siehe sensorische Wahrnehmung). Passen wir diese Kommunikation individuell und nach bestem Wissen über seine bisherigen Vorlieben an (Biografiebogen/Verfügung zum Todesfall). Beobachten wir Gestik, Mimik und Verhalten um situationsbezogen reagieren zu können und vermitteln wir vor allen Dingen Ruhe, Schutz und Authentizität. Das Vertrauensverhältnis zu unserem Bewohner/der Bewohnerin hat sich in der Vergangenheit so intensiv entwickelt, weil wir als real, echt und ungekünstelt wahrgenommen wurden. Vielleicht haben auch seine oder ihre persönlichen Zuschreibungen diese Eindrücke vermittelt und dazu beigetragen, dass ausgerechnet wir sein Vertrauen genießen. Dieser Mensch hat uns in der gemeinsamen Zeit der Pflege- und Betreuung in unserer Persönlichkeit erlebt, deshalb dürfen und müssen wir in der Sterbebegleitung keine „Rolle spielen", von der wir denken, dass man sie jetzt von uns erwartet – und genau dieses „Echtsein dürfen" macht uns die Sterbebegleitung etwas leichter.

Davon ausgehend, dass alle sensorischen Reize intensiver wahrgenommen werden, müssen wir z. B. beachten, dass wir Duftlampen nur verwenden, wenn wir beobachten, dass das Aroma als angenehm erlebt wird. Verzichten wir ebenfalls auf dauerhafte grelle Beleuchtung und schaffen wir durch einzelne „warme" Lichtquellen eine angenehme Raumatmosphäre. Der Hörsinn bleibt bis zum Ende erhalten, Demenzkranke reagieren auf den Beziehungsgehalt einer Botschaft, also auf Lautstärke und Tonfall. Respektieren wir auch vertrauensvolle Riten, die sich dem Demenzkranken durch einen religiösen Bezug erschließen und in der letzten Lebensphase Trost spenden können. Im Sterbeprozess gewinnen religiöse Bräuche oftmals an Gewicht und sind tragende Elemente der Kommunikation mit dem Patienten und der Trauerfamilie; sie werden als Kraftquelle oder auch als Ventil empfunden. Auch in Familien, in denen religiöse Rituale schon länger nicht mehr aktiv ausgeübt wurden, kann z. B. das gemeinsame oder auch stille Beten in der Erfahrung der existentiellen Grenzsituation schnell reaktiviert werden. Begleiten wir unseren Bewohner/die Bewohnerin mit all unseren Sinnesorganen, seien wir ganzheitlich anwesend.

Unter Umständen ist es schwierig, die Situation, die aufkommende Stille, die Trauer, eventuell aber auch Schuldzuweisungen oder den Zorn des sterbenden Menschen auszuhalten. Qualifizierte, sinnvolle Personalplanung sieht vor, offen im Team abzusprechen, inwieweit eine Sterbebegleitung zu zweit, gemeinsam oder abwechselnd übernommen werden soll. Stellen wir sicher, dass – wenn wir unsere PatientInnen nicht allein lassen wollen – ab und zu jemand nach uns schaut und auch unsere Wünsche, wie die nach einer Tasse Kaffee oder nach einer kurzen Pause berücksichtigt werden.

Sterbebegleitung stellt uns in der kultursensiblen Altenhilfe häufig vor neue und schwierige Aufgaben. Wir können sie als Versuch betrachten, kulturell bedingte Gegensätze auf der Basis von Verständnis und gegenseitiger Toleranz nebeneinander stehen zu lassen und das rein Menschliche, dass uns miteinander verbindet, in den Vordergrund zu stellen. Eine persönliche Vertrautheit mit dem jeweiligen kulturellen und religiösen Hintergrund kann uns die Arbeit erleichtern. Trotz ausgiebiger Recherchen ist es kaum möglich, allumfassende und verbindliche Aussagen zu treffen, sodass eine intensive Zusammenarbeit mit der Familie oder mit örtlich ansässigen Schaltstellen sowie mit eventuell religiösen Führern vonnöten sein wird. Obwohl in einigen Handbüchern Beschreibungen religiöser Vorschriften im Zusammenhang mit Sterben und Tod zu finden sind, kann man anhand der Religionszugehörigkeit nicht voraussagen, wie Menschen unter konkreten Lebensumständen fühlen, denken und handeln. Migrationsbedingt werden sich jüngere Menschen der zweiten oder dritten Generation manchmal, aufgrund von Adoleszenz, Heirat etc. von religiösen Praktiken distanziert haben. Inwiefern sich eine Sterbebegleitung für einen Demenzkranken an alten Ritualen orientieren sollte, lässt sich nicht voraussagen, da wir in den seltensten Fällen über Kenntnisse seiner früheren Erfahrungen mit Sterben und Tod, eventuell sogar mit traumatischen Erlebnissen, verfügen. Das heißt, dass wir uns, neben dem vorrangigen Bemühen um unseren sterbenden Patienten, ebenfalls auf die Bedürfnisse der Angehörigen einlassen müssen, um ihnen die Übernahme der religiösen „Verpflichtungen“ zu ermöglichen. In vielen Kulturen gilt es z.B. als „gutes Werk“, sich am Sterbebett zu versammeln und Bittgebete, das Glaubensbekenntnis und gute Wünsche zu sprechen sowie verschiedene Riten und Zeremonien zu vollziehen. Es ist ratsam, der Trauerfamilie einen geeigneten Raum mit der entsprechenden Ausstattung zur Verfügung zu stellen, soweit es irgend mit den Gegebenheiten der Einrichtung vereinbar ist. Im günstigen Fall haben wir die Informationen darüber bereits in der „Verfügung für den Todesfall“ erhoben. Ebenso sollte das Verfahren nach dem Tod im Voraus besprochen sein. Einige Bestattungsunternehmen haben sich mittlerweile auf eventuell gewünschte Überführungen in „die alte Heimat“ spezialisiert. Viele Friedhöfe weisen gesonderte Gräberfelder aus und sind zum Teil mit Räumen für rituelle Waschungen ausgestattet. All dies sind jedoch Ent scheidungen, die den Angehörigen vorbehalten bleiben. Uns obliegt die Aufgabe, über die entsprechenden Kenntnisse und Kontakte zu verfügen und bei Bedarf beratend und unterstützend tätig zu sein.

Wie begegnen sich Pflegepersonal und Sterbende bzw. Trauerfamilien, die einer anderen Religion angehören? Es stellt sich die Frage nach einem angemessenen Umgang, sodass sowohl der Bewohner/die Bewohnerin als auch die Angehörigen in ihrer Art der Sterbebegleitung wahr- und ernstgenommen werden. Der Umgang und das Zulassen vertrauter Rituale können einen angemessenen und würdevollen Abschied ermöglichen. Wir respektieren und achten den jeweiligen Ausdruck von Sterbebegleitung und Trauer, weil sie existentiell zum Menschsein gehören. Außerdem können wir sie als weiteren Baustein zum Ausbau unserer interkulturellen Kompetenz betrachten, denn sie lehren uns Achtung, Toleranz und Respekt vor der verbleibenden Fremdheit. Wie ich während meines Projektes erfahren habe, ist der Prozess des Abschiednehmens und der Trauerarbeit in seiner Bedeutung für die soziale Gruppe wesentlich.

Vinzenz von Paul (1581–1660) war Priester und gilt als Begründer der neuzeitlichen „Caritas". Er sagte: „Hochachtung bewegt den Willen zur Liebe. Sie erweckt jene Ehrerbietung und Zuneigung, die man dem Mitmenschen schuldet, und gibt sich kund in allem, was man spricht und tut."

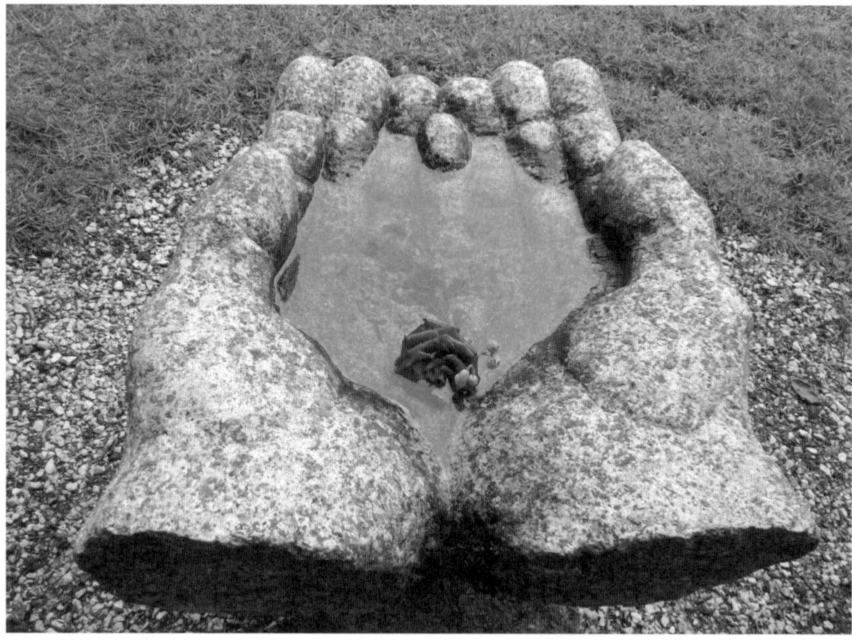

Geborgen

Leitfaden

Sterbebegleitung

Herausforderung

- Individuelle Gestaltung der letzten Lebensphase nach persönlichen, sozialen, kulturellen und religiösen Gesichtspunkten; Lebensqualität (formuliert aus Sicht des Bewohners) bis zuletzt fördern und halten;
- Angehörige in der schwierigen Phase unterstützen (auch in der traditionellen Verpflichtung zur Sterbebegleitung).

Voraussetzungen

- Ein verbindliches Sterbekonzept in der Einrichtung implementieren, welches jeweils Raum für individuelle Gestaltung zulässt;
- emphatisches und sensibles Erfassen und entsprechende Dokumentation der persönlichen Vorstellungen und Wünsche für die Sterbephase und das Verfahren nach dem Tod (Achtung: Hygienevorschriften nach dem Tod erfragen, räumliche Möglichkeiten schaffen);
- gute Zusammenarbeit mit Angehörigen, ÄrztInnen, TherapeutInnen, Seelsorgern, Religiösen Gemeinden, Hospizdiensten, Bestattungsunternehmen (Überführung) etc.

Möglichkeiten

- Sicherung muttersprachlicher Begleitung;
- Ressourcenmanagement und Empowerment, die zur Stärkung der Handlungsfähigkeit der Betroffenen beitragen;
- Ermutigung zum Ausdruck von Emotionen, Hilfe bei der Überwindung von Sprachlosigkeit;
- Hilfestellung bei Kommunikationsblockaden in der Familie;
- Brückenfunktion zwischen PatientIn und Angehörigen sowie allen am Prozess Beteiligten.

Regelmäßige Evaluation

- Stehen die Prioritäten des Patienten im Mittelpunkt?
- Ist der Respekt gegenüber Würde und Autonomie der Bewohner jederzeit sichergestellt?

- Ist die Palliative Grundhaltung der MitarbeiterInnen und vertiefende Weiterbildung zur Sicherung der fachlichen Kompetenz gewährleistet?
- Werden in der Personalarbeit Zeitkontingente erschlossen, die auf die besonderen Bedürfnisse bei der Sterbebegleitung Rücksicht nehmen?
- Kollegiale Supervision auch zum Konfliktverhalten der Betreuungskraft als MittlerIn zwischen PatientIn und Angehörigen!
- Werden Angehörige auch im Nachhinein betreut, eingeladen, in das Tagesgeschehen auf Wunsch integriert (z. B. als Ehrenamtliche angesprochen und motiviert)?
- Besteht für verbleibende BewohnerInnen die Möglichkeit, Trauer zu verarbeiten und Erinnerung zu pflegen (siehe Kap. 19)?

Die Bedeutung von Sterben und Tod aus Sicht der Religionen

Buddhismus

Die „Schweizerische Buddhistische Union" (SBU) hat ein Informationsblatt für „spitalbeauftragte SeelsorgerInnen, Pflegende, Ärzte und Pflegeschulen" bezüglich der Bedürfnisse für buddhistisch orientierte Sterbende formuliert. Das Infoblatt der SBU (des Dachverbandes aller in der Schweiz vertretenen buddhistischen Richtungen und Traditionen) kann, einschließlich sehr vieler zusätzlicher Informationen, im Internet heruntergeladen werden: http://www.sbu.net/media/spital-info.pdf. Es kann auch bestellt werden unter: SBU, Postfach 1809, 8021 Zürich.

Zu den religiösen Bedürfnissen im Zusammenhang mit Sterben und Tod im Buddhismus sind in dem oben erwähnten Infoblatt folgende Richtlinien vermerkt:

> „Die buddhistische Lehre sieht im Tod keinen Endpunkt, da das Bewusstsein den Körper nach dem Tod verlässt, sich danach aber wieder an einen neuen Körper binden kann. Nach dem äußeren Sterben (letzter Atemzug) folgt ein innerer Sterbeprozess, der aus dem Zusammenkommen der inneren Energien besteht. So genannte „Nahtoderlebnisse" können eine mögliche Erfahrung

davon sein. Der durch Meditationserfahrung ruhige und klare Geist kann während dieses Prozesses seine wahre Natur erkennen. Dies führt zur Möglichkeit der bewussten Wiedergeburt zum Nutzen für andere."

Erwartungen an Pflegende/ÄrztInnen:

- **Während des Sterbens:**

  „BuddhistInnen und Buddhisten legen besonders in der Sterbephase großen Wert auf Ruhe. Eine angenehme, positive Atmosphäre schaffen, Zuversicht schaffen, was die Reise ins Unbekannte angeht. Wünsche des Sterbenden respektieren, z. B. Ruhepausen für Meditation ermöglichen, Meditationshilfen wie Bilder, Statuen in Sichtweite belassen, auf Wunsch eine sitzende Haltung oder eine rechte Seitenlage ermöglichen (erleichtert den Energiefluss im Körper). Bei Anzeichen eines nahen Todes umgehend die buddhistische(n) Kontaktperson(en) benachrichtigen. Wenn lebenserhaltende Maßnahmen beendet werden sollen, sind Neumond oder Vollmond geeignete Zeitpunkte."

- **Nach dem Tod:**

  „Den Verstorbenen möglichst unangetastet und störungsfrei mindestens eine halbe Stunde liegen oder sitzen lassen, wenn möglich bei geöffnetem Fenster, damit der innere Sterbeprozess ungestört ablaufen kann. Einige Buddhistische Traditionen gehen noch weiter: „Nach dem Tod sollte der Körper während drei Tagen oder mehr, wenn immer möglich, weder bewegt noch berührt werden. 24 Stunden sind das absolute Minimum." (tibetische Gelugpa Tradition Mont-Pèlerin).

  Wenn die erste Berührung erfolgt, bitte zuerst die Schädeldecke (ehemalige Fontanelle) anfassen. Sofortige Benachrichtigung der buddhistischen Kontaktperson(en), falls noch nicht erfolgt. Einem buddhistischen Lehrer oder Freund soll die Möglichkeit zur Totenwache eingeräumt werden. Autopsien werden nur in äußerst dringenden Notfällen, Organentnahmen nur auf Grund einer Patientenverfügung akzeptiert. Die verstorbene Person so lange wie möglich im Sterbezimmer lassen. Den Angehörigen und Freunden die Möglichkeit geben, sich in Ruhe zu verabschieden." (SBU o. J.)

Dies sind Informationen, die in jeder Hinsicht dazu beitragen, unsere psychologische Kompetenz, auf die wir im Berufsalltag zurückgreifen, auf der Basis von Toleranz und Verständnis durch Wissen zu ergänzen. Gerne möchte ich an dieser Stelle auch den „Garten des Gesprächs" erwähnen, eine Begegnungsstätte für sterbende und trauernde Menschen der Buddhistischen Laienbewegung „Hortus Dialogus e.g.V." Nähere Informationen finden Sie unter: http://www.hortus-dialogus.de

Christentum

Auch im weit verbreiteten Christentum (stellt zahlenmäßig die größte Weltreligion dar; Protestanten und Katholiken sind die beiden größten Gruppen) sollte vorab – im Idealfall mit dem Patienten/der Patientin selbst – geklärt und dokumentiert werden, inwiefern religiöse Bräuche und Riten bei der Sterbebegleitung, im Todesfall und danach berücksichtigt werden sollen. Ansonsten ist auch dort Zurückhaltung angezeigt. Pflegende müssen nicht sämtliche Rituale und Gebete beherrschen. Nur wenn man selbst dem entsprechenden Glauben angehört, wird man auch authentisch wahrgenommen. Es ist jedoch auch hier unsere Aufgabe, Raum und Möglichkeiten zur Durchführung persönlicher Handhabung zu schaffen und gegebenenfalls eine entsprechende kirchliche Gemeinde um Hilfe zu bitten.

Im Christentum wird die Seele eines Menschen als unsterblich angesehen. Christen glauben an die Heilige Dreifaltigkeit: an Gott den Vater, der alles erschaffen hat, an Jesus, den Sohn, welcher sie erlöste und an den Heiligen Geist; dieser stellt die Verbindung zwischen Gott und den Menschen dar. So wie Gottes Sohn nach seinem Tod auferstanden ist, wird auch die Seele des Verstorbenen nach dem Tod auferstehen, darauf vertrauen Christen nach ihrem heiligen Buch, der Bibel.

Für den Sterbenden können die Beichte und der Besuch eines Geistlichen von besonderer Bedeutung sein. Ebenso, dass der Empfang von Sakramenten ermöglicht wird und ihnen heilsame Zeichen wie Gebet, Rituale und Gesten sowie pastorale und spirituelle Begleitung zugänglich sind. Auch ohne Seelsorger ist es im Christentum jedem getauften Christen gestattet, einen Segensspruch auszusprechen, den Sterbenden zu segnen. Neben der Preisung Gottes bedeutet ein Segen auch ein christliches Bekenntnis im Vertrauen auf Gottes Hilfe und Schutz. Sowohl im evangelischen als auch im katholischen Gesangbuch sind Gebete, Segensworte und Hinweise zur Begleitung Sterbender zu finden. Christliche Symbole im Sterbezimmer können ein Kreuz, eine Kerze, frische Blumen als Zeichen der Vergänglichkeit und geweihtes Wasser für die Segnung sein (Kreuzzeichen z. B. auf Stirn, Kinn, Kehlkopf, Hände und Brust).

Ist der Sterbende noch ansprechbar, können Dinge des Lebens aufgearbeitet, Vergebung unter den Angehörigen und vor Gott empfangen werden. Zur Sterbebegleitung durch den Geistlichen können z. B. bei Katholiken die Krankensalbung mit geweihtem Öl (früher „Letzte Ölung") und die Feier des Heiligen Abendmahls gehören. Daraus kann der Sterbende Kraft für den Übergang ins Leben der Auferstehung erhalten und die Angehörigen können dadurch Trost erfahren.

Alle christlichen Religionen lehren ein Leben nach dem Tod. Die Vorstellungen darüber sind allerdings unterschiedlich: Sie reichen von der Ansicht, dass die Seele in anderer Form in dieser Welt weiter existiert, bis zu konkreten, bildhaften Vorstellungen eines Himmels (Ort, wo man Gott nahe ist) und einer Hölle (Ort der endgültigen Abgewandtheit von Gott).

Viele alte Bräuche zur Todesstunde sind im Laufe der Zeit fast vollständig verloren gegangen, so dass eine repräsentative Aufzählung nicht möglich ist. Trotzdem sollten wir als SterbebegleiterInnen aufgeschlossen und ohne Verwunderung reagieren, wenn Angehörige z.B. nach dem Tod das Fenster öffnen, „um der Seele das Verlassen des Sterbezimmers zu erleichtern“, wenn sie Spiegel verhängen, die Uhr anhalten oder Ähnliches. Traditionelle Trauer- und Bestattungsrituale haben eine „Geländerfunktion“: Sie geben Menschen in schwierigen Situationen Halt.

Nach einer angemessenen Zeit des Abschiednehmens durch die Angehörigen wird in einer Pflegeeinrichtung in der Regel ein Bestattungsunternehmen die weitere Versorgung des Verstorbenen übernehmen, ihn waschen, ankleiden und eine Aufbahrung im offenen oder geschlossenen Sarg einer Trauerhalle bis zur Beisetzung anbieten.

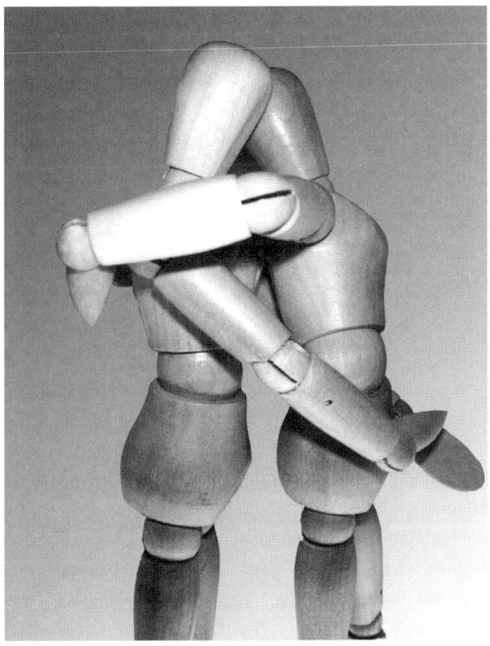

Trost

Im Christentum ist sowohl die Erd- als auch die Feuerbestattung erlaubt. Viele Familien wählen auch eine anonyme Bestattung mit Ausstreuung der Asche des Verstorbenen. Heute haben sich neben den traditionellen Bestattungsformen neue etabliert: Bei der Internetbestattung wird der Verstorbene ganz normal beerdigt. Es werden zusätzlich einige Bilder der Grabstätte und des Verstorbenen, eventuell auch Videoaufnahmen auf eine Internetseite gestellt. Die Diamantbestattung ist wohl die außergewöhnlichste aller Bestattungsarten. Teile der Asche des Toten werden zu einem Diamanten verdichtet, den die Angehörigen als Schmuck tragen können. „Von Beileidsbekundungen (kondolieren) bitten wir Abstand zu nehmen", lesen wir oft in Traueranzeigen. Begegnen wir Angehörigen nach dem Tod in unserer Einrichtung, sind jedoch ein stummer Händedruck oder ein paar persönliche Worte angebracht, um unserer Anteilnahme Ausdruck zu verleihen.

In unseren Breiten werden nach der Bestattung oftmals Verwandte, Freunde und Bekannte zu einem kleinen Imbiss in eine Gaststätte eingeladen. Bei diesem Zusammensein, von alters her auch noch als „Leichenschmaus" bekannt, geht es nicht um eine Feier, sondern darum, dass Angehörige nach der Beerdigung nicht gleich alleine sind. Sie haben dort die Möglichkeit, sich mit lieben Menschen auszutauschen über das, was war, was jetzt ist und was sein wird. Sowohl in evangelischen als auch in katholischen Familien werden meist das „Sechs-Wochen-Amt" und das „Jahrgedächtnis" mit der Kirchengemeinde begangen.

Hinduismus

Der Tod gilt im Hinduismus als Vorgang der Transformation. Es besteht der Glaube an Leben, Tod und Wiedergeburt. Wichtig ist, dass der Sterbende seinen Tod annimmt und darauf vorbereitet ist. So ist der Patient/die Patientin weniger mit Angst behaftet und nimmt den Tod, wie auch Leiden und Schmerzen, als Gottes Willen hin. Der Tod ist für einen Hindu kein plötzliches Ereignis, sondern ein Vorgang der Umformung (vor der nächsten Reinkarnation). Die hinduistische Weltanschauung sieht das Leben bestehend aus vier Abschnitten: Nach der Zeit der Erziehung und der Zeit der Tätigkeit in der Welt, bereiten besonders die Zeit der Ablösung und das Warten auf Befreiung auf den Tod vor. Im Hinduismus gibt es keine einheitliche Gebetform, sodass es sein kann, dass der Patient/die Patientin eine Fülle von Götterfiguren, Talismanen oder Glücksbringer bei sich trägt. Eventuell unterstützt ein Brahmane (Hindu-Priester) den Sterbenden und seine Familie durch letzte Gebete.

Vor dem Tod, diesem „wichtigen Ereignis", kann der Patient eine Ganzkörperwaschung unter fließendem „reinem" Wasser wünschen. Oftmals übernehmen die Angehörigen die letzte Reinigung und auch die Waschung des Leichnams, da ein Verstorbener nicht von einem Nicht-Hindu berührt werden soll. Der Totenritus sieht vor, dass der Tote dann gesalbt und in ein Leichentuch gehüllt wird. Anschließend erfolgt die Totenverbrennung. Der Feuergott Agni wird gebeten, die Seele des Toten zu begleiten. Für Verstorbene gibt es keinen Grabstein, keine Gedenkfeier, keine Totenanzeige.

Er „verschwindet" als Person aus dem Blickfeld. Und doch ist er als Ahne ständig präsent. Es ist zu erwarten, dass die Familie den Tod als das Unabwendbare zwar trauernd, aber ohne Auflehnung akzeptiert.

Bei Prozession und Verbrennung darf nicht geweint werden (das gilt für Hindus als Grund, Frauen oft auszuschließen), erst zu Hause darf man seinen Gefühlen freien Lauf lassen. Der Geist des Verstorbenen ist in den Tagen nach der Feuerbestattung noch anwesend und muss vom engsten Angehörigen rituell weiter mit Speisen versorgt werden, bis er sich ins Reich der Ahnen entfernt hat.

Islam

Zum Thema „Sterbebegleitung, Sterben und Tod im Islam" darf ich auf Vortragsunterlagen zurückgreifen, die mir Dr. M. Z. Safar Al-Halabi freundlicherweise zur Verfügung gestellt hat. Dr. Halabi ist Mitglied des interkulturellen Rats in Deutschland, Arzt für Innere Medizin, Strahlentherapie und Palliativmedizin, onkologisch verantwortlicher Arzt sowie stellvertretender Vorsitzender des „Islamischen Zentrums Aachen".

Nach dem Quran sind schon die Erschaffung des Himmels und der Erde sowie der Wechsel von Tag und Nacht Hinweise darauf, dass Gottes Weltordnung zum Tag der Auferstehung der Toten führt. Unerlässliche Bestandteile dieser gerechten Weltordnung sind die Rechenschaft vor dem Jüngsten Gericht mit der Folge eines ewigen Lebens.

In der ersten Sure vom Quran, die der Muslim jeden Tag mindestens siebzehn und bis zu vierzig Mal in seinem Gebet liest, steht: „Alles Lob gehört Allah, dem Herrn der Welten. Dem Allerbarmer, dem Barmherzigen. Dem Herrscher am Tag des Gerichts". Dieses erinnert die Muslime in jedem Gebet daran, dass das ganze Leben der Menschen auf den Tag der Belohnung für die guten und schlechten Taten hinzielt.

Der Muslim versteht das Leben und den Tod in der direkten Beziehung des Menschen zu Gott. Das Leben ist der „Acker des Jenseits“. Der Glaube an die Auferstehung nach dem Tod und an das Jüngste Gericht, mit der Beziehung zum Paradies und zur Hölle, gehört zum Kern des Islamischen Glaubens und steht im Zusammenhang mit dem Sinn des Lebens und des Glaubens an die Macht Gottes und an seine Gerechtigkeit.

Basierend auf zahlreiche Aussagen des Qurans und der prophetischen Tradition, kennt der Islam konkrete Vorstellungen über das Geschehen nach dem Tod, über die Auferstehung der Toten und das Jüngste Gericht. So sehen Muslime den Tod als natürliche Bestimmung eines jeden Menschen (sogar eines jeden Lebewesens), dessen Termin schon vor seiner Geburt festgelegt wurde und dem man nicht entkommen kann.

Gesundheit und Krankheit: Obwohl jeder Muslim daran glaubt, dass der Sterbeprozess Bestandteil des Lebens ist, hat er die Pflicht, sein Leben und das der anderen ernsthaft zu schützen und seine Gesundheit zu bewahren. So hat er bei Erkrankung nach Heilmitteln zu suchen und diese anzuwenden. In unheilbaren Zuständen darf der Erkrankte mitentscheiden, ob er eine palliative Therapiemaßnahme hinnehmen oder diese ablehnen möchte.

Sterben und Tod: Muslime erkennen den Tod als natürlichen Vorgang und als Bestimmung eines jeden Lebewesens an. „Jeder wird den Tod erleiden“ (Sure 21; Vers 34). Nach islamischem Glauben kommt der Todesengel Izrai'l in der Todesstunde und nimmt die Seele aus dem Leib, sodass der Leib stirbt. Der Quran hat die Wahrheit der Seele nicht weiter erklärt und als Sache und Geheimnis Gottes belassen. „Sie fragen dich nach dem Geist, sag: Der Geist ist vom Befehl meines Herrn, euch aber ist vom Wissen gewiss nur wenig gegeben“ (Sure 17; Vers 85).

Sterbebegleitung: Das islamische Verständnis des Todes als Durchgang zum Gericht und zum Jenseits spiegelt sich in der Begleitung der Sterbenden und in den Gebräuchen der Bestattung wieder. Die Sterbebegleitung und die damit zusammenhängenden Rituale (die Vollwaschung, das Totengebet, die Bestattung und die Trauerbegleitung) verstehen Muslime als eine vorgeschriebene, allgemeingültige Pflicht. Dies bedeutet allerdings, dass nur ein Mitglied der Islamischen Gemeinde diese Pflicht erfüllen muss und somit alle anderen davon befreit sind. Arzt und Pflegepersonal können die Familie bei der psychosozialen und religiös durchgeführten Sterbebegleitung unterstützen.

Es gilt als selbstverständliche Pflicht und als gutes Werk, einen Sterbenden in den letzten Tagen und Stunden nicht alleine zu lassen, ihn an alles Gute, das Gott ihn erleben ließ zu erinnern – und daran, dass er nun zu ihm zurückkehren wird: „Oh du Seele, die du Ruhe aufgefunden hast, kehre zu Deinem Herrn zufrieden und mit Wohlgefallen zurück. Tritt ein unter meine Diener und tritt ein in meinen Paradiesgarten“ (Sure 89; Verse 27–30).

Nach Islamischem Glauben hat der Prophet Muhammad empfohlen, im Vertrauen auf Gottes Erbarmen um Vergebung aller Verfehlungen zu bitten und die Not des Sterbens, vor allem den Durst, zu lindern. Die Familie bittet um gegenseitige Vergebung und wird versuchen, materielle sowie immaterielle Ansprüche vor dem Tod zu begleichen.

Der Sterbende soll auf die rechte Körperseite gelegt und sein Gesicht in Richtung Mekka (Süd-Ost) gewandt werden. Ist dies nicht möglich, so kann er auf den Rücken, mit Blickrichtung nach Mekka, gelegt werden. Diese Ausrichtung des Sterbenden entspricht der Ausrichtung in den täglichen Gebeten, bei der Wallfahrt und der Lage, die der Tote in seinem Grab einnehmen wird.

Ferner wird von den Anwesenden, oder durch einen Recorder, leise die Sure Ya'sin – 36 – des Koran rezitiert, die den Sterbenden an mehreren Stellen auf den Tod vorbereitet und ihm Hoffnung auf die Auferstehung und auf das Paradies gibt. Weiterhin wird dem Sterbenden das Glaubensbekenntnis „Es gibt keine Gottheit außer Gott“ leise vorgesprochen, damit er es nachspricht oder es mitdenkt und es die letzten Worte vor seinem Tod sind: „Wer als letztes Wort sagt: Es gibt keine Gottheit außer Gott, tritt ins Paradies ein“, so nach der prophetischen Überlieferung.

Nach Eintritt des Todes werden dem Verstorbenen unter Bittgebeten die Augen geschlossen, der Kopf mit einer Binde umwickelt, die Gliedmaßen vorsichtig gestreckt, die Arme an die Seite gelegt und ein geeigneter Gegenstand auf den Bauch gelegt, damit dieser sich nicht aufbläht. Der Tote wird entkleidet und mit einem Tuch bedeckt. Gemäß den Worten des Propheten Mohammad(s): „Beeilt euch mit dem Begräbnis“, soll unmittelbar – aber sicherlich nach den gesetzlichen Vorschriften – mit den Vorbereitungen für die Beisetzung begonnen werden.

Nach islamischer Lehre muss die rituelle Vollwaschung des Toten sobald wie möglich vorgenommen werden. Sie gilt als religiöse Handlung, welche nur durch Muslime verrichtet werden darf. Wie die Pflege, so wird auch die Totenversorgung mit fließendem Wasser (auch parfümiert oder mit Seife) gleichgeschlechtlich durchgeführt, bevorzugt von den nächsten Verwandten. Nach der rituellen Waschung wird der Leichnam sorgfältig in ein bis drei weiße, mit Weihrauch oder Kampfer parfümierte Leinen- oder Baumwolltücher gewickelt. Diese Leichentücher werden um den Körper gebunden und erst gelöst, wenn der Leichnam im Grab liegt.

Das Totengebet findet meistens in der Moschee und in arabischer Sprache statt. Dabei tritt der Vorbeter rechts neben den Sarg des Toten, welcher Richtung Mekka aufgestellt wird. Die Trauergemeinde steht in Reihen hinter ihm. Das Totengebet selbst ist verhältnismäßig kurz und wird stehend und ohne Niederwerfung verrichtet. Es wird gegliedert durch das viermal gesprochene Kurzbekenntnis „Allahu akbar – Gott ist der Größte“ und durch einzelne Passagen mit Bittgebeten für den Toten. Verwandte und Freunde, Bekannte und Nachbarn nehmen am Trauerzug teil. Es ist eine Pflicht und eine Ehre für jeden Beteiligten, dem Trauerzug vom Totengebet bis zum Grab zu folgen und seine Familie zu begleiten. Nach der Beerdigung werden die TeilnehmerInnen am Grab verweilen, für den Verstorbenen die Vergebung Gottes erbitten, sich selbst über den Tod Gedanken machen und der Familie und den Freunden ihr Beileid aussprechen.

Muslimische Gräber sollen schlicht gestaltet werden, ohne besondere Steineinfassung oder Bedeckung. Als Merkmal und Grabschmuck können ein schlichter Stein (Stele) und grüne Pflanzen dienen. Das Grab soll in Richtung Mekka ausgegraben werden, worin der Leichnam möglichst ohne Sarg hineingelegt werden soll.

Trauerarbeit beginnt damit, den Sterbenden zu betreuen, ihn zu besuchen, nach ihm zu fragen, für ihn zu beten und sogar Almosen zu geben. Totenklage und lautes Wehweinen werden aber als unislamische Sitten abgelehnt. Stille Trauer und Weinen über den Toten sind hingegen erlaubt. Üblich ist es, als prophetische Tradition, den Angehörigen und den FreundInnen des Verstorbenen innerhalb der nächsten drei Tage nach dem Tod sein Beileid auszusprechen (z. B. „Gott erhöhe eure Belohnung, schenke euch und uns seine Gnade und erbarme sich eurer Toten“). In diesen Tagen sollte die trauernde Familie nicht allein gelassen werden. Sie wird oft von den Verwandten, Freunden und Nachbarn betreut und zum Essen eingeladen.

Die Bestattung ohne Sarg ist in Deutschland schon möglich, jedoch, je nach Bundesland verschieden. (Bsp.: Hamburger Bestattungsverordnung vom 20.12.1988/GVBL.S.303, geändert durch Verordnung vom 24.02.1998/GVBL.S.35, § 1 (4), „Die zuständige Behörde kann Ausnahmen von der Pflicht zur Verwendung von Särgen nach Absatz 1 Satz 1 zulassen, wenn dies aus weltanschaulichen oder religiösen Gründen erforderlich ist.“). Europäische Nachbarländer und andere Kulturen kennen den Sargzwang ebenfalls nicht mehr („Verband Deutscher Bestattungsunternehmen e.V.“ Berlin 2002).

Judentum

Wie in anderen Religionen ist auch im Judentum zentral, dass Sterbende nicht allein gelassen werden. Seit dem Mittelalter verfügen viele jüdische Gemeinden deshalb über Vereine, die sich dem Besuch und der Pflege von Kranken widmen. Der Sterbende wird, sofern er dazu in der Lage ist, kurz vor seinem Tod aufgefordert, das Schuldbekenntnis und das Glaubensbekenntnis „Schma Israel" zu sprechen. Ist der Tod eingetreten, werden Mund und Augen des Toten geschlossen und spätestens jetzt wird traditionellerweise die „Chewra Kaddischa" (Heilige Gemeinschaft) informiert, eine Gruppe der jüdischen Gemeinde. Die Mitglieder dieser über 600 Jahre alten Gemeinschaft nehmen die rituelle Unreinheit auf sich, die durch die Berührung des Toten entsteht. Der Leichnam wird nun unter Rezitation von Psalmen und Gebeten gewaschen sowie angekleidet und der Unterkiefer wird hochgebunden. Der Verstorbene wird mit den Füßen Richtung Türe auf ein Laken gelegt, eine brennende Kerze neben seinem Haupt. Unter Umständen wird gewünscht, dass ein Familienmitglied bei dem Toten wacht und betet, bis er abgeholt wird. An einem Sabbat oder Feiertag ist es nicht erlaubt, den Verstorbenen zu verlegen oder allein zu lassen.

Das Totengewand ist einheitlich, weiß und trägt keine Abzeichen des sozialen Status des Toten. Männer bekommen zusätzlich ihren Tallit, den Gebetsschal umgelegt. Allerdings werden an einer Ecke die Schaufäden abgeschnitten, um den Tallit unbrauchbar zu machen, denn der Tote kann die religiösen Pflichten ja nicht mehr erfüllen. Das Begräbnis fand ursprünglich innerhalb von 24 Stunden statt, heute erfolgt es so rasch wie möglich. Orthodoxe Juden erhalten eine Erdbestattung auf einem jüdischen Friedhof, soweit nicht anders verfügt wurde.

Auf dem Friedhof, oder auch schon unmittelbar nach dem Tod, reißen sich die nächsten Angehörigen des Toten als Zeichen der Trauer ihre Kleider ein, heute meist allerdings symbolisch nur eine Krawatte oder ein auf die Kleider geheftetes Band. Nach den Trauerreden und nachdem man den einfachen Sarg mit dem Toten zur Begräbnisstätte gebracht, eingelassen und völlig mit Erde bedeckt hat, spricht in der Regel der älteste Sohn des Verstorbenen das Kaddisch, ein aramäisches Gebet zur Heiligung Gottes. Dem Toten wird, wenn möglich, etwas Erde aus Israel mit ins Grab gegeben, so dass er wenigstens symbolisch in geheiligter Erde bestattet ist. Vor dem Verlassen des Friedhofs waschen sich die Trauergäste die Hände, denn die Vorstellung, dass die Berührung mit einem Toten verunreinigt, wurde offenbar auch auf den Besuch eines Friedhofs übertragen. Nach der Beerdigung beginnt für die nächsten Angehörigen die siebentägige Trauerzeit „Shiva".

Im Trauerhaus sind die Spiegel verhängt, keine Gewürze und kein Parfüm werden gebraucht. Während der ganzen Trauerwoche brennt ein Licht für den Toten. Freunde und Bekannte statten Kondolenzbesuche ab. Die Trauerfamilie wird das Haus nicht verlassen. Ihnen ist weitgehend untersagt zu arbeiten, sich zu waschen, Haare oder Nägel zu schneiden, Lederschuhe zu tragen, Schmuck anzulegen, sexuell aktiv zu sein und zu grüßen.

Nach der Trauerwoche folgt die zweite Phase, „Schloschim" genannt, die normalerweise dreißig Tage dauern kann, wenn ein Elternteil verstorben ist, auch ein ganzes Jahr. In dieser Phase wird täglich das „Kaddisch" gebetet und die Trauernden meiden Hochzeiten, Tanzveranstaltungen und andere Vergnügungen. Zum Gedenken an den Toten wird zukünftig jedes Jahr am Todestag die „Jahrzeit" abgehalten, eine Kerze wird angezündet und das Kaddisch gesprochen. Bei einem Friedhofsbesuch ist es nicht üblich, Blumen oder Kerzen mitzubringen. Stattdessen wird als Zeichen zum Gedenken an den Verstorbenen ein kleiner Stein auf das Grab gelegt.

Zum Abschluss dieses Kapitels kann festgehalten werden, dass wir jeden Menschen in seinem Sterbeprozess beistehen können, indem wir ihm offen und echt gegenübertreten und er uns, auch mit unseren Gedanken und in mitfühlender Betroffenheit, nicht als FunktionsträgerIn, sondern als Mitmensch erlebt. Ein hilfreiches, zwischenmenschliches Vertrauen erwächst, aus dem der oder die Sterbende Kraft zur Bewältigung schöpfen kann. Es geht auch um Güte, um den Glauben an das Gutsein eines jeden Menschen und um die Vermittlung dieses Glaubens in seiner letzten Lebensphase, damit er in Ruhe und Frieden sterben kann.

20 Multikulturelles Personal – Interkulturelles Pflegemanagement

Zum Thema „Pflege- und Betreuungskräfte für alte Menschen mit Migrationshintergrund" gibt es vielfältige, mehr oder weniger aussagekräftige Erhebungen. Fakt ist, dass auch in Deutschland, aufgrund der demographischen Entwicklung mit einer deutlichen Zunahme des Pflege- und des entsprechenden Personalbedarfs zu rechnen ist. Die Deckung des Personalbedarfs in der Altenhilfe wird unter anderem durch die Gewinnung neuer Personengruppen, z.B. mit Zuwanderungshintergrund, angestrebt.

Im Altenpflegebereich, wie auch in anderen Gesundheitsberufen, begegnen uns MigrantInnen einerseits als ArbeitskollegInnen (interkulturelles Team) und andererseits als PatientInnen (und als deren Angehörige) mit spezifischen Bedürfnissen. Damit sind wir und sie nicht nur mit sprach- und migrationsspezifischen Problemen konfrontiert, sondern auch mit teilweise unbekannten soziokulturellen Konzepten und Praktiken. Diese Bedingungen können zu Unsicherheiten und Stresssituationen führen.

Multikulturalität als Bereicherung im Team

Interkulturelles Pflegemanagement bezieht sich auch auf multikulturelle Pflegeteams. Eine zukünftige Aufgabe muss sein, multikulturelle Teams (und so auch den interkulturellen Dialog) zu fördern und interkulturelle Kompetenz als wichtige Ressource einer qualitativ hochwertigen Pflege zu erkennen (Friebe/Zalucki 2003). Nicht nur die Mehrsprachigkeit ist ein wesentlicher Faktor, um Probleme des gegenseitigen Verstehens zu lösen. Durch die Kenntnis verschiedener kultureller und religiöser Aspekte – auch der unterschiedlichen Sichtweisen von Gesundheit und Krankheit sowie durch eventuell eigene Migrationserfahrung – kann sich kultursensible Altenpflege professionell entwickeln. Ein Vorteil interkultureller Pflegeteams ist u.a. der Aspekt, dass die Entwicklung zur beidseitigen Zufriedenheit (von Pflegekraft und BewohnerIn) durch Teamreflexion gefördert wird und wir nicht dazu verleitet werden, unsere BewohnerInnen durch erlernte einseitige Pflegepraktiken völlig zu vereinnahmen und alles uns Fremde auszuschließen (Friebe/Zalucki 2003).

Multikulturalität ist eine Bereicherung für alle Teammitglieder, da sie einen Perspektivenwechsel und neue Formen des Umgangs mit alten Menschen aufzeigt – mit Sicht auf alle BewohnerInnen. Empfehlenswert wäre, für Träger von Pflegeeinrichtungen Anreize zu schaffen, ihre deutschen und ausländischen MitarbeiterInnen kulturübergreifend zu schulen, ausgehend von den Fragen: „Wie stehe ich persönlich Fremdem gegenüber? Welche Bilder habe ich, welche Erfahrungen habe ich gemacht? Warum erscheint mir die pflegerische und therapeutische Arbeit mit PatientInnen aus meinem Kulturkreis – die ich in ihrer Verhaltensweise auch nicht immer verstehe – leichter als mit Menschen eines anderen Kulturkreises?" Grundlagen für professionelles Arbeiten in kulturellen Überschneidungssituationen sollten gemeinsam erarbeitet werden. Eventuelle Hilflosigkeiten, Vorurteile und Ängste im Umgang mit fremden Kulturen können so abgebaut und in weiterer Folge Stresssituationen und Stressreaktionen verhindert werden – für eine erleichterte Arbeitssituation des Personals und eine verbesserte Pflege- und Betreuungsqualität der BewohnerInnen (Wünsche 2008). Dabei soll die Akzeptanz des „Anderen" gefördert und somit in Konfliktsituationen für beide Parteien Zufriedenheit hergestellt werden. Neben den eventuell auftretenden Spannungsfeldern und Konflikten geht es vor allem darum, kreative Potenziale und die Möglichkeit von Synergien zu erkennen.

Kultursensible Kompetenzen sollten auf allen hierarchischen Ebenen vorgesehen werden, um in weiterer Folge einen unbefangenen Umgang miteinander anzustreben und spezifische Bedürfnisse nicht als Ausnahmefall, sondern als Alltagssituation begreifen zu lernen (National Report Austria 2003).

Arbeitsplätze mit Perspektive

Zukünftig wird in der Altenpflege angestrebt, junge Menschen mit Migrationshintergrund durch spezielle Angebote verstärkt für eine Ausbildung in der Altenpflege zu gewinnen. Die jungen Menschen steigen in einen extra auf ihre Bedürfnisse zugeschnittenen Ausbildungskurs zum examinierten Altenpfleger beziehungsweise zur Altenpflegerin ein, in dem, neben den üblichen Ausbildungsinhalten der Altenpflege auch umfassende Sprachkenntnisse und interkulturelle Kompetenzen vermittelt werden sollen. So soll der zunehmenden Nachfrage von pflegebedürftigen MigrantInnen nach Pflegekräften mit entsprechender Herkunft und Qualifikation Rechnung getragen werden. Das Ausbildungsangebot wird vom „Ministerium für Arbeit und Soziales" des Landes Baden-Württemberg, vom „Bundesamt für Migration und Flüchtlinge" und von der „Robert Bosch Stiftung" unterstützt und läuft an der Altenpflegeschule von „Leben und Wohnen" als bundesweiter Modellversuch. Nach erfolgreichem Abschluss soll das Angebot auch von anderen Altenpflegeschulen im Land übernommen werden. AnsprechpartnerInnen finden sich in der Berufsfachschule für Altenpflege des „Eigenbetrieb Leben und Wohnen" in Stuttgart – auch, wenn Sie als Einrichtung eine vakante Stelle oder ein Praktikum anzubieten haben.

Wünschenswert wäre außerdem, dass Menschen mit Zuwanderungshintergrund für die Ausbildung als HospizhelferIn gewonnen werden könnten; und auch im ehrenamtlichen Bereich der Hospizarbeit sollten muttersprachliche Kräfte für die Betreuung von MigrantInnen geschult werden.

Zukünftige vermehrte Anstellungen ausländischer Pflegekräfte können in Altenpflegeeinrichtungen aber nicht nur dazu beitragen, die verbale Verständigung zu sichern. In der Pflege sowie in der psychosozialen Betreuung können sie, als wichtiger Faktor des Gesamtkonzeptes dazu beitragen, ein Stück „Heimat" zu vermitteln. Nebenbei hätte dies den Vorteil, Jugendlichen Arbeitsplätze mit Perspektive anbieten zu können.

In meinem gemeinsamen Projekt mit einer Berufsfachschule entdeckten angehende SozialhelferInnen erstmals, welche beruflichen Möglichkeiten und Chancen sich in der Altenpflege und Betreuung bieten, lag ihr Fokus doch bisher nur auf der Arbeit im Jugendbereich. In der Projektwoche entwickelte sich zum Teil eine Art Reziprozität, wodurch Bindungen entstanden und sich Vertrauen aufbaute. Die PatientInnen konnten manches alte Wissen an die Auszubildenden vermitteln, welches denen, aufgrund von fehlenden Verbindungen zur alten Heimat ihrer Eltern nicht immer präsent war. Im Austausch bewegte es die SeniorInnen sehr, dass junge Menschen mit gleichem kulturellem und religiösem Hintergrund leichten Zugang zu ihrer persönlichen Geschichte fanden. Eine Vertrauensbasis, auch über die Projektwoche hinaus, baute sich auf. Für die Auszubildenden war das ein ganz neuer Anreiz, aber auch eine Perspektive, sich mit der eigenen Familie und deren Hintergrundgeschichte zu befassen, statt diese zu verdrängen oder sie zu verstecken.

Besonders in der Beschäftigung mit demenzkranken Menschen erweiterte sich ihr Blickwinkel. Nach eigener Aussage fühlten sie sich als Person mit Zuwanderungshintergrund – mit ihren Sprachkenntnissen und dem Wissen über ihre Kultur, ihre Religion, über verschiedene Sitten und Gebräuche – wertgeschätzt und gebraucht; sie sind seitdem sehr daran interessiert, nicht nur Fachkenntnisse in ihrem Ausbildungsberuf zu erwerben, sondern sich zur „kultursensiblen Fachkraft" fortzubilden.

Mit Migranten für Migranten – Das MiMi-Projekt

„Transkulturelle Kompetenz" ist die Fähigkeit, anderen Menschen in ihrer individuellen Lebens- und Gesundheitssituation ohne Vorurteile zu begegnen. Sie ist besonders für Gesundheitsfachkräfte von großer Wichtigkeit; denn unreflektierte Verallgemeinerungen und Vorurteile über einzelne Personen (oder ganze Personengruppen) verhindern den Blick auf deren tatsächliche Probleme und damit auch eine angemessene Behandlung und Pflege. Transkulturelle Kompetenz basiert auf Hintergrundwissen, auf Selbstreflexion und Empathie. Sie trägt dazu bei, migrationsspezifische Problemlagen zu erkennen und adäquat zu handeln.

PatientInnen haben vor ihrem Heimeinzug stets bestimmte Vorstellungen und Erwartungen, bezüglich Pflege, Betreuung oder therapeutischer Intervention, mit denen das Fachpersonal konfrontiert wird. In der Zusammenarbeit mit MigrantInnen wird häufig ihr aktives Partizipieren an der Behandlung erwartet, doch oft fühlen sich die neuen BewohnerInnen (samt ihrer Angehörigen) mit ihren Problemen nicht ernstgenommen.

Ein Weg, sich als MigrantIn für MigrantInnen einzusetzen, aber auch ein Weg für Fachkräfte in leitenden Positionen einer Altenpflegeeinrichtung Kontakte zu knüpfen, Öffentlichkeitsarbeit zu betreiben und Hilfestellungen anzubieten, ist das „MiMi-Gesundheitsprojekt". Das ist eine Chance, durch Kooperation mit ausgebildeten MediatorInnen, Praktikumsplätze zu schaffen, Ausbildungsplätze anzubieten, Ehrenamtliche zu gewinnen, im regionalen Umfeld für das Projekt zu werben und Informationsveranstaltungen zu organisieren.

„Mit Migranten für Migranten – Interkulturelle Gesundheit in Nordrhein-Westfalen" (MiMi-NRW) ist ein Projekt, das seit Anfang 2008 (auf drei Jahre angelegt) im Auftrag des „Ministeriums für Arbeit Gesundheit und Soziales" des Landes Nordrhein-Westfalen sowie des BKK Bundesverbandes (Bundesverband der Betriebskrankenkassen) und des BKK Landesverbandes NRW gefördert und vom Ethno-Medizinischen Zentrum durchgeführt wird. Mit dem „MiMi-Gesundheitsprojekt" werden Menschen mit Zuwanderungsgeschichte in der Eigenverantwortung für ihre Gesundheit gestärkt, so dass langfristig ein Beitrag zur Reduzierung von Ungleichheiten bezüglich ihrer Gesundheitschancen geleistet wird. Dafür werden engagierte Menschen, die selbst eine Zuwanderungsgeschichte haben, als interkulturelle GesundheitsmediatorInnen zu wichtigen Themen der Gesundheitsförderung und Prävention, aber auch Alter und Pflege betreffend, geschult. Von ExpertInnen kultursensibel ausgebildet, stehen sie schließlich anderen Menschen mit Zuwanderungshintergrund mit muttersprachlichen Informationen zur Verfügung.

Das MiMi-Projekt hat 2003 zunächst an vier Standorten begonnen und wird seit August 2008 in 38 deutschen Städten und auf Landesebene in Bayern, Hessen, Schleswig-Holstein, Niedersachsen und Nordrhein-Westfalen durchgeführt. Seit Juli 2008 wird MiMi im Auftrag der Europäischen Union in 21 europäischen Staaten (AIDS-MiMi) umgesetzt. MiMi ist Gegenstand einer „WHO case study" es gibt projektbezogene Forschung in München und Hannover (s. Adressenverzcichnis).

Der „Gesundheitswegweiser"

Abschließend noch ein Verweis auf erste Schritte, die regional in vielen Städten unternommen wurden, um Chancengleichheit für die Gesundheitsversorgung von Menschen mit Zuwanderungsgeschichte zu fördern, aber auch, um für uns als MitarbeiterInnen einer Pflegeeinrichtung einen Informationspool zur Verfügung zu stellen.

Der so genannte „Gesundheitswegweiser" dient, durch Nutzung und Bündelung vorhandener Potenziale, dem Abbau der Zugangsbarrieren ebenso wie einer effizienteren Behandlung der Zielgruppe durch das lokale Gesundheitswesen; er enthält zumeist Angaben zu AnsprechpartnerInnen in Praxen, Kliniken, nichtmedizinischen Einrichtungen und Beratungsstellen, mit denen eine Verständigung in der jeweiligen Muttersprache möglich ist. Hierbei wurde größtenteils angestrebt, dass der Wegweiser nicht nur für professionelle Kräfte, die mit Zuwanderern und Gesundheitsfragen befasst sind, sondern auch für nicht Deutschsprachige selbst nutzbar ist. Soweit möglich wurde versucht, alle relevanten Informationen in die jeweilige Muttersprache und in die jeweilige Schrift zu übersetzen.

Nutzen wir diese Gesundheitswegweiser also auch, um Kontakte zu knüpfen, Kooperationen einzugehen, Hilfestellungen zu finden und um unser neues Angebot zu ergänzen.

Literaturtipp:

Das „Bundesministerium für Familie, Senioren, Frauen und Jugend“ hat 2005 ein kostenloses Handbuch herausgegeben, welches ich sehr empfehlen möchte: „Handbuch für eine kultursensible Altenpflegeausbildung, Modul II, Kultursensible Altenpflege“. Zu bestellen ist es unter: Bundesministerium für Familie, Senioren, Frauen und Jugend, 11018 Berlin, www.bmfsfj.de. Oder zum kostenlosen herunterladen unter: http://www.bmfsfj.de/RedaktionBMFSFJ/Abteilung3/Pdf-Anlagen/handbuch-modul2,property=pdf,bereich=bmfsfj,sprache=de,rwb=true.pdf

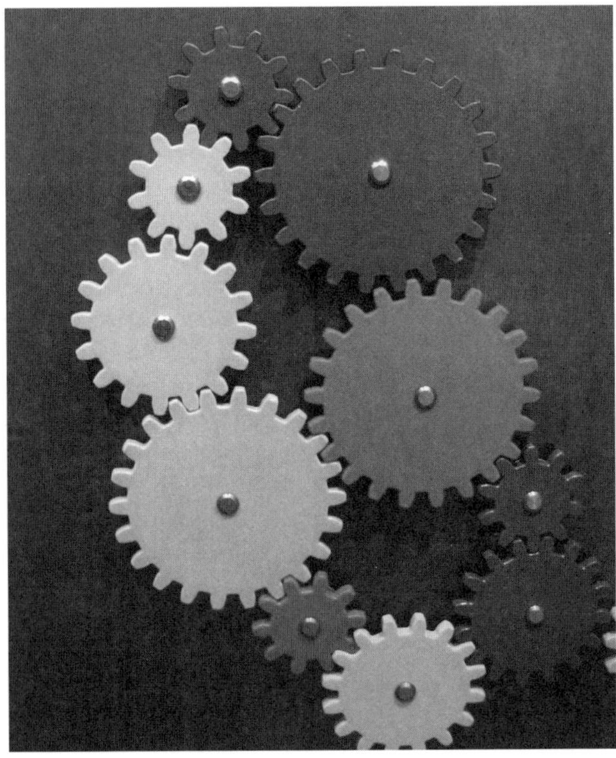

Verzahnt

Leitfaden

Kultursensible Personalarbeit

Herausforderung

- Entwicklung vom multikulturell zusammengesetzten zum interkulturell kompetenten Team;
- Integration als gegenseitigen Prozess verstehen;
- aus der Ignoranz gegenüber Differenz, Wertschätzung und Respekt gegenüber dem Fremden entwickeln;
- Entwicklung vom unbewussten Nebeneinander der KollegInnen zum gleichberechtigten und partnerschaftlichen Miteinander;
- MitarbeiterInnen mit Migrationshintergrund als wichtige VermittlungspartnerInnen akzeptieren und fördern;
- Letztendlich: MitarbeiterInnen mit hoher sozialer Kompetenz und persönlicher Eignung als feste AnsprechpartnerInnen zur Verfügung stellen.

Voraussetzung

- Das Erlangen evtl. erforderlicher Arbeitsgenehmigungen und Anerkennung der Qualifikation;
- Beherrschung der Aufgaben des Arbeitsgebietes;
- Beherrschung der erforderlichen Sprachkenntnisse (auch schriftlich);
- Fähigkeit zur flexiblen Handhabung in der Kommunikation;
- Sensibilität für Kommunikations- und Verhaltensmerkmale;
- inter- und multikulturelle Lern- und Fortbildungsbereitschaft;
- Empathie und Fähigkeit zum Perspektivenwechsel;
- Konflikt- und Frustrationstoleranz.

Regelmäßige Evaluation

- Gefahr der Diskriminierung:
  - innerhalb des Teams;
  - MitarbeiterInnen/BewohnerInnen;
  - BewohnerInnen/MitarbeiterInnen.
- Wird das Erlernen kultureller Kompetenzen als Arbeitsauftrag verstanden?

- Werden Verallgemeinerungen und Vorurteile reflektiert, um eine angemessene Pflege zu gewährleisten?
- Zufriedenheitsanalyse:
  MitarbeiterInnen, Team, Vorgesetzte, BewohnerInnen, Angehörige.

21 Neue Herausforderungen für die Ambulante Pflege

Entwicklung häuslicher Pflege zur modernen Dienstleistung

In vielen Städten und Gemeinden haben Anbieter von ambulanter Pflege und Betreuung bereits Erfahrungen mit der Zielgruppe „Alte Menschen mit Zuwanderungshintergrund" gesammelt und ihre Angebote dementsprechend ausgerichtet oder erweitert. Ältere MigrantInnen erreicht man vornehmlich durch eine „Zugehstruktur". Hierbei ist die Einbindung von Schlüsselpersonen unabdingbar. MuttersprachlerInnen zu gewinnen und gemeinsame Strategien zu entwickeln, sind bedeutsame Prozesse für die interkulturelle Öffnung einer Einrichtung – sowohl im ambulanten als auch im (teil-) stationären Bereich. Auch hier bietet sich Zusammenarbeit und Kooperation auch zur Kundengewinnung an. Hintergrund ist die Entwicklung der häuslichen Pflege hin zu einer modernen Dienstleistung, die den Leistungsnehmer als Kunden betrachtet, da dieser nicht unbedingt leidet („Patient" hingegen leitet sich vom griechischen „pathos = leiden" ab) und zudem seine Leistungen mehr oder weniger selbst (unter Umständen auch privat) „einkauft". Leistungen der häuslichen Krankenpflege bedürfen als ärztlich delegierte Maßnahme einer Verordnung und müssen von den PatientInnen bei der Krankenkasse beantragt und im Vorfeld genehmigt werden. Mit dem Ziel, einen Krankenhaus- oder Heimaufenthalt zu vermeiden oder zu verzögern, ist die Zusammenarbeit mit Hausärzten also von großer Bedeutung. Auch hier gilt es, sich am Gesundheitswegweiser zu orientieren, um die richtigen multikulturellen AnsprechpartnerInnen zu erreichen. Weitere Kontaktträger, aber auch potentielle Multiplikatoren des kultursensibel arbeitenden ambulanten Pflegedienstes, sind Migrationsfachdienste und -beratungsstellen, Kirchengemeinden und Vertreter der Religionsgemeinschaften, Kulturspezifische Vereine und Initiativen (eingeschlossen der ehrenamtlichen und Selbsthilfeorganisationen), verschiedene Ämter der Stadtverwaltung und der Ausländerbeirat sowie die Sozialdienste der Krankenhäuser, Gerontopsychiatrische Beratungsstellen und Berufsfachschulen.

Im Gespräch mit regionalen Pflegediensten, aber auch in der Diskussion mit meinem Team zeigen sich besondere Wissensdefizite vieler

Familien mit Migrationshintergrund, die die Versorgung eines pflegebedürftigen Angehörigen zu leisten haben. Frau Birgit Greif als Pflegesachverständige weist vor allem auf den Aufklärungsbedarf hin: Viele Familien müssen über die neue Begriffsdefinition der Pflegebedürftigkeit, über Pflegestufen und Finanzierungsmöglichkeiten informiert werden.

Die gesetzliche Verpflichtung der Pflegekassen, kostenlose und umfassende Pflegeberatung durchzuführen, muss für die MigrantInnen auch in der jeweiligen Muttersprache umgesetzt werden. Nicht bekannt sind ebenso oft die Möglichkeiten der Tagespflege, die Dienstleistungen der Pflegestützpunkte und der häuslichen Entlastungsdienste für Angehörige von Demenzerkrankten wie auch der Zugang zu Demenzberatungsstellen (z.B. über die Alzheimer Gesellschaften). Verbunden mit weiteren Informationen über unterschiedliche Finanzierungsmöglichkeiten kommt das Prinzip „ambulant vor stationär“ dem familiären Pflegegedanken (bis hin zur moralischen Verpflichtung innerhalb der Migrantenfamilien) sicher sehr entgegen.

Ambulant vor Stationär – die familiäre Verpflichtung der MigrantInnen

Ambulante Pflege beinhaltet z.B. die Grundpflege. Dazu zählen insbesondere Verrichtungen aus dem Bereich Körperpflege, Ernährung, Ausscheidung, Mobilität sowie der hauswirtschaftlichen Versorgung. Die grundpflegerischen Tätigkeiten umfassen also alle notwendigen Hilfeleistungen, die dem Betroffenen die Möglichkeit geben, ein weiterhin selbstbestimmtes Leben in der gewohnten häuslichen Umgebung zu führen.

Hierbei ist die Gastrolle, die die Pflegekraft im Lebensumfeld des Patienten einnimmt, eine Besonderheit. Das Maß der Pflege wird durch den Patienten bzw. durch seine Angehörigen, in Abstimmung mit dem Pflegedienst bestimmt und setzt eine Vertrauensbasis und eine gegenseitige Anerkennung der Verantwortlichkeiten voraus. Dazu gehört in erster Linie natürlich die kommunikative Basis, so dass bereits während des Erstgespräches für eine ausgezeichnete Verständigung zu sorgen ist. Es ist von Bedeutung, die Wahrnehmung dafür zu schärfen, dass auch vermeintlich harmlose Formulierungen zu Stereotypisierungen führen können, die als Ausgrenzung empfunden werden.

Besonders in der ambulanten Pflege eines persönlichen Haushaltes wird deutlich, dass kultursensible Pflege auch individuelle und subjektorientierte Pflege bedeutet und formale Gleichheit sowie ein stereotyper Umgang mit Menschen mit Zuwanderungshintergrund auch hier nicht zum Erfolg führen können. Schon beim ersten Hausbesuch, der in der Regel der Übersicht und Beratung gilt, heißt es, Signale zu setzen und, vor allem, Signale zu empfangen. Die Vertrauensbasis entwickelt sich vom ersten Moment an – oder sie entwickelt sich gar nicht. Respektieren wir auch die nicht ausgesprochenen Gastregeln; beginnen kann das beim Schuhe ausziehen, bevor wir die Wohnung betreten und sich bis hin zu der feinfühligen Anerkennung der bisher erbrachten Pflegeleistungen fortsetzen. Es gilt auch, ein Gefühl dafür zu entwickeln, wer der Hauptansprechpartner ist. Auch wenn die Angehörigen den Haushalt oder das Beratungsgespräch organisieren, hat der zu Pflegende letztendlich (oft auch aufgrund seines in der Familie respektierten Alters), die vorrangige Entscheidungskompetenz. Es ist also von besonderer Bedeutung, dass die „Schlüsselperson", welche das kultursensible Pflegekonzept nach außen vertritt und den Kundenkontakt schließt, über besondere Kenntnisse und eine hervorragende soziale und interkulturelle Kompetenz verfügt.

In der Praxis scheint es sich zu bewähren, für Familien, die ihre Angehörigen selbst pflegen, persönliche Beratung und Schulungen anzubieten, ebenso wie medizinische, organisatorische und manchmal auch moralische Unterstützung. Oftmals werden Angehörige, die für die Pflege ihrer Verwandten (Eltern) einen Pflegedienst in Anspruch nehmen, im persönlichen Umfeld (unter Umständen auch von den Pflegebedürftigen selbst) „verurteilt". Durch gemeinsame Gespräche können vielleicht Aufgaben innerfamiliär oder auch nachbarschaftlich verteilt werden (z. B. die Nahrungszubereitung, um Essen auf Rädern nicht in Anspruch zu nehmen oder Hilfestellung bei rituellen Waschungen, die laut einem Urteil des Sozialgerichts Dortmund von 2006 bei der Ermittlung des Hilfebedarfs wegen Leistungen aus der Pflegeversicherung nicht zu berücksichtigen sind). Des Weiteren haben pflegende Angehörige die Möglichkeit (wenn eine Pflegestufe vorliegt und Pflegegeld bezogen wird, auch die Verpflichtung), den von den Pflegekassen geforderten Qualitätssicherungsnachweis gemäß § 37.3 SGB XI durch Fachpersonal eines ambulanten Pflegedienstes erbringen zu lassen.

Dieser Paragraph dient der Sicherstellung einer qualitativ unbedenklichen Versorgung Pflegebedürftiger durch Angehörige oder durch andere Laien. Innerfamiliär dient der Nachweis unter Umständen auch einer gewissen Anerkennung der erbrachten Leistungen und verleiht Ansporn, die Qualität fortlaufend sicherzustellen. Im Übrigen wurde das Nachweisformular nach neuesten Richtlinien ergänzt, so dass Maßnahmen zur Verbesserung der Betreuungssituation sowie zur Entlastung der Angehörigen angeregt werden und in das Beratungsgespräch einfließen können. Das Formular ist über den Paul Albrecht Verlag in Lütjensee zu beziehen.

Die Leistungen der Behandlungspflege sind im SGB V (Sozialgesetzbuch) verankert und beschrieben. Dazu gehören nur rein medizinische Leistungen, die vom Patienten zur Behandlung der Krankheit benötigt werden. Diese ausschließlich ärztlich verordneten Leistungen werden als Fortsetzung der ärztlichen Therapie betrachtet und von einem qualifizierten und dazu berechtigten pflegerischen Fachpersonal im Auftrag des behandelnden Arztes ausgeführt. Die Leistungen der Behandlungspflege werden grundsätzlich in drei Eingruppierungen zusammengefasst, die LG1, die LG2 sowie die LG3. Jeder dieser Leistungsgruppen (LG) sind diverse behandlungspflegerische Maßnahmen zugeordnet. Insoweit unterscheiden sich pflegerische Leistungen nicht. Es kann allerdings davon ausgegangen werden, dass der Patient/die Patientin eine Pflege nach seinen kultur- und glaubensspezifischen Merkmalen beansprucht. Das heißt z.B., dass eventuell bei jedem Besuch des Pflegedienstes eine gleichgeschlechtliche Pflegekraft geplant werden muss. Dies gilt nicht nur für die Grundpflege, sondern auch für bestimmte behandlungspflegerische Maßnahmen (Blasenspülung etc.). Die unbedingte Kooperation mit dem Hausarzt des Patienten, gegebenenfalls auch mit einem anderen muttersprachlichen Facharzt, muss gegeben sein. So können gemeinsame Absprachen getroffen werden, damit der Patient die verordneten Medikamente auch nimmt, obwohl sie z.B. Alkohol enthalten und eigentlich nicht mit seiner religiösen Überzeugung konform gehen. Auch regelmäßige (außerhalb der üblichen) Besuche eines Diabetikers zur Bestimmung des Blutzuckerspiegels z.B. während einer Fastenzeit müssen gegeben sein.

Im Fastenmonat Ramadan z.B. muss man damit rechnen, dass ein Muslim nicht nur die Nahrungsaufnahme, sondern auch die Einnahme von Medikamenten ablehnt. Dies kann jedoch bei Diabetikern problematisch sein. Nach dem islamischen Recht sind chronisch Kranke zwar vom Fasten im Ramadan ausgenommen. Viele Menschen mit Diabetes möchten dennoch dieses religiöse Ritual vollziehen. Infolge der veränderten Mahlzeitenfrequenz muss insbesondere eine Anpassung und Kontrolle der medikamentösen Behandlung erfolgen, um den Blutzuckerspiegel auch während der langen Nahrungskarenz über den Tag konstant zu halten.

Zusammenfassend kann festgestellt werden, dass kultursensible ambulante Pflege umfassend und vorausschauend organisiert werden muss. Ein Pflegedienst, welcher bisher als Schnittstelle zu vielen Anbietern externer Leistungen fungiert, muss sich eventuell neu arrangieren. Die Teilnahme an interkulturell ausgerichteten regionalen Arbeitsgruppen ist zur Kooperation und zum Wissenstransfer empfehlenswert. Auch wirtschaftlich betrachtet kann eine einrichtungsübergreifende Zusammenarbeit sinnvoll sein. Nicht jeder mobile Pflegedienst muss das Rad neu erfinden. Migrationsspezifische Einrichtungen, Wohlfahrtsverbände, religiöse Gemeinschaften oder auch die Migrationsbeauftragten der Stadt verfügen über viele relevante Kontakte und geben wertvolle Tipps.

Der Prozess der Entwicklung vom multikulturell zusammengesetzten hin zum interkulturell arbeitenden Team verläuft im ambulanten Bereich anders als im stationären. Im ambulanten Bereich ist die Teamentwicklung aufgrund der Arbeitssituation schwieriger. Außer den Übergabe- und Teambesprechungen gibt es kaum Berührungspunkte der einzelnen Teammitglieder untereinander, Ressourcen und Entwicklungen können dadurch über einen längeren Zeitraum unbemerkt bleiben. Ein interner kommunikativer Austausch des Leitungs- und Pflegepersonals muss nicht nur für die Arbeitsorganisation vorgesehen werden (Supervision), sondern auch z.B. Vorurteile und unterschiedliche Wertvorstellungen des Personals thematisieren, Verhaltensvarianten aufzeigen und Unterstützung bei der Bewältigung neuer Erfahrungen anbieten.

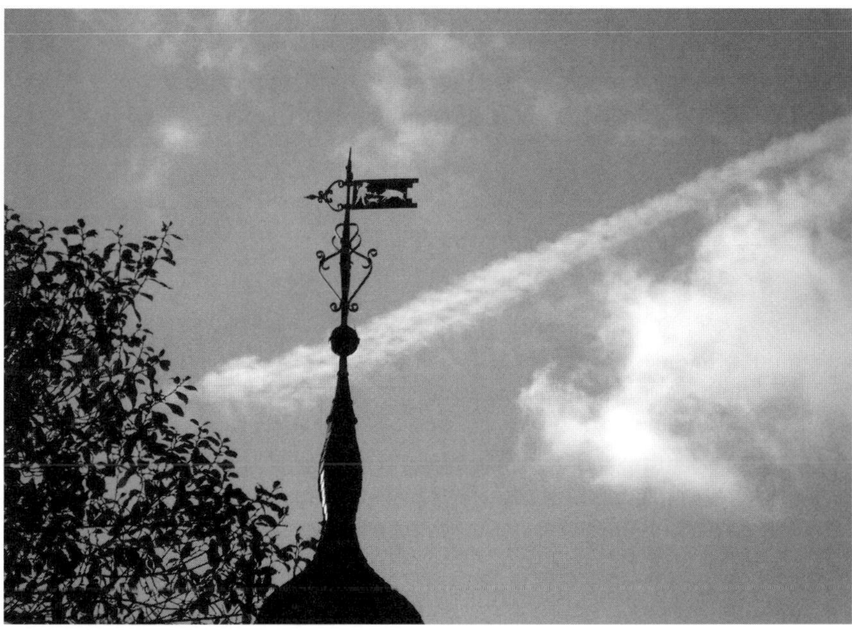

Richtungswechsel

Leitfaden

Ambulante Pflege kultursensibel ergänzen

Herausforderung

- Individuell gestaltete und ganzheitliche, professionelle Pflegeleistungen unter Einbezug kultureller, religiöser und persönlicher Besonderheiten anzubieten;
- eventuelle Neuorganisation der vorhandenen Strukturen;
- Überarbeitung des Pflege- und Betreuungskonzeptes nach kultursensiblen Gesichtspunkten.

Reflexion

Marketing:

- Ist eine Bedarfsanalyse unter Berücksichtigung der demografischen Struktur des Wohnumfeldes gestellt?
- Gibt es gezielte Öffentlichkeitsarbeit in migrationsrelevanten Medien?
- Bestehen Kooperationen mit interkulturell ausgerichteten Gremien?
- Ist die räumliche Ausstattung der Geschäftsräume interkulturell ansprechend, z. B. Piktogramme, Bilder, Dekoration, Samowar?
- Ist muttersprachliches Informationsmaterial vorhanden?
- Ist ein Beratungsgespräch in der jeweiligen Muttersprache bei Bedarf möglich?

Personal:

- Sind Fortbildungen zum Thema „kultursensible Pflege", „Menschen mit Migrationshintergrund", „Traumatisierengen" etc. vorgesehen?
- Sind außerordentliche Teamsitzungen und Supervisionen geplant?
- Findet für die MitarbeiterInnen ein kommunikativer Austausch statt, und finden sie interne Unterstützung bei der Bewältigung ihrer neuen Aufgaben?
- Werden eventuelle Probleme und Verhaltensvarianten thematisiert?
- Finden sich in allen Bereichen (Pflege, Betreuung, Serviceleistungen) MitarbeiterInnen mit relevanten Sprachkenntnissen?
- Kann der Dienstplan auch in der Rufbereitschaft angepasst werden, sodass stets gleichgeschlechtliches Personal dienstbereit ist?

Pflege und Betreuungsprozess:

- Können individuelle, religiös oder kulturbedingte Bedürfnisse, z. B. bezüglich der Hygiene, umgesetzt werden?
- Werden Angehörige in die Pflege einbezogen und angeleitet?
- Kann ein personendifferenziertes Alternativkonzept ausgearbeitet werden, um z. B. Nachbarschaftshilfe oder die Betreuung durch Ehrenamtliche zu organisieren?
- Ist eine individuelle biografische Erhebung Grundlage des Betreuungskonzeptes?

Vernetzung:

- Können sämtliche Geschäftspartner als Anbieter externer Dienstleistungen (FriseurIn, PodologIn, „Essen auf Rädern", Tagespflege, Wohngemeinschaften, vollstationäre Einrichtungen, Hospiz, Bestatter etc.) mit dem kultursensiblen Konzept kooperieren?
- Sind Kontakte zu ausgebildeten GesundheitsmediatorInnen (z. B. MiMi), zu Migrationsdiensten, DolmetscherInnen, religiösen Gemeinschaften, Kulturvereinen geknüpft?
- Kann im Bedarfsfall ein Facharzt oder Therapeut z. B. aus dem „Gesundheitswegweiser" zu Rate gezogen werden?

Regelmäßige Evaluation

- Physischer und psychischer Gesundheitszustand des Patienten (evtl. nach Absprache mit dem Arzt).
- Zufriedenheit der Angehörigen:
  - Pflege
  - Betreuung
  - Beratung (weiterer Bedarf?)
  - Entlastende Angebote
- Zufriedenheit der MitarbeiterInnen:
  - Innerbetriebliche Information und Kommunikation
  - Arbeit und Arbeitsbedingungen
  - Fort- und Weiterbildungsmöglichkeiten
  - Supervisionen
- Kosten-Wirksamkeits-Analyse

22 Kultursensitive Ergänzungen zum Gesamtkonzept

In Kapitel 13 „Erinnerungspflege“ habe ich Ihnen eine Ergänzung zu bestehenden Einrichtungskonzepten versprochen, die ich als Musterfragebogen zu verschiedenen Themen hier bereitstellen möchte. Einige relevante Grundlagen sind bereits beim Erstgespräch wichtig und bedürfen der Abklärung bzw. der Prüfung bezüglich der möglichen (auch räumlichen) Umsetzung und der Dokumentation der Absprachen. Auch Entscheidungen für den Notfall, als Ergänzung zum Sterbekonzept sollten bereits kurz nach dem Einzug erfolgen. Andere Informationen, welche z. B. die soziale Betreuung betreffen, können nach der Eingewöhnungszeit eingeholt werden. Es liegt in Ihrem persönlichen Ermessen, inwieweit Sie die Fragen in Ihr kultursensitives Einrichtungskonzept einfließen lassen, sie ergänzen oder verwerfen. In der Gesamtheit können sie jedoch als Hilfestellung betrachtet werden, um auf der Basis dieser Informationssammlung eine individuelle Pflegeplanung zu erstellen.

Das Ziel ist, Ihre PatientInnen, auch bei fortschreitender Demenz, ganzheitlich und bestmöglich, unter Berücksichtigung ihrer kulturellen und religiösen Hintergründe zu pflegen und zu betreuen; ebenso eine individuelle Planung, die nicht nur den Medizinischen Dienst der Krankenkassen (MDK) zufriedenstellen wird, sondern auch den MitarbeiterInnen der Pflege, der sozial-kulturellen Betreuung und der Hauswirtschaft Hintergrundwissen vermittelt, aber auch Spielraum für eigene kreative Umsetzung gibt und sie in ihren neuen Aufgaben stärken wird.

Ergänzung zum Erstgespräch

Religion

- Besteht Verbindung zu einer religiösen Gemeinschaft o. ä. (Ansprechpartner, Adresse, Telefonnummer)?
- Wird der Kontakt weiterhin gepflegt, muss evtl. Transport organisiert werden?

Pflege

- Wer ist nach dem Patienten erster Ansprechpartner? Gibt es eine Familienhierarchie, ein „Familienoberhaupt" (Ehemann, Bruder, Vater, Familienältester)?
- Ist es für wichtige pflegerische Maßnahmen (z. B. Krankenhaus-Einweisung) notwendig, erst das Familienoberhaupt um Erlaubnis zu fragen?
- Pflege und Versorgung im Notfall: Gibt es besondere kulturbedingte oder religiöse Vorschriften bezüglich einer Notfallversorgung (Bluttransfusion etc.)?

Persönliche Hygiene

- Gibt es religions- oder kulturbedingte Stoffe, die grundsätzlich als unrein empfunden werden, z. B. Blut, Schweiß, Urin?
- Ist die Körperreinigung nur unter fließendem Wasser erwünscht?
- Kann der Bewohner/die Bewohnerin die rituelle Waschung selbst vornehmen? Möchten Angehörige sich bei der Hygiene ganz oder teilweise einbringen?
- Können Teilwaschungen im Pflege- oder Notfall im Bett stattfinden?
- Wenn eine größere Wunde, z. B. nach einer Operation, eine Waschung unmöglich macht, muss dies angesprochen werden, um gegebenenfalls teilweise auf den Einsatz von Wasser zu verzichten?
- Mit wem ist zusätzlich Rücksprache zu halten (z. B. Geistlicher, Familienoberhaupt)?
- Zu welcher Uhrzeit finden traditionsgemäß Gebete statt?
- Ist eine vorherige Reinigung zu ermöglichen? In welcher Form?
- Gibt es eine Verfahrensempfehlung bezüglich der Mundhygiene?

Bekleidung

- Gibt es traditions-, kultur- oder religionsbedingte Vorschriften oder Wünsche bezüglich der Bekleidung? Gibt es persönliche Vorlieben (Farben, Stoffe, Stilrichtung)?
- Was tragen Sie bei Bettlägerigkeit oder nachts?
- Was möchten Sie keinesfalls tragen?

Ernährung und Verpflegung

- Gibt es religiöse bzw. kulturbedingte Vorschriften, die mit der Küchenleitung bezüglich der Nahrungszubereitung abzusprechen sind (z. B. kein Schweinefleisch, keinen Alkohol)?
- Bestehen kulturelle oder religiöse Vorschriften bezüglich der Nahrungsaufnahme (z. B. keine nichtverwandten Männer im Raum während der Nahrungsaufnahme einer weiblichen Patientin)? Wenn ja, gilt als Kompromiss ein Paravent?
- Gibt es eine kultur- oder religiös bedingte Fastenzeit? Datum im Jahresverlauf oder fester Termin?
- Wie ist in dieser Zeit hinsichtlich der Nahrung zu verfahren? Welche Speisen und Getränke sollten zu welcher Uhrzeit bereitstehen?
- Wird das Ende der Fastenzeit mit besonderen Speisen gefeiert?

Pflegepersonal

- Ist es grundsätzlich möglich, BewohnerInnen auch von nicht gleichgeschlechtlichem Personal versorgen zu lassen (bezüglich Pflege, Körperhygiene, Essen anreichen)?
- Gibt es kultur- oder religiös bedingte Wünsche bezüglich der Kleidung des Pflegepersonals (z. B. Füße bedeckt, keine ärmellosen Blusen)?

Räumlichkeiten

- Ist es grundsätzlich möglich, BewohnerInnen im Doppelzimmer mit PatientInnen anderer Religionen unterzubringen?
- Werden zur Religionsausübung zusätzliche Möbel / Utensilien etc. benötigt (Möbel, Teppich, Kerzen, religiöse Symbole, Musik etc.)?
- Sollte grundsätzlich ein Raum zur Zubereitung von kleineren Mahlzeiten (evtl. auch für die BesucherInnen) zur Verfügung stehen oder kann die Stationsküche mitbenutzt werden?

Ergänzung zum Betreuungskonzept

Vereinsleben

- War der neue Bewohner/die Bewohnerin in einem Verein/einer Gruppe etc. aktiv, z. B. Kulturverein (Adresse und AnsprechpartnerIn)?

Kontakte

- Zu religiöser Gemeinschaft, MigrationshelferInnen; andere wichtige Kontakte?

Feiertage und Feste

- Kulturelle und religiöse Feiertage (z. B. Jahreswechsel, Ostern, Weihnachten, Geburtstag)
- Deren Datum im Jahresverlauf oder fester Termin?
- Rituale/Brauchtum? (z. B. innerhalb der Familie, mit Freunden/Bekannten, in einer religiösen Einrichtung)
- Symbole zu diesem Feiertag (z. B. Geschenke, Glücksbringer, Gedichte, Texte, Lieder, Spiele)?
- Dekoration zu diesem Tag?
- Besondere Speisen und Getränke?

Angehörige möglichst in die ehrenamtliche Betreuungsarbeit einbinden. Dabei auf den psychosozialen Aspekt dieser Maßnahme verweisen (siehe Kap. 7 „Angehörigenarbeit“).

Ergänzung zum Sterbekonzept (Notfallplan)

Sterbegleitung, Tod und Trauerrituale

- Wer wird im Notfall unbedingt informiert (z. B. Geistlicher, Familie)? Telefonnummer?
- Ist Sterbebegleitung normalerweise Aufgabe der Verwandten oder der religiösen Gemeinschaft? Inwiefern wird diese Aufgabe übernommen?
- Darf das absehbare Ende und der Tod in Gegenwart der Sterbenden erwähnt werden?
- Soll ein entsprechendes „Gebetbuch“ oder eine gesprochene Version, z. B. auf CD, zur Verfügung gestellt werden? Wenn ja, können Sie eine Empfehlung abgeben?
- Dürfen Pflegekräfte einer anderen Religion mit dem Sterbenden beten?
- Gibt es bestimmte Sterberituale, die unbedingt Beachtung finden sollten (z. B. Lagerung des Patienten)?
- Welche religiösen Symbole sollten in der Einrichtung für den Bedarfsfall bereitgehalten werden (z. B. Kerzen, dunkle Tücher)?
- Dürfen verstorbene BewohnerInnen (im Notfall) von Pflegekräften anderer Religionen versorgt werden?
- Gibt es eine Verfahrensanweisung zur Leichenwäsche, zur Lagerung des Verstorbenen oder gibt es andere Rituale (z. B. Fenster öffnen, Spiegel abhängen)?
- Wird der Verstorbene aufgebahrt? Ist dafür ein gesonderter, besonders hergerichteter Raum nötig? Utensilien?
- Gibt es Wünsche und Vorstellungen bezüglich der Bestattung? Kontakt zu einem Bestattungsunternehmen (Name, Adresse, Telefonnummer)?
- Ist diesbezügliche Beratung nötig? Wenn ja, ist eine Überführung gewünscht? Wohin?
- In welchem Zeitraum wird der Verstorbene bestattet?
- Wie hat man sich eine Beisetzung vorzustellen?
- Gibt es so genannte „Trauerrituale“ (z. B. Trauerkleidung, schwarze Binde am Ärmel, laute, gemeinsame oder stille Trauer)?
- Sind Blumen und/oder Kranzschmuck als letzter Gruß üblich?
- Sind Beileidsbekundungen am Grab erwünscht? In welcher Form?

Zusammenfassung

Machen wir einen letzten Gedankenspaziergang. Auch heute, z.B. aufgrund der wirtschaftlichen Situation in Deutschland, ist es nicht ausgeschlossen, dass unsere Kinder in ein fremdes Land auswandern, um dort zu arbeiten und ihren Lebensmittelpunkt aufzubauen. Um ihnen nahe zu sein, sie zu unterstützen (und dadurch auch eigene Selbstbestätigung zu finden) oder die Enkel aufwachsen zu sehen, ziehen wir nach und verbringen viele Jahre dort. Eines Tages steht die Entscheidung an: Zurückkehren in das „alte Deutschland"? Haben wir noch Kontakt zu Menschen, die sich in den letzten Jahren unseres Lebens um uns kümmern werden, uns dort wieder bei der Integration helfen, nachdem wir ihnen vor langer Zeit den Rücken kehrten? Werden wir uns dort wohlfühlen, ohne unsere Familie? Wird uns nicht eine ständige Sehnsucht begleiten? Oder ziehen wir in unserer Wahlheimat in ein Seniorenheim, wo wir uns unter vielen „Einheimischen" immer noch als Gäste fühlen?

Betrachten wir die Situation der Menschen mit Zuwanderungsgeschichte aus dieser Perspektive. Es sollte ein Ansporn für uns als Pflege- und Betreuungspersonal sein, sie nicht nur zu dulden, sondern teilhaben zu lassen, sie auch im Alter noch zu integrieren – und auch ihren großen Anteil am wirtschaftlichen Aufschwung in unserem Land wertzuschätzen.

Andererseits müssen wir ihnen zugestehen, dass sie vielleicht manchmal müde sind. Müde in ihren Bemühungen, sich immer wieder beweisen zu müssen; erschöpft, dass ihre Daseinsberechtigung oftmals angezweifelt wird. Unglücklich, dass sie ihr Lebensziel und ihre Lebensqualität, welche sich auch durch ihre Religionsausübung, durch den Erhalt ihrer Sprache, durch Sitten und alte Bräuche formt, nicht aufrechterhalten können – obwohl dies sogar gesetzlich geregelt ist (§ 2 SGB XI).

Es ist eine unserer vornehmlichen Aufgaben, jedem unserer Bewohner/jeder Bewohnerin den eigenen gesunden Stolz als Gefühl einer Zufriedenheit mit sich selbst (oder auch als Teil eines hoch geachteten oder verehrten „Ganzen") zuzugestehen und zu fördern. Dies setzt Wertschätzung und Anerkennung einer (vielleicht subjektiven) Gewissheit voraus, die anhand einer persönlichen Werteskala ermittelt wurde. Nicht nur in der Arbeit mit dementen Menschen ist es unabdingbar, sie durch Lob und Anerkennung immer wieder zu bestätigen – für eine in der Gegenwart erbrachten Leistung, aber auch für sie als Persönlichkeit, für ihre Entwicklung, ihr Denken und ihr Handeln.

Integrieren bedeutet auch, einen Menschen sein zu lassen, ihm zu vermitteln, dass er gut ist, wie er ist. Beispielhafte Initiativen der kultursensiblen Altenhilfe zeigen: Es gibt keine Patentlösungen. Unser Vorhaben kann nur erfolgreich sein, wenn wir flexibel sind, aufmerksam, interessiert und bereit, uns zu vernetzen. Grundsätzlich ist kulturelles Wissen und Handlungsvermögen ein erster Schritt. Stets mit dem Hintergrund, dass dieses Wissen keine individuelle transkulturelle Pflegeanamnese ersetzt und immer wieder hinterfragt werden muss.

Fest steht allerdings, und diese Aussage ist mir ein besonderes Anliegen und der Hintergrund dieses Buches: Betrachten wir unsere PatientInnen, als unser Spiegelbild, egal welche Hautfarbe sie haben, welche Sprache sie sprechen, an welche höhere Instanz sie glauben. Sie sind nicht nur unsere KundInnen, diejenigen, die unseren Arbeitsplatz sichern. Sie geben uns auch Selbstbestätigung und sorgen für unsere Zufriedenheit. Sie haben, wie wir, das gleiche große Lebensendziel: ihr Dasein in innerem Frieden und Würde abzuschließen. Wenn sie dieses Ziel, aufgrund ihrer Pflegebedürftigkeit nicht selbständig verfolgen können, unterliegen sie als Bedürftige mit ihren Anliegen unserem besonderen Schutz.

Auf dieser Basis – und mit dem Wissen um die Verantwortung, die wir tragen – können wir Menschen anerkennend und respektvoll pflegen und betreuen. Ich freue mich, wenn Sie durch meine Recherchen für dieses Buch und durch die Leitfäden zu vielen Themenkreisen eine noch größere Sensibilität für die kultursensible Altenhilfe entwickeln können und vielerlei Hilfestellungen finden, um ihr Pflege- und Betreuungskonzept dahingehend zu ergänzen. Machen wir uns bewusst, dass wir nicht zusätzlich belastet werden und vor immer neuen Problemen stehen, sondern zu den Pionieren zählen, die neue, große Aufgaben der Gegenwart und Zukunft beispielhaft erfüllen können. Was für eine Chance!

„Kreativität ergibt sich aus den Wurzeln kultureller Tradition, aber sie kann sich nur im Kontakt mit anderen Kulturen entfalten. Aus diesem Grunde muss das Kulturerbe in all seinen Formen erhalten, gefördert und als Zeugnis menschlicher Erfahrung und menschlichen Strebens an künftige Generationen weitergegeben werden, um die Kreativität in ihrer gesamten Vielfalt zu fördern und einen wahrhaften interkulturellen Dialog anzuregen."

(Unesco 2001)

Anhang

Danksagung

Ein herzliches Dankeschön an meine HelferInnen, es war eine sehr interessante und spannende Zeit mit vielen neuen Eindrücken und Erfahrungen von der ersten Idee bis zum fertigen Buch!

Besonders erstaunt und wirklich begeistert, aber auch tief berührt haben mich die zahlreichen „fremden“ Menschen an etlichen Orten dieser Welt, die sich auf sehr vielfältige Weise und mit großem Arbeitsaufwand freiwillig und völlig uneigennützig eingesetzt haben, um ein gemeinsames Ziel zu verfolgen: Hintergrundinformationen zu recherchieren und zu dokumentieren, um alte Menschen – unter besonderer Berücksichtigung der Menschen mit Demenz –, ihrem kulturellen und religiösen Hintergrund entsprechend, zu pflegen und zu betreuen.

Es war mir ein großes Bedürfnis, Aufmerksamkeit für dieses Thema zu wecken – es war ein Versuch und auch ein kleines Abenteuer. Aber es hat mir gezeigt, dass wir keine EinzelkämpferInnen sind, dass wir an der Globalisierung mitwirken und an einem Strang ziehen, für die Pflegebedürftigen der Gegenwart und für unsere eigene Zukunft. Denn wir werden alle alt, egal wo.

Ich habe mich über die Hilfe sehr gefreut und grüße alle diejenigen recht herzlich, die meine Fragebögen übersetzt, vervielfältigt und verbreitet haben. Ich danke den Menschen, die mir Literatur empfohlen und oft seitenweise Material, Fotos, Briefe, Rezepte etc. zuschickten.

Dank an die Menschen, die sich selbst bedankten, weil sie durch die Recherche einen neuen Bezug zu alten Sitten, Gebräuchen oder Ritualen fanden; sie führten dadurch zum Teil sehr emotionale Gespräche und wollen sich weiterhin dem Thema widmen.

Ich bedanke mich für die vielen lieben Anrufe, die freundlichen, ermunternden Briefe und Karten und für den regen elektronischen Schriftverkehr.

Ein Dankeschön auch sehr vielen Menschen, die namentlich nicht öffentlich genannt werden wollen und denjenigen, die die Projektarbeit sehr intensiv unterstützt haben – und die ich hier als AnsprechpartnerInnen, VermittlerInnen und KoordinatorInnen aufzählen darf:

Frau Iris Alcorn, Boston und ein Team des „German Center for Extended Care“, West Roxbury MA
Frau Margareta Hausschild, Brüssel und ein Team des Untersuchungs- und Beratungszentrum für Belgien: „Dementie“
Frau Ilse Böhringer, Johannesburg und des Teams des „German Old Age Johannesburg“ sowie „St. Martini: Evangelisch-Lutherische Gemeinde Kapstadt“
Frau Renate Blank und Mitglieder von „Germanspeaking Catholic Community Cape Town“
Frau Baraka Karin Maatwk, Kairo, Mitbegründerin von BAZ, dem „Binationalen Austausch Zentrum Kairo“ und ihr Team
Frau Beate Detlefs, Kopenhagen und Mitglieder der „Alzheimer Gesellschaft Dänemark“
Frau Ulrike Norden, Madrid, Deutsche Botschaft Madrid, Sozialreferat
Frau Eva Schulz, Melbourne und ein Team der „Australian-German Welfare Society Inc.“
Frau Katrin Ostwald-Richter und Frau Halina Baier, Minsk
Frau Ellen Øvergard, Oslo und Mitglieder der „Evangelischen Gemeinde deutscher Sprache in Norwegen“
Frau Dr. Petra Raymond, Sarajevo und ein Team des „Roteskreuz Bosnien und Herzegowina“
Herr Raimund Wördemann, Seoul
Frau Ingrid von der Ohe, Südafrika und ihr Team im Seniorenheim
Frau Christel Mahnke, Tokyo und Herr Dr. Martin Pohl, Counsellor Labour and Health, Auswärtiges Amt, Tokyo
Frau Zuzana Žilinčíková, Bratislava und ihr Team der „Diakonischen Gesellschaft Bethezda“
Frau Katrin Litschko, deutsche Redaktion „Radio Slowakei International“, Slowakische Republik
Frau Evelyn Regenfus und Frau Nadezda Zemanikova, Bratislava
Frau PhDr. Maria Ondriasova und Ihr Studententeam der „Handelsakademie Liberta“, Bratislava
Herr Martin Bruske, Zülpich, und ein Team Sozialhelfer des „Berufskolleg St.-Nikolaus-Stift“, Füssenich
Frau Corina Schneider, Blaustein, Co-Moderatorin der Netzwerkgruppe: „Migranten in Deutschland“
Frau Sevda Aydin, Istanbul
Herr Joachim Edward Wietrznick, Weimar, Priester, „Katholische Universität Lublin“ (Polen), mit einem Team aus seiner alten Heimatstadt
Herr Rolf Neumann, Weimar
Frau Dr. Alexandra Gründel, Berlin und Istanbul
Dr. M. Z. Safar Al-Halabi, Düren
Prof. Dr. h.c. Klaus-Dieter Lehmann, „Goethe-Institut“, München

Bei meiner Arbeit, der Sichtung und Zuordnung der Arbeitsmaterialien aus aller Welt, hatte ich Hilfe und Unterstützung. Im Beraterteam für den pflegerelevanten Bereich durfte ich auf folgende Fachkräfte zurückgreifen:

Pflegesachverständigenbüro Birgit Greif, Düren; Frau Birgit Greif und ihr Team, staatlich anerkannte Krankenschwester (Psychiatrie), Pflegesachverständige PersCert TÜV zertifiziert, Bestellung vor dem Landessozialgericht Essen;

Herr Christoph Bartz, Düren; examinierter Gesundheits- und Krankenpfleger, Ambulanter Pflege- und Betreuungsdienst, DRK-Rettungsdienst;

Frau Corinna Bartz, Kreuzau; Medizinische Fachangestellte, DRK-Rettungsdienst.

Ich danke allen besonders herzlich, die an meine „Vision" glaubten und mir die Daumen drückten. Dem Ernst Reinhardt Verlag für die ausgezeichnete, sehr freundliche Zusammenarbeit und Unterstützung und natürlich allen LeserInnen und AnwenderInnen.

> „Die Entfernung zwischen euch und euren Nachbarn, die ihr nicht liebt, ist größer als die zwischen euch und euren Geliebten, die hinter sieben Ländern und sieben Meeren wohnen. Denn in der Erinnerung gibt es keine Entfernung; nur im Vergessen tut sich ein Abgrund auf, den weder eure Stimme noch euer Auge überbrücken kann."
>
> Khalil Gibran (1889–1931), 2003, 1242

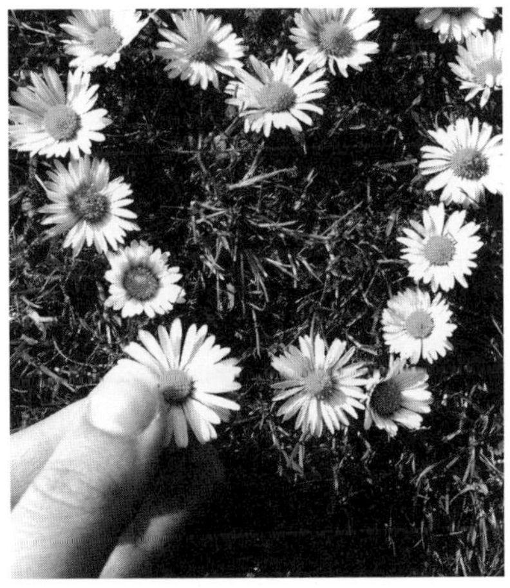

Zusammengefügt

Hilfreiche Adressen

Öffentliche Einrichtungen

Bundeskanzleramt
Willy-Brandt-Straße 1
10557 Berlin
Telefon 030/1 84 00-16 40

Hier sitzt die Beauftragte der Bundesregierung für Migration, Flüchtlinge und Integration. Seit November 2005 hat Frau Prof. Dr. Maria Böhmer (CDU), Staatsministerin für Integration im Bundeskanzleramt, das Amt inne.

Bundesamt für Migration und Flüchtlinge
90343 Nürnberg
Telefon 09 11/943-0
info@bamf.de

Interkultureller Rat in Deutschland e.V.
Geschäftsstelle
Goebelstraße 21
64293 Darmstadt
Telefon 0 61 51/33 99 71
info@interkultureller-rat.de

Institut für transkulturelle Betreuung
(auch Vermittlung von DolmetscherInnen)
Freundallee 25
30173 Hannover
Telefon 05 11/59 09 20-0

Verband für Interkulturelle Arbeit – VIA e.V.
Bundesgeschäftsstelle
Am Buchenbaum 21
47051 Duisburg
Telefon 02 03/7 28 42 82
via@via-bund.de

Bundeszentrale für gesundheitliche Aufklärung (BZgA)
Ostmerheimer Straße 220
51109 Köln
Telefon 02 21/89 92-0

Die BZgA hält eine Vielzahl von Broschüren, Unterrichtsmaterialien, Filmen, Plakaten, Ausstellungen und Arbeitsmappen bereit, die – mit Ausnahme einiger spezieller Fachpublikationen sowie audiovisueller Medien – innerhalb der Bundesrepublik Deutschland in der Regel kostenlos abgegeben werden.

Ethno-Medizinisches Zentrum e.V.
Dipl.-Soz. Ramazan Salman
Königstraße 6
30175 Hannover
Telefon 05 11/16 84 10 20

Verantwortlich für MiMi – Das Gesundheitsprojekt, ein Leitfaden für Zuwanderinnen und Zuwanderer in Nordrhein-Westfalen (PDF-Dokumente in vielen Sprachen): http://www.bkk-bv-gesundheit.de/bkk-promig/4.0.html

Auswahl von Fortbildungsangeboten zum Thema „Kultursensibilität"

Es folgt eine kleine Auswahl von FortbildungsanbieterInnen zum Thema „Kultursensibilität"; viele weitere, regionale, finden Sie im Internet. Altenpflegeschulen, Fachseminare, kirchliche Einrichtungen, Wohlfahrtsverbände usw. sind ebenfalls adäquate Ansprechpartner.

AKTIONCOURAGE e.V.
Kaiserstraße 201
53113 Bonn
Telefon 02 28/9 14 00 45
http://www.ikom-bund.de/ikom/staendige%20Qualgebote.htm

AWO – Bundesakademie
AWO Arbeiterwohlfahrt Bundesverband e.V.
Heinrich-Albertz-Haus
Blücherstraße 62/63
10961 Berlin
Telefon 030/2 63 09-0
http:// www.akademie-awo.org

Centrum für Migration und Bildung e.V.
Kaiser-Wilhelm-Ring 42
55118 Mainz
Telefon 0 61 31/6 00 72 59
kontakt@cmb-mainz.de

Deutscher Caritas Verband e.V., Freiburg, Migrationsdienst, Fortbildungs-Akademie des Deutschen Caritasverbandes
Wintererstraße 17–19
79104 Freiburg
Telefon 07 61/20 05 38
www.fak.caritas.de

Deutsches Institut für Internationale Pädagogische Forschung
(Deutscher Bildungsserver) Frankfurt,
http://www.bildungsserver.de

Diakonisches Werk Berlin-Brandenburg – Schlesische Oberlausitz e.V.
(DWBO), QiA-Berlin
Beauftragter des Senats von Berlin für Migration und Integration
Projektleiter: Andreas Germershausen
Potsdamer Straße 65
10785 Berlin
Telefon 030/ 90 17-23 83
www.integrationsbeauftragter-berlin.de
http://www.berlin-transfer.net/produkte/ikoe-interkulturelle-ffnung-der-altenpflege.html

Alle Diakonischen Werke:
http://www.diakonie-rwl.de

Gustav Stresemann Institut in Niedersachsen e.V.
Europäisches Bildungs- und Tagungshaus
Klosterweg 4
29549 Bad Bevensen
Telefon 0 58 21/955-0
http://www.gsi-bevensen.org/

Internationales Bildungs- und Begegnungswerk e.V. (IBB)
Bornstraße 66
44145 Dortmund
Telefon 02 31/9 52 09 60
http://www.ibb-d.de

Kuratorium Deutsche Altershilfe e.V.
Wilhelmine-Lübke-Stiftung e.V.
Post: An der Pauluskirche 3, 50677 Köln
Telefon 02 21/93 18 47 0
http://www.kultursensible-altenhilfe.de

St. Johannis GmbH
Projektleiter: Florian Schulze
Albrechtsplatz 6
06844 Dessau-Roßlau
Telefon 03 40/6 61 27 13
http://sanktjohannis.org/angebote/Integration/document.2009-05-20.1449126328

St. Johannis GmbH, Dessau-Roßlau, XENOS-Projekt „Interkulturelle Sensibilisierung in der Gesundheits-, Kranken- und Altenpflege“. Das Projekt ist eine Kooperation der St. Johannis GmbH mit der „Deutschen Angestellten Akademie“.

Eleonore **Steiner**
Lehrerin für Pflegeberufe
Goethestraße 7
69250 Schönau
Telefon 0 62 28/84 57
steiner@transkulturelle-pflege.de

Angebote von Inhouse-Seminaren für Pflegeberufe in der Aus-, Fort- und Weiterbildung.

Hilfreiche Adressen zum Thema „Religionen“

Deutsche Buddhistische Union (DBU), Geschäftsstelle
Amalienstraße 71
80799 München
Telefon 089/28 01 04

Schweizerische Buddhistische Union
Postfach 1809
8021 Zürich
http://www.sbu.net

Arbeitsgemeinschaft Christlicher Kirchen in Deutschland (ACK)
Ökumenische Centrale
Ludolfusstraße 2–4
60487 Frankfurt am Main
Telefon 069/24 70 27-0

www.hinduismus.de

Islamrat für die BRD
Osterather Straße 7
50739 Köln
Telefon 02 21/17 04 90-15
www.islamrat.de

Zentralrat der Muslime in Deutschland (ZMD)
Indestraße 93
52249 Eschweiler
Telefon 0 24 03/70 20-75
www.islam.de

Beratungsstelle für christlich-islamische Begegnung
(Trägerinnen: Evangelische Kirche im Rheinland und Evangelische Kirche von Westfalen)
Rudolfstraße 131
42285 Wuppertal
Telefon 02 02/8 27 36

Zentralrat der Juden in Deutschland K.d.ö.R.
Leo Baeck Haus
Tucholskystraße 9
10117 Berlin
Telefon 030/28 44 56-0
www.zentralratdjuden.de

Hilfreiche Adressen zum Thema „Sterbebegleitung"

Patientenschutzorganisation Deutsche Hospiz Stiftung

Informationsbüro Berlin
Chausseestraße 10
10115 Berlin
Telefon 030/2 84 44 84-0

Informationsbüro Dortmund
Europaplatz 7
44269 Dortmund
Telefon 02 31/73 80 73-0

Informationsbüro München
Baldestraße 9
80469 München
Telefon 089/ 20 20 81-0

Hilfreiche Adressen zum Thema „Demenz“

Deutsche Alzheimer Gesellschaft
Friedrichstraße 236
10969 Berlin
Telefon 030/2 59 37 95-0
http://www.deutsche-alzheimer.de

Aktion Demenz e.V.
Karl-Glöckner-Straße 21 E
35394 Gießen
Telefon 06 41/9 92 32 06
www.aktion-demenz.de

Demenz Support Stuttgart
Zentrum für Informationstransfer
Hölderlinstraße 4
70174 Stuttgart
Telefon 07 11/9 97 87 10
http://www.demenz-support.de

Deutsche Gesellschaft für Gerontopsychiatrie und -psychotherapie e.V.
(DGGPP)
Geschäftsstelle
Postfach 1366
51675 Wiehl
Telefon 0 22 62/79 76 83
http://www.dggpp.de

Hirnliga e.V.
Geschäftsstelle
Postfach 1366
51657 Wiehl
Telefon 0 22 62/9 99 99
http://www.hirnliga.de

Links zum Thema „Demenz“

Aktion Demenz e.V. – Gemeinsam für ein besseres Leben mit Demenz
www.aktion-demenz.de

Altern in Würde – Initiative des Deutschen Grünen Kreuzes e.V.
www.altern-in-wuerde.de

Alzheimer-Blog (Online-Projekt der DAlzG)
www.alzheimerblog.de

Alzheimer 360 (täglich aktuelle Nachrichten zum Thema „Alzheimer")
http://de.alzheimer-360.com

Alzheimer Europe
www.alzheimer-europe.org

Alzheimer Forschung Initiative e.V.
www.alzheimer-forschung.de

Alzheimer Forum
www.alzheimerforum.de

Ambulanter Gerontopsychiatrischer Verbund Bayern
www.agvb.de

Demenz-Ratgeber von Dr. Dr. med. Herbert Mück
www.demenz-ratgeber.de

Demenz Service NRW
www.demenz-service-nrw.de

Deutsche Expertengruppe Dementenbetreuung e.V.
www.demenz-ded.de

Deutsche Gesellschaft für Gerontologie und Geriatrie e.V.
www.DGGG-online.de

Deutsche Seniorenliga e.V.
www.dsl-alzheimer.de

Deutsches Zentrum für Altersfragen, Berlin
www.dza.de

Dialogzentrum Demenz
Teil der Landesinitiative Demenz Service NRW
www.dialogzentrum-demenz.de

Gesundheit-heute (Informationen zur Demenz)
www.gesundheit-heute.de/gh/ebene3.html?id=2301#13k05

Ingenium Stiftung – Stiftung für Menschen mit Demenzerkrankung
www.ingenium-stiftung.de

Institut für Gerontologie, Universität Heidelberg
www.uni-heidelberg.de/studium/interesse/faecher/gerontologie.html

KK Training Beratung Weiterbildung
(Fachberaterteam für Altenhilfe und Gerontopsychiatrie, Essen)
www.kk-beratung.de

Kuratorium Deutsche Altershilfe, Köln
www.kda.de

Lifeline – Medizin im Internet
Alzheimer Special
www.alzheimer.de

Pro Senectute Schweiz
www.pro-senectute.ch

Universität Witten-Herdecke, Institut für Pflegewissenschaft
www.uni-wh.de/pflege

Zentralinstitut für Seelische Gesundheit, Mannheim
www.zi-mannheim.de

Link zum Thema „Trauma"

http://www.traumatransformconsult.de/index.htm

Literatur

Antweiler, Ch. (2009): Was ist den Menschen gemeinsam? In: Zeit Wissen. Heft 06: Universalien: Die Gemeinsamkeiten der Kulturen. In: http://www.zeit.de/wissen/2009-10/universalien, 02.03.2010

AWO (2004): Aufbau einer muttersprachlichen Fachstelle für an Demenz erkrankte MigrantInnen und deren Familienangehörigen in Gelsenkirchen AZ SW-620-4701ZD. Projekt: „Demenz und Migration. Yalniz Degilsiniz – Du bist nicht allein“. In: http://www.rat-und-hilfe-ge.de/Dokumente_und_Materialien/Soziales/Migration/AWO_FachstelleDemenzMigrationProjektbericht.pdf, 09.10.2009

Bundesarbeitsgemeinschaft der freien Wohlfahrtspflege (1995): In: Kuratorium Deutsche Altershilfe (Hrsg.): Alte Migranten in Deutschland: Wachsende Herausforderungen an Migrationssozialarbeit. Heft 58. Bonn

Bultan, F. (1992): Türken als Senioren. In: AWO Bundesverband (Hrsg.): Zeitschrift TuP. Theorie und Praxis der sozialen Arbeit. Heft 10

Deutsche Alzheimer Gesellschaft e.V. Selbsthilfe Demenz (2008): Ziele. In: http://www.deutsche-alzheimer.de/index.php?id=2#c316, 14.10.2009

Deutsches Rotes Kreuz (2009): Multikulturelles Angebot. In: http://www.drk-haus-am-sandberg.de/index.php?id=499&type=98, 07.03.2010

Diener, H. C., Putzki, N. (2008): Leitlinien für die Therapie und Diagnostik in der Neurologie. 4. Aufl. Thieme. Stuttgart

Eser, U. (1985): Symptomrepräsentation und Krankheitsverhalten bei türkischen und deutschen Patienten. Univ. Diss. (nur als Mikrofiche f. d. Austausch). Münster

Euler, H. A. (2007): Geschlechtsunterschied: Geruch tröstet (fast) nur Frauen. In: Stern.de. In: http://www.stern.de/wissen/mensch/geschlechterunterschied-geruch-troestet-fast-nur-die-frauen-583851.html, 14.02.2010

Fischer-Rizzi, S., Ebenhoch, P. (2008): Das Buch vom Räuchern. 2. Aufl. AT Verlag. Aarau

Forum für eine kultursensible Altenhilfe c/o Aktion Courage e.V. (Hrsg.) (2009): Memorandum für eine kultursensible Altenhilfe. 2. Aufl. In: http://www.kultursensible-altenhilfe.de/download/materialien_kultursensibel/memorandum2002.pdf, 07.10.2010

Freter, H.-J. (2009): Die DAlzG begrüßt die Initiative des Europäischen Parlaments: Demenzerkrankungen als Priorität der europäischen Gesundheitspolitik. Pressemitteilung. In: http://www.deutsche-alzheimer.de/index.php?id=49&news=93, 13.02.2009

Friebe, J. (2003): Interkulturelle Bildung in der Pflege/DIE. In: Friebe, J., Zalucki, M. (Hrsg.). Deutsches Institut für Erwachsenenbildung. Bertelsmann. Bielefeld

Gibran, K., Assaf-Nowak, U. (Hrsg.) (2003): Sämtliche Werke. Patmos. Düsseldorf

Goethe-Institut (2006): Essays zum Kulturdialog zwischen Deutschland, Europa und der islamisch geprägten Welt. In: Fikrun wa Fann, Migration, Religion und Migration. http://www.goethe.de/ges/phi/prj/ffs/the/mgr/de1580421.htm, 28.01.2010

Habermann, M. (1992): „Viel Schmerz" oder das „Mamma Mia Syndrom". Überlegungen zum Kulturkonflikt in der klinischen Betreuung ausländischer Patienten. In: Pflege, Heft 5,1, 34–40

Hanke, K. (2008): Eine visuelle Sprache der Migration. Goethe-Institut e.V. Online-Redaktion. In: http://www.goethe.de/ges/mol/del/zsl/de3913091.htm, 14.10.2009

Hansen, W. (Hrsg.) (2007): Medizin des Alterns und des alten Menschen. Schattauer. Stuttgart/New York

Hornberger, N. (2002): Multilingual Language Policies and The Continua of Biliteracy: An Ecological Approach. In: Language Policy 2002/1. 27–51

Huber, F. X. J., Schmidt, A. (2002): Das große Buch vom Räuchern. Schirner. Darmstadt

Jellinek, J. S. (2000): Parfum, der Traum im Flakon: Wesen und Wirkung, Wahl und Verwendung klassischer und moderner Düfte. Goldmann. München

Koch-Straube, U. (1998): Fremde(s) in der Altenpflege. In: Pflege. Heft 12 (1999): Vortrag im Rahmen des 5. Internationalen Osnabrücker Symposiums Pflegewirtschaft: Kultur, Migration und Pflege am 21. und 24.11.1998. Hans Huber. Bern

Kösel, E. (1993): Die Modellierung von Lernwelten. Ein Handbuch zur subjektiven Didaktik. Verlag für subjektive Didaktik. Elztal-Dallau

Lameli, A. (2010): Mundartsprecher sind beharrlich. In: Forschungszentrum Deutscher Sprachatlas: 09 Germanistik und Kunstwissenschaften. In: http://www.uni-marburg.de/fb09/dsa/aktuelles/news/lameli2010, 07.03.2010

Leininger, M. (1998): Kulturelle Dimensionen menschlicher Pflege. Lambertus. Freiburg im Breisgau

Lipps, T. (1905): Die ethischen Grundfragen. Zehn Vorträge. 2. Aufl. Theodor Voß. Hamburg und Leipzig

Mackay, J. H. (2010): „Heimat"; in: Die Deutsche Gedichtbibliothek – Umfassendste Gedichtsammlung im deutschsprachigen Internet; http://www.gedichte.xbib.de/–75949_32476_44497_56480_60773_61955–.htm, 21.02.2010

Mertens, K. (2005): Snoezelen: Anwendungsfelder in der Praxis. (Unter Mitarbeit von Verheul, A. et al.). Modernes Lernen. Dortmund

Morgenstern, C. (o.J.): Der Duft der Dinge. In: http://www.christian-morgenstern.de/dcma/index.php5?title=Aphorismen_-_Natur_-_1896&direction=prev&oldid=19891#Der_Duft_der_Dinge, 14.01.2010

National Report Austria (2003): Soziale Exklusion und Gesundheit von MigrantInnen in Österreich. Ludwig Boltzmann Institut für Frauengesundheitsforschung in Wien. In: http://www.kompass.humanrights.ch/cms/upload/pdf/oe/gesundheit_migrantinnen.pdf, 01.03.2010

Nydahl, P., Bartoszek, G. (2008): Basale Stimulation: Neue Wege in der Pflege Schwerstkranker. Elsevier. München

Pfeiffer, W. M. (1996): Psychiatrie in der Begegnung der Kulturen. In: Institut für Migrationsforschung und Interkulturelle Studien (IMIS) der Universität Osnabrück (Hrsg.): Imis-Beiträge. Heft 4. In: http://www.imis.uni-osnabrueck.de/pdffiles/imis04.pdf, 10.10.2009

Proust, M. (2008): Auf der Suche nach der verlorenen Zeit. Suhrkamp. Berlin

SBU (o. J.): Religiöse Bedürfnisse im Zusammenhang mit Sterben und Tod im Buddhismus. In: http://www.sbu.net/media/spital-info.pdf, 01.03.2010

Schenkendorf, M. v. (1912): Gedichte, hg. v. Groß, E. Deutsches Verlagshaus Bong & Co.

Schlösser, E. (2004): Zusammenarbeit mit Eltern: Interkulturell. Informationen und Methoden zur Kooperation mit deutschen und zugewanderten Eltern in Kindergarten, Grundschule und Familienbildung. Ökotopia. Münster

Schmid, B. (2003): Ernährung und Migration: Empirische Untersuchungen zum Ernährungsverhalten italienischer, griechischer und türkischer Migrantinnen in Deutschland. Utz. München

Sitzmann, K., Wright Eichelberger, L. (2010): Understanding the Work of Nurse Theorists: A Creative Beginning, Second Edition. Jones and Bartlett Publishers, Sudbury MA

Sponsel, R. (1984): Lebens- und Selbstzufriedenheit als Psychotherapieerfolgskontrolle: Prakt. Systematik psycholog. Behandlungsforschung. IEC. Erlangen

Statistisches Bundesamt (2008): Bevölkerungsfortschreibung. In: Bundesamt für Migration und Flüchtlinge (2009): Ausländerzahlen 2008. In: http://www.integration-in-deutschland.de/cln_117/nn_442496/SharedDocs/Anlagen/DE/DasBAMF/Downloads/Statistik/statistik-anlage-teil-2-auslaendezahlen-auflage14,templateId=raw,property=publicationFile.pdf/statistik-anlage-teil-2-auslaendezahlen-auflage14.pdf, 07.03.2010

– (2007): Todesursachen in Deutschland. In: Fachserie 12. Reihe 4. In: https://www-ec.destatis.de/csp/shop/sfg/bpm.html.cms.cBroker.cls?cmspath=struktur,vollanzeige.csp&ID=1022599, 28.03.2010

Stifter, A. (2006): Der Nachsommer. Paperbackshop.Co.UK Ltd – Echo Library, S. 130

UNESCO (2001): Allgemeine Erklärung zur kulturellen Vielfalt. Artikel 7. Kulturelles Erbe als Quelle der Kreativität. 31. UNESCO-Generalkonferenz Paris. Übersetzung: Nicht-offizielle Übersetzung durch das Sekretariat der Kultusministerkonferenz und die Deutsche UNESCO-Kommission (revidierte Textfassung vom 8. Juli 2002). In: http://www.unesco.de/443.html?&L=0, 15.10.2009

WDR (2009): Kultursensible Altenpflege. In: Servicezeit: Familie. Sendung vom 17.06.2009. In: http://www.wdr.de/tv/servicezeit/familie/sendungsbeitraege/2009/0617/03_kultursensible_altenpflege.jsp, 21.07.2009

Wünsche, R. (2008): Interkulturelle Aspekte des Ethno- Marketing. Diplomica. Hamburg

Zimmermann, E. (2006): Das Kursbuch zur Aromapraxis. Sonntag. Stuttgart

Abbildungsverzeichnis

Seiten 19, 28, 30, 42, 75, 79, 82, 91, 111, 117, 124, 131, 195 © Monika Paillon; Seite 22 © Maria Ondriasova; Seite 97 © Rainer Sturm/pixelio.de; Seite 105 © Otto Wenninger/pixelio.de; Seite 147 © Krümel/pixelio.de; Seite 170 © Irene Iten/pixelio.de; Seite 175 © S. Hofschlaeger/pixelio.de; Seite 188: © Karin Jung/pixelio.de; Seite 207 © Lea M./pixelio.de

Sachregister